广州中医药大学特色创新教材

中西医结合呼吸康复学

主　审　张忠德

主　编　李际强　荆纯祥

副主编　杨荣源　张　溪　黄　颖　林俏丽

编　者（按姓氏笔画排序）

叶康杰　刘　娜　李际强　杨荣源

何敏仪　张　溪　陈剑坤　林俏丽

金连顺　荆纯祥　唐丽娟　黄　颖

黄涛亮　温凯甜　蔡　倩　蔡书宾

科学出版社

北　京

内 容 简 介

  本书系统整理了中西医结合呼吸康复学的发展沿革、涵盖内容、实施程序、评估方法、中医与西医的康复方法，以及各种慢性呼吸疾病、围手术期、危重症等患者的呼吸康复方案，并对中西医结合呼吸康复的特色、未来与展望、医体融合、呼吸康复体系建设等问题进行了阐述。旨在让读者掌握呼吸康复的基础知识，提高临床实践能力，为呼吸康复专业的发展作出一定的贡献。

  本书可作为医学院校开设中西医结合呼吸康复学选修课的教材，同时可为参与呼吸康复的中医、西医及中西医结合工作者临床实践提供参考。

图书在版编目（CIP）数据

中西医结合呼吸康复学 / 李际强，荆纯祥主编. —北京：科学出版社，2023.6

广州中医药大学特色创新教材

ISBN 978-7-03-075644-2

Ⅰ. ①中⋯ Ⅱ. ①李⋯ ②荆⋯ Ⅲ. ①呼吸系统疾病–康复–中西医结合–中医学院–教材 Ⅳ. ①R560.9

中国国家版本馆 CIP 数据核字（2023）第 097655 号

责任编辑：郭海燕 孙 曼 / 责任校对：刘 芳
责任印制：徐晓晨 / 封面设计：蓝正设计

科 学 出 版 社 出版

北京东黄城根北街 16 号
邮政编码：100717
http://www.sciencep.com

北京虎彩文化传播有限公司 印刷

科学出版社发行 各地新华书店经销

*

2023 年 6 月第 一 版 开本：787×1092 1/16
2023 年 6 月第一次印刷 印张：12
字数：307 000
定价：58.00 元
（如有印装质量问题，我社负责调换）

前　言

　　预防医学、保健医学、临床医学、康复医学是世界卫生组织（WHO）定义的"四类医学"。其中，康复医学是一门年轻的学科。1994年在美国华盛顿市召开的国际康复医学会第七届世界大会对康复医学进行了定义：康复医学是应用医学技术以诊断与处理任何原因造成的，影响身体任何系统的能力障碍或能力丧失的疾病的医学。实际上，古代中国对康复内容有较多的论述，如"流水不腐，户枢不蠹，动也。形气亦然，形不动则精不流，精不流则气郁"。表明运动在疾病康复中的重要性；再如汉代张仲景提出"四肢才觉重滞，即导引、吐纳、针灸、膏摩，勿令九窍闭塞"，可见导引、吐纳、针灸、膏摩等方法在疾病的治疗与康复中发挥着重要作用。

　　呼吸康复（又称肺康复）是康复医学中的一个重要组成部分，其发展源于20世纪60年代，对于慢性阻塞性肺疾病（简称慢阻肺，COPD）患者予以康复等综合治疗，可大大改善其病情，故呼吸康复逐渐得到重视，并逐渐发展成一门学科与技术体系。至2013年，美国胸科学会（ATS）和欧洲呼吸学会（ERS）进一步明确了呼吸康复的定义，强调了全面细致评估及个体化综合干预的重要性。现代呼吸康复学目前已经有了长足的发展，以COPD为研究对象的呼吸康复已获得大量的临床循证医学证据，其他慢性呼吸疾病及围手术期、危重症等呼吸康复也取得了一定的临床数据。中医呼吸康复方面，古代文献中有很多关于中医呼吸康复的理论与手段，但由于该方面起步较晚，尚无系统的整理与临床循证医学研究，故中西医结合呼吸康复医学发展还有较长的路要走。

　　任何慢性疾病的康复都是一个长期的过程，而患者的病情也会出现波折，即从稳定到加重或从加重到稳定的过程，而对围手术期的患者进行术前或术后的康复，亦可能有复杂的病况存在，因此，呼吸康复并非疾病某个阶段的康复，而是针对疾病整个病程的康复，同时也不只是依靠康复医师来完成的，它需要呼吸专科医师、胸外科医师、康复医师、呼吸治疗师、物理治疗师、护士以及心理医师、营养师等多学科人员来共同完成。对于社区或居家呼吸康复的患者，同时也需要社区医师、全科医师及患者家属或陪护的齐心协力合作。同时，现代互联网技术可有机将医院、社区、家庭整合起来，助力呼吸康复事业。总之，需多学科共同合作，中、西医有机结合，加上现代信息技术及先进诊疗技术辅助，才能更好地提高呼吸康复的临床效果。

　　本教材对于中西医结合呼吸康复学的发展沿革、涵盖内容、实施程序、评估方法、中医与西医的康复方法，以及各种慢性呼吸疾病、围手术期、危重症等患者的呼吸康复方案进行了系统介绍，并对中西医结合呼吸康复的特色、未来与展望、医体融合、呼吸康复体系建设等问题进行了阐述。本教材面向所有参与呼吸康复的中医、西医及中西医结合工作者和医学院校师生，以期医学生、呼吸专科医师、呼吸治疗师、康复医师、全科医师、社区医师等能够更快了解呼吸康复领域的知识，为呼吸康复专业的发展做出一定的贡献。

目 录

上 篇

理论基础篇

第一章　呼吸康复的历史与发展

第一节　呼吸康复的历史沿革

随着近现代医学水平的不断提高，康复医学逐渐成为一门独立的学科。今天，康复医学已与预防医学、保健医学、临床医学并称为"四类医学"，它是一门重建因疾病而带来的功能损伤、改善功能障碍、提高人体机能的医学学科。呼吸康复是康复医学的一个重要分支，目前已有很多循证医学证据证明了呼吸康复在慢性呼吸系统疾病、围手术期及危重症等患者治疗与康复中的重要性。

中国古代人民已经创立了诸多有益于养生长寿、强身健体、预防疾病等的理论与方法，在中国古代医籍中对康复亦有很多的论述。近几十年，中国学者通过对中医临床学、中医养生学中有关功能康复的内容进行整理、归纳，并在临床中不断实践，逐渐形成了中医康复学这一新学科，而中医呼吸（肺）康复是在中医理论指导下，采用传统中医药防治措施及康复技术，对慢性呼吸系统疾病及围手术期、危重症、急性呼吸系统疾病康复期的患者进行康复治疗及锻炼的理念与方法。中西医结合呼吸康复学是在现代呼吸康复与中医呼吸康复学的基础上形成，并不断完善的。

一、中医呼吸康复的历史沿革

（一）先秦时期

春秋战国时期，百家争鸣，人们也开始逐渐认识到日常的生活饮食习惯、运动起居对身体的影响，特别是《黄帝内经》（以下简称《内经》）中有很多中医康复思想与方法的论述，中医康复学的种子也在此慢慢萌芽。

1."康复"本义溯源

从"康复"字义来看，《尔雅·释诂》谓"康，安也"，"康，乐也"，《尔雅·释言》又谓"复，返也"。"康复"一词，最早见于南朝史学家裴松之注解的《三国志 裴松之注》，"观古燕、齐、荆、越之败，或国覆主灭，或鱼县鸟窜，终能建功立事，康复社稷，岂曰天助，抑亦人谋也"。这里"康复"主要指国家恢复安定。古代所提及的康复，是广义的康复，即指使身体恢复到健康的状态，而现代的康复则为狭义康复，仅指应用各种方法使机体功能改善或恢复。

2.调息与运动结合

《吕氏春秋》提到"流水不腐，户枢不蠹，动也。形气亦然，形不动则精不流，精不流则气郁"。吕不韦在此强调运动的重要性，现代医学亦将运动作为康复的基石。

《庄子·刻意》中提到："吹呴呼吸，吐故纳新，熊经鸟申，为寿而已矣；此道引之士，养形之人，彭祖寿考者之所好也。"这表明，古人精通导引之术，通过练习呼吸吐纳，模仿动物的动作进行养生与康复，以达到延年益寿之功效，庄子又提到"导气令和，引体令柔"，即通过肢体运动和调节呼吸，使人体气血、经脉正常而调顺，促进疾病康复。这与当今的呼吸康复理念不谋而合。

3. 动静结合

中医历来运用"动静思想"指导运动康复，以活动筋骨，疏通气血，畅达经络，和调脏腑，调节气息，静心宁神，以达到增强体质、益寿延年的目的。古语云："静则生阴，动则生阳。阳虚动之，阴虚静之。"然诸事有度，不可妄为，动过则损，静过则废。

4.《内经》杂合以治的康复方法

《素问·异法方宜论》云："故圣人杂合以治，各得其所宜。""杂合以治"的康复思想并不是单纯地将几种康复技术简单排列组合，而是根据具体病情，有针对性地择优选用。《内经》中记载有九针、砭石、毒药、导引、按跷、灸焫、音乐、祝由等康复方法。针刺在《内经》中占有重要的位置，《素问·阴阳应象大论》云："善用针者，从阴引阳，从阳引阴。"指出针刺的治疗原则。至现代，针灸在中医康复中仍占有重要地位。

5."康复中心"溯源

《管子》与《周礼》均成书于战国时期。《管子·入国》提到"所谓养疾者，凡国、都皆有掌养疾，聋、盲、喑、哑、跛躄、偏枯、握递，不耐自生者，上收而养之疾官，而衣食之，殊身而后止。此之谓养疾"。《周礼·天官》言："疾医掌养万民之疾病……以五味、五谷、五药养其病……"对于一些老弱伤残，生活不能自理者，"掌养疾"收留他们，给予衣食，养老送终，可谓"康复中心"雏形。"疾医"以五味、五谷、五药调理疾病，应该是当时康复治疗的重要方法。

（二）东汉时期

1.《伤寒杂病论》中康复内容

东汉医家张仲景所著《伤寒杂病论》奠定了中医辨证论治的理论基础。在《伤寒论·辨阴阳易瘥后劳复病脉证并治》中，仲景对于瘥后康复是非常重视的。如第 395 条"大病瘥后，从腰以下有水气者，牡蛎泽泻散主之"，病已愈，但腰以下有水气的患者康复治疗用牡蛎泽泻散；第 396 条"大病瘥后，喜唾，久不了了，胸上有寒，当以丸药温之，宜理中丸"，指出病愈，但胸上有寒者的康复治疗用理中丸；第 397 条"伤寒解后，虚羸少气，气逆欲吐，竹叶石膏汤主之"，竹叶石膏汤亦是目前治疗热病解后气阴不足，余邪未尽者的常用经方；第 398 条"病人脉已解，而日暮微烦，以病新瘥，人强与谷，脾胃气尚弱，不能消谷，故令微烦，损谷则愈"，提示疾病初愈时，胃气未复，脾失健运，若勉强进食，反而令人烦躁，此时应节制饮食，避免饮食损伤脾胃。

同时，在《金匮要略·脏腑经络先后病脉证》中提到："若人能养慎，不令邪风干忤经络，适中经络，未流传脏腑，即医治之；四肢才觉重滞，即导引、吐纳、针灸、膏摩，勿令九窍闭塞；更能无犯王法、禽兽灾伤，房室勿令竭乏，服食节其冷热苦酸辛甘，不遗形体有衰，病则无由入其腠理。"仲景重视防治，也强调导引、吐纳、针灸、膏摩等对身体的康复作用。

2. 华佗与五禽戏

汉代医家华佗，与仲景同属"建安三神医"。相传五禽戏即为华佗所创。《后汉书·方术列传·华佗传》记载："吾有一术，名五禽之戏：一曰虎，二曰鹿，三曰熊，四曰猿，五曰鸟。亦以除疾，兼利蹄足，以当导引。体有不快，起作一禽之戏，怡而汗出，因以著粉，身体轻便而欲食。普施行之，年九十余，耳目聪明，齿牙完坚。"五禽戏是华佗在呼吸吐纳，导引行气的基础上，模仿虎、鹿、熊、猿、鸟自创的一套医疗体操，它对防病健身、康复有着积极的作用。

（三）隋唐时期

1. 巢元方之"养生方"与"导引法"

巢元方所著《诸病源候论》是中国第一部病因证候学专著。《诸病源候论》中记载了很多"养生方"和"导引法"。如呼吸吐纳六字诀与五脏相对应的"肝脏病者，愁忧不乐，悲思嗔怒，头眩眼痛，呵气出而愈"，"心脏病者，体有冷热，若冷，呼气入，若热，吹气出"等。不难看出，呼吸吐纳在导引功法中独具特色。

2. 孙思邈的康复思想

唐代孙思邈在《备急千金要方》中提到了食疗的方法，详细记录了众多果实、菜蔬、谷米的性味，采用了五脏病五味对治法。孙思邈重视食疗，注重食物对身体的影响，食疗在呼吸康复中也占有重要地位。

孙思邈还重视中老年人养生康复保健，"凡人四十以下，有病可服泻药，不甚须服补药，必若有所损，不在此限。四十以上，则不可服泻药，须服补药。五十以上四时勿阙补药，如此乃可延年，得养生之术耳"，提倡中老年人根据年龄调整用药，体现了"因人制宜"的养生康复重要思想。

（四）宋金元时期

宋金元是我国古代医学迅速发展的黄金时期，有了较为系统精细的医学分科，同时也出现了许多中医大家，其中诸多对康复的论述值得现代借鉴。

1. 宋代官方医书中的康复内容

宋代大量医书刊行流传，其中有大量中医康复学的内容。《太平圣惠方》为我国第一部由政府组织编写的大型综合类方书，书中专列卷九十六、卷九十七"食治门"，集中收录了针对中风、水肿、脾胃病、虚损等24种疾病的160首药粥方。除卷九十六、卷九十七以外，其他各卷中也收集部分食疗方，全书共提供食疗方459首。"食治门"被专设一科是食疗康复的一大重要发展，在《太平圣惠方》基础上，政府还组织校正编写《圣济总录》，书中保留了原有的"食治门"，又补充增添新方，新设一百九十八卷"神仙服饵门"，该卷收录一些辟谷、补益的药粥等，如治虚劳的苁蓉羊肾粥等。同时，书中收录了导引气功，并把"安养神气"与"完固形体"作为导引锻炼之两大目标，第一百九十九卷载有两部导引功法，亦是对食疗康复的有益补充。

2. 八段锦的形成

宋代洪迈的《夷坚乙志》中首次出现了文字记载的"八段锦"，此处描述的是坐势八段锦。南宋时期《道枢·众妙》则首先记载了立势八段锦。坐势八段锦与立势八段锦的出现反映了当时八段锦的体系已经基本形成，此后更是衍生出多种流派。

3. 张子和的康复思想

"金元四大家"之一张子和在《儒门事亲》中论述了较多康复思想，如张从正主张攻邪，邪去病可自愈，人体可康复。其指出"或自外而入，或由内而生，皆邪气也。邪气加诸身，速攻之可也，速去之可也……今予论吐、汗、下三法，先论攻其邪，邪去而元气自复也"。通过汗、吐、下祛除邪气，从而达到畅通气血的目的。他还强调攻邪以使正气来复，"陈莝去而肠胃洁，癥瘕尽而荣卫昌。不补之中，有真补者存焉"；他还重视病后食疗固护脾胃，如"病蠲之后，莫若以五谷养之，五果助之，五畜益之，五菜充之，相五脏所宜，毋使偏颇可也"。

张子和还记载了一些中医运动养生的方法，其特色是这些运动养生方法往往和汤药等其他治疗手段联合为用，如《儒门事亲·寒形》针对风寒证，除了施用捶股、按腹等被动按摩法之外，还需辅以调胃承气汤等。

（五）明清时期

1. 明确了康复与病愈之不同

喻昌《寓意草》明确提及康复不同于病愈，康复是病因祛除之后机体的一个恢复过程，如在治哕时论及："气已出而不入，再加参、术之腻阻，气立断矣，惟仲景旋复代赭一方，可收神功于百一。进一剂而哕势稍减，二剂加代赭至五钱，哕遂大减，连连进粥，神清色亮，脉复体轻。再用参、苓、麦冬、木瓜、甘草，平调二日，康复如初。"又如张璐在《张氏医通·寒热门》中针对疟疾久发，多方治疗无效，认为"温覆取微汗必止，甚者连进三日，无不愈者，愈后亦易康复"。

2.《理瀹骈文》与外治康复方法

清代吴尚先所著的《理瀹骈文》是一部外治专书，其中包括敷、贴、擦、熏、洗等外治法，都属于现代中医康复方法，是对康复原理的阐释、发展，其书中序言："人在气交之中，凡呼吸吐纳之气皆天地之元气也……治之者亦遂以内外殊科，汤液内治者也，外治则薄贴为多，治外而舍其汤液者有之矣，天不爱道，而钱塘吴君尚先始专用薄贴以治内……疑夫内治者之何以能外取也，不知亦取诸气而已矣。"不难看出，对于吴尚先来说，无论是内治还是外治，都是注重对"气"的把握。

3.《养病庸言》之康复理念

清代沈子复专门撰写了一本疾病养生康复的专著《养病庸言》，其中对于养病的方法提出了"六务"和"六戒"，"六务"即知（病因何起）、忘（勿记在心）、拒（嗜欲勿肆）、看（置身病外如看他人一般）、耐（忍耐）、调燮（指思欲、饮食、起居诸事项），"六戒"即味、尤、迎、忽、愤、糟塌。沈子复特别看重心理康复和日常起居之间的平衡调节，列出康复措施数十条，包含起居、饮食、运动、导引等多方面内容。由此可见，"养病"的思想、方法确蕴含有康复之意，但考虑到当时的时代背景，他的一些思想也有局限性。

4. 易筋经和太极拳的问世

易筋经和太极拳均发源于明清时期。易筋经为明朝紫凝道人所作，明代天启四年（公元1624 年）出现了手抄本，直到清朝才正式刻印出版，是强健身体、增强力量的锻炼指导，包括内功 12 式和外功 12 式，是一套卓有成效的导引养生术。太极拳创编于明末清初，为武术与传统导引术相互融合而生，太极拳代表了明清时期中国武术的繁荣发展，亦属于传统导引术的一种，具有康复养生功效与艺术价值。

（六）近、现代时期

民国期间，由于战乱频发，中医传统医学受到重创，西方的康复医学正在萌芽。抗日战争结束之后，国内出现了一些早期的残疾人康复服务机构，如南京伤残重建院、上海伤残重建服务处等，虽然这些机构的服务范围和康复水平远不及现代的残疾人康复服务机构，但其确为我国康复机构的发展做出了有益尝试。

新中国成立后，中医事业发展有了长足的进步，中医康复也有了一定发展，尤其到了 20世纪 70～80 年代，随着西方现代康复医学的介入，中医康复学的理论、技术及方法逐渐得到系统整理、研究和探索，虽然发展时间短，但其实践活动历史悠久，并根植于丰厚沉淀的传统中医学，逐渐形成了具有中国特色的康复学科。

在十余年间，中医呼吸（肺）康复亦取得重大进展，如中医传统功法太极拳、六字诀、八段锦等在 COPD 的康复中获得了满意的循证医学证据，中医特色疗法如针法、灸法、贴敷疗法等亦为中医呼吸康复提供了一定的临床证据。在此期间各种中医呼吸康复的指南如《中医康复临床实践指南·心肺康复》《慢性阻塞性肺疾病中医康复指南》等应运而生，尤其是新型冠状病毒感染暴发后，中医同仁在该病恢复期进行中医呼吸康复，取得了较好效果，为中医康复方法在急性传染病恢复期中的应用提供了思路与证据。

二、现代康复医学及呼吸康复学的进展

（一）现代康复医学的历史沿革

康复医学的发展大致经历了以下几个阶段：

（1）古典康复医学（1910 年以前）　是对残疾人的医疗活动的总称，当时的残疾人包括残疾儿童、断肢者和结核病患者。

（2）形成期（1910～1940 年）　二战期间，理体疗法为大量伤员进行功能恢复；1931年物理医学形成；1936 年美国明尼苏达大学医学院创立毕业后物理医学专业教育制。

（3）近代康复医学（1940～1970 年）　康复医学的理论、基本原理和方法逐渐完善，使康复医学发展为一门独立学科。WHO 于 1969 年将康复医学定义为"综合地、协调地应用医学的、社会的、教育的和职业的措施对患者（残疾者）进行训练再训练，使其活动能力达到尽可能高的水平"。

（4）现代康复医学（1970 年以后）　欧美及日本大量设立康复机构，健全康复立法，康复对象扩大到难以恢复职业的重病者及老年人。康复医学在教育、科研体制方面进展显著，康复医学的教育制度日趋完善，许多大学开设康复课程。

（二）现代呼吸康复学的形成

19 世纪，人们普遍认为患病后需"卧床休息"，尤其那些病重的、年老的、患有多种疾病者，一般要求绝对卧床，并配合医务人员的照顾。疗养院也是因此而建立的，为了给患者提供一个可以休息、疗养的地方，并且能够保证得到充足的照顾和医疗保障，借此以增强他们自身的免疫系统功能并控制感染。美国胸科学会（American Thoracic Society，ATS），是一个致力于治疗呼吸系统疾病、呼吸危重症和睡眠呼吸障碍的组织，前身是于 1905 年成立的美国疗养院协会（American Sanatorium Association），旨在协助照顾结核病患者。

美国 20 世纪上半叶，临床医师开始尝试应用呼吸康复技术治疗慢性呼吸系统疾病患者，虽有一定获益，但多数停留在个人经验的基础上。在 20 世纪 60 年代，不少专家建议 COPD 患者进行综合性护理，其内容包括呼吸技巧训练、步行或其他形式的运动训练、氧疗及气道廓清治疗，部分研究还显示呼吸康复有助于提高 COPD 患者生存质量。但这些研究大多基于个人观察，没有进行严谨的随机对照研究，证据力度不足。

1974 年，美国胸腔内科医师学会（American College of Chest Physicians）率先为呼吸康复做出了定义。随后，美国胸科学会在 1981 年出版了相关的呼吸康复指南书籍，其中介绍了呼吸康复的益处，这为呼吸康复的临床应用提供了依据，标志着呼吸康复学已基本形成。

（三）现代呼吸康复学不断发展与完善

从 20 世纪 80 年代初到现在，呼吸康复相关临床研究的数量和质量都快速增长。这些观察性研究逐渐显示出其有效性、可重复性、可解释性和可评价性，为随机对照试验奠定了基础。随后研究中采用了 COPD 问卷（涵盖了呼吸困难、疲劳情绪和自我管理相关的领域），其他调查问卷如圣·乔治呼吸问卷（St. George respiratory questionnaire，SGRQ）也为后来研究所采用，距离运动试验（如 6 分钟步行试验）也逐渐被临床研究所采用，评估方法的不断完善使临床随机对照试验成为可能。1980 年，Sahn 等对 10 年丹佛地区肺气肿患者进行研究，发现呼吸康复可使肺气肿患者获得生存获益，这是美国胸科学会第一次客观地承认呼吸康复获益的证据，至少对 COPD 患者来说确实有效。

John Hodgkin 所著《呼吸康复：成功指南》第一版于 1984 年出版，随后 Richard Casaburi 等所编著的《呼吸康复的原则和实践》出版，这些呼吸康复相关著作的传播为呼吸康复研究注入了动力，大家对该领域循证医学的证据研究越来越感兴趣，诸多国际组织颁布了一系列指南，其中包括呼吸康复方面大量数据，如欧洲呼吸学会和美国胸科学会的合作共识声明对呼吸康复的支持证据及未解答的问题进行了非常详细的总结。慢性阻塞性肺疾病全球倡议（global initiative for chronic obstructive lung disease，GOLD）将呼吸康复作为关键的治疗方法之一，如"呼吸康复可改善稳定期患者呼吸困难、健康状况和运动耐受性（证据 A）；呼吸康复可减少 COPD 急性加重患者近期（距离上次住院时间 ≤4 周）的住院率（证据 B）"，倡议中增加了低氧血症患者的氧疗获益（证据 A），没有其他治疗方案可以达到与其相同的证据级别，相信随着更多临床研究的完成，新的呼吸康复的证据会不断更新。

目前，已经有多种疾病将呼吸康复列入其规范化治疗措施之中，其作用地位并不亚于传统的药物治疗。既往对 COPD 患者的呼吸康复获益已比较明确，近几年外科也将呼吸康复应用于肺减容手术和肺移植患者。目前呼吸康复已广泛应用于除 COPD 外的其他慢性呼吸系统疾病，如肺囊性纤维化、肺动脉高压、支气管扩张、间质性肺疾病、哮喘和肺癌等，并取得了一定循证医学证据。

呼吸康复学作为现代康复医学的一个分支，目前已渐趋完善，作为一门医学领域崭新的学科，其正以蓬勃之势发展。呼吸康复学学科的构建对于呼吸康复的发展至关重要，相关理论、技术和评定工具的标准化与系统化是该学科体系构建的重要基础，目前该工作在广大医学工作者的努力下正不断完善。

第二节　呼吸康复的发展现状

一、现代呼吸康复的发展现状

呼吸康复在过去的数十年里取得了重大进展，大大丰富了现代康复医学的内容，逐渐形成呼吸康复学这一崭新学科。

（一）呼吸康复指南的发布与其定义的明确

1997 年，美国胸科医师学会（ACCP）和美国心血管和肺康复协会（AACCVP）联合发表了第一个肺康复的循证医学指南，其指出所有呼吸系统疾病在经过标准治疗病情稳定后应进行呼吸康复治疗，制订适合患者个人实际的多学科治疗方案，以减轻呼吸系统疾病的症状、提高日常生活能力和社会参与性、提高生活质量作为呼吸康复重要目标。简而言之，就是要为呼吸系统疾病患者提供科学、有效的康复治疗。随着呼吸康复研究的深入，美国、英国、加拿大、澳大利亚和新西兰等先后发布了肺康复循证医学指南。2001 年，GOLD 正式将呼吸康复纳入 COPD 患者的标准治疗，并在 2003 年将其提高至与药物治疗同等的地位。

至 2013 年，欧洲呼吸学会（ERS）与美国胸科学会更新了呼吸康复的定义：呼吸康复是在个体化治疗后进行的、基于患者全面评估结果的一种综合干预措施，包括但不限于运动训练、健康教育和行为干预，旨在改善慢性呼吸系统疾病患者的生理及心理状态以及提高利于健康行为的长期依从性。目前，国内及国际上多遵循这一定义。

（二）COPD 的呼吸康复取得较多循证医学证据

经过几代人的共同努力，呼吸康复已获得越来越多的高级别的证据支持，尤其是在 COPD 患者的康复治疗中。目前证据表明，呼吸康复能改善 COPD 患者的临床症状，提高其生存质量与运动耐力，减少并发症的发生，提高生活质量等。在 COPD 管理中，呼吸康复被认为是管理过程的核心组成部分。目前已证实，将呼吸康复引入患者综合管理的框架中，会使 COPD 患者在改善健康状态和减少医疗资源利用方面有更大获益。

早期 COPD 呼吸康复的随机对照试验已显示出呼吸康复可改善 COPD 患者呼吸困难和提高其生活质量。后来，临床研究中的疗效指标越来越丰富，如测量呼吸困难敏感性的量表、生活质量量表等得到进一步验证，并且其优势扩展到其他领域，使进行呼吸康复后患者健康状况的改善程度变得有据可依。

呼吸康复的场所方面：既往患者需要在医院这样具有良好监管的地方接受训练，但是很多研究表明，在良好的家庭康复方案中也可以实现类似的受益。越来越多的证据表明，使用电子通信技术进行的远距离康复也会带来类似于门诊康复的生活质量和运动能力的改善，这为有需要的患者提供了更及时、经济且公平地获得社区或居家呼吸康复的机会。

呼吸康复的措施方面：运动训练中推荐的类型和持续时间的研究逐渐深入，先前的证据表明，下肢运动可以带来获益，而上肢运动对呼吸功能并未带来太多有利证据，但当上肢运动被纳入锻炼时可以观察到呼吸功能的部分改善。人们还积极探索增强运动耐力的不同方法，如间歇训练等，使用呼吸机支持、氧疗以及吸入氦氧混合气来减少呼吸做功，从而增加训练内容；使用交替单腿运动的分区训练方案可以减少中枢刺激，但同时又能够保持较高的特定肌肉训练负荷，它还被证实可以增加最大氧耗量、提高运动能力和生活质量，同时也是呼吸康复运动方案的可行性补充。

呼吸康复贯穿于整个病程，可在疾病的任何阶段启动：稳定期、加重期期间或加重期治疗后。呼吸康复在 COPD 急性加重后早期介入已显示出有改善呼吸功能和生活质量的希望，但是其减少住院治疗时间的证据仍不足。

（三）呼吸康复在内、外科领域的地位明显提高

COPD 患者通过呼吸康复后得到获益，使呼吸康复成为内科治疗慢性呼吸系统疾病的标准治疗方案。2003 年，美国国家肺气肿治疗试验组（national emphysema treatment trial，NETT）建议将呼吸康复推广至肺减容手术患者。此后，呼吸康复的适应疾病不断增加，相关的证据也不断累积，各项康复措施也不断发展充实。如今，除 COPD 外，在肺囊性纤维化、肺动脉高压、间质性肺疾病、支气管哮喘和肺癌等慢性呼吸系统疾病患者中，呼吸康复的有效性得到不断探索。另外，非呼吸系统疾病如脑卒中、运动神经元病、脊髓损伤、胸腹部手术、肺移植手术、机械辅助通气等多种疾病与技术的相关指南或专家共识，也将呼吸康复治疗列入其中。这些疾病不仅包括呼吸系统疾病，还包括有全身性影响的疾病，均可以通过呼吸康复方法改善身体状况，从而改善疾病。

（四）呼吸治疗技术与专业的发展为呼吸康复提供了更多方法与思路

呼吸治疗起源于美国，1947 年美国呼吸治疗学会（AARC）正式成立，标志着呼吸治疗学科开始建立，至 1970 年美国呼吸治疗教育鉴定委员会（JRCRCE）正式成立，标志着美国呼吸治疗教育体制逐渐完善。我国台湾地区部分医院自 1973 年始建呼吸治疗科，1990 年成立呼吸治疗学会，是如今亚洲组织较完备、体制较健全、学科发展较成熟的地区。此外，新加坡、菲律宾及中美洲一些国家基本按照美国模式相继建立呼吸治疗学科。1997 年华西医科大学获准开办呼吸治疗专业，2010 年郑州铁路职业技术学院开始招收呼吸治疗技术人员。

呼吸治疗的发展为呼吸康复提供了更多、更成熟的呼吸康复方法与临床获益证据，如机械通气技术在呼吸系统疾病中的应用日趋成熟，目前已成为呼吸康复中重要的组成部分；气道廓清技术也日趋成熟，中国病理生理危重病学会呼吸治疗组已于 2020 年发布《重症患者气道廓清技术专家共识》，为今后开展更多高质量的临床研究奠定了基础。

（五）呼吸康复学主要内容

呼吸康复学是一门崭新的学科，其所包含的内容有呼吸康复的基本理论、评估管理工具与方法、呼吸康复方案与流程制定、呼吸康复的主要方法、管理模式、研究现状与展望等。

参照国际上认证的呼吸康复治疗师的标准工作内容，呼吸康复学从技术层面主要包括呼

吸生理与血流动力学监测、人工气道建立与管理、机械辅助通气管理、氧疗与雾化、湿化治疗、胸部物理治疗（体位引流，胸部振动排痰，指导性咳嗽，经鼻、口及人工气道负压吸痰，肺扩张治疗等）、呼吸康复锻炼、治疗过程监测与效果评估以及健康宣教等。从广义呼吸康复学讲，还包括运动训练、心理评估与治疗、营养评估与治疗、康复流程的制定等。

二、中医呼吸康复的发展现状

（一）中医康复体系已基本形成

目前，在大健康背景下，中医康复学越来越受到重视，作为一门独立的学科在祖国医学中发挥的作用越来越大，其适应了医学教育由"以疾病治疗为中心"向"以促进健康为中心"的转变，我国中医康复学课程已在大多数中医高等院校及高职院校中开展，极大提高了中医康复专业人才的培养。

中医康复学吸收中医养生学中某些理论和方法，形成了有别于养生学，并具有独立的学术内涵和体系的理论。中医康复学是以传统中医学为理论指导，借鉴西方现代康复学理念而形成的学科，其对于因损伤、疾病、老龄化导致的功能障碍，采用中医康复手段及技术方法，消除或减轻由于病损而产生的身心障碍以恢复身体功能，使患者重归家庭，重返社会。

（二）中医呼吸康复学内容与特点

中医呼吸康复，其理论基础不离阴阳五行、脏腑经络等，仍以整体观念和辨证论治为指导，从而创造出中医传统功法（如太极拳、八段锦、六字诀、五禽戏、易筋经等）、针刺、艾灸、食疗、刮痧、拔罐、按摩、贴敷疗法等在合并呼吸功能障碍的各类疾病康复方面的运用。

中医呼吸康复是中医理论指导及中医方法参与的综合性、个体化康复治疗措施的总称，对于呼吸功能障碍的疾病，患者往往有呼吸困难、气促、咳嗽、咳痰、乏力等症状，常伴焦虑或抑郁等不良情绪，生活质量很差，而综合与选择性应用传统功法及中医治疗方法，常常取得满意疗效。

中医呼吸康复学具有如下特点：

1）具有独特的中医理论与思维，如综合康复观（杂合以治）、预防康复观（既病防变）、整体康复观（形与神俱，天人相应）、辨证康复观（因人因地因时制宜）、功能康复观（调和气血，平衡阴阳，疏通经络）。

2）中医康复疗法简便廉验，易于推广，适合医院住院与门诊康复，更适应社区康复和基层康复开展的需要。

3）作为现代呼吸康复学的有益补充，中医呼吸康复方法有一定的发展潜力与空间。

三、中西医结合呼吸康复学的现状

（一）中西医结合呼吸康复学形成具有必要性

临床研究发现，诸多慢性呼吸系统疾病患者，随着时间的推移而病情恶化，现有的绝大多数药物只能改善症状，不能改变其逐渐恶化的病程，因此，有远见地寻找新的治疗方法与方案来改善患者的病情成为必然，而中西医结合呼吸康复学为其提供了希望，相信不远的将来，在呼吸康复领域有更多技术发明，有更多的循证医学证据出现，并且使慢性呼吸系统疾病更早阶段的呼吸康复有更多的突破，"肺减容术"、"肺移植术"等术后呼吸康复亦会取得更多的证据支持，将康复医学、预防医学与临床医学有机融合，完成从"治疗性康复"向"预防性康复"转变。

（二）中西医结合呼吸康复学建设原则

中西医结合呼吸康复学的学科设置，参考中医康复学与现代呼吸康复学，既要体现中医和康复并举发展，注重中医康复手段，又要融会现代康复评估与治疗，突出各领域自身的中西医结合呼吸康复学科优势与特色。

学科建设需要坚持以下几个原则：

1. 加强中西医结合呼吸康复学内涵建设

中医文献浩瀚纷杂，我们应该用科学的理性精神，传承中医理念，积极创新，抵御糟粕，将中医呼吸康复理论与方法进行系统整理及归纳，同时将传统功法、手法、中医外治法和近代康复新技术融入现有的康复各项治疗技术中；将中医辨证论治、整体观念、经络学说、阴阳学说等融合现代医学解剖力学原理、病理生理学理论、现代运动医学等，形成具有中国特色的呼吸康复的新概念、新理论、新技术，加强中西医结合呼吸康复学内涵建设。

2. 加强中西医呼吸康复方法的循证医学研究与标准化建设

中西医呼吸康复标准化体系构建对于呼吸康复的发展至关重要，相关理论、技术方法和评定工具的标准化是其主要内容。因此，我们应对目前的中医与西医呼吸康复治疗技术操作加以规范化、制度化、标准化，在相关研究中应遵循循证医学研究设计方法，对于疗效评估工具做到量化、标准化，进一步提高中西医呼吸康复相关研究的证据质量等级。

3. 加快呼吸康复治疗专业人员的培养和转型

到目前为止，我国尚缺乏专业的呼吸康复治疗人才。从多项调查发现，我国对中医康复及呼吸康复技术的人才需求较大，但专业人才的学校培养产出有限，远不能满足需求，出现了供需极不平衡的状态。因此，除加强学校康复人才培养和学科建设，以输出更多高水平康复学专业人才外，还需要对目前从事呼吸康复的相关人员，通过培训与临床实践，同时掌握现代呼吸康复学及中医康复学理论与技术，中西医相融合，相互依托，转型为一专多能的复合技能型人才，这样的人才在工作中才能实现中西医结合呼吸康复，在临床上取得确切疗效，并运用现代高新科技推进中医呼吸康复治疗技术创新。

4. 完善中西医结合呼吸康复学体系

目前，中西医呼吸康复学体系建设尚处于起步阶段，现代康复医学与中医康复学相互渗透，相互补充，古今中外各种康复技术由隔阂向融合转变，促进了中西医结合呼吸体系的初步建立。

中西医结合呼吸康复学体系的建设主要包括了以下内容：①呼吸康复与中医康复学的有机融合；②多学科参与、跨学科合作机制的不断完善；③中西医呼吸康复流程规范、共识、指南、行业标准、技术标准等的制定；④高水平复合型专业人才的培养与转型；⑤家庭康复、社区康复、门诊康复、住院康复与"互联网"有机结合的呼吸康复管理模式；⑥临床、教学、科研一体化的呼吸康复学体系的建立；⑦符合中国医疗体制改革趋势，以患者需求为导向，具有中国特色的呼吸康复体系的建设。

（三）存在问题与困难

虽然中西医呼吸康复学科取得了长足进步，但亦存在诸多不足，需要我们充分认识，并不断改善与提高。

1. 对呼吸康复与中医康复理论认知普遍不足

呼吸康复在国外推广较早，在国内尚处于起步阶段，医护人员对呼吸康复认知和重视程度还远远不够，普通民众与患者对呼吸康复知晓率比较低下。目前，我国呼吸康复整体发展不均衡，康复方法相对单一，多强调呼吸训练与运动康复，而忽略疾病全程综合管理。中医康复理论与方法在临床上应用尚可，但仅从"治未病"、保健养生等角度探讨得较多。有一项调查表明，我国现有的康复患者中，有很大一部分患者得不到中医康复技术的康复治疗，且传统健身运动、自然康复法也应用较少。

2. 呼吸康复的临床应用需要加强

我国呼吸康复临床主要应用于慢性呼吸系统疾病，特别是 COPD 的康复治疗，在哮喘、肺间质纤维化、肺动脉高压等方面，高水平研究较少，对于围手术期相关研究数量更少，呼吸康复介入脊髓损伤、吉兰-巴雷综合征、肌萎缩侧索硬化患者治疗仅见个案报道。中医呼吸康复在 COPD 中探讨较多，尤其是中国传统功法如太极拳、八段锦等，在 COPD 的呼吸康复中地位越来越高，并提供了较高水平的证据，但针刺、灸法及其他外治法的呼吸康复疗效证据常限于临床观察，循证医学证据不强，因此呼吸康复的临床应用需要加强，并组织一些高质量、多中心的临床循证医学研究。

3. 中医、西医呼吸康复治疗规范及评估体系需要进一步强化

目前，我国临床呼吸康复缺乏规范化的方案，康复方法单一，其实呼吸康复是一个综合性康复方案，包括规范的呼吸训练、运动训练、无创通气、营养支持、心理支持、教育等手段。目前呼吸康复的研究多借鉴于 COPD 研究，不同疾病或围手术期呼吸康复规范性和个体化仍有待于进一步完善。中医呼吸康复的规范化更是存在诸多问题，如中医康复的研究方法的科学性还有待加强，对疗效评定标准尚存在不同认识，国际公认的疗效评估方法还未得到普遍应用等。

4. 中西医结合呼吸康复体系建设任重道远

建立中西医结合呼吸康复体系需要多学科参与、跨学科合作、中西医并重、康复技术有机融合等诸多条件。然而，目前我国许多医院开展的呼吸康复仅由护士执行，或者错误地认为呼吸康复就是理疗、按摩、养生，缺乏呼吸科医师、康复师、中医师、心理医师、营养医师等的共同参与。目前在呼吸康复治疗过程中，治疗手段与技术常常是简单地拼凑，而不能做到有机融合，达不到"1+1＞2"的临床效果，具有中国特色的呼吸康复流程、专家共识、指南及行业标准等目前仍较少。因此，中西医结合呼吸康复体系建设任重道远。

一个完善的中西医结合呼吸康复体系的建立并非一蹴而就的，需要相关领域的专业人士更长时间、艰苦不懈地努力，以及学科建设专业人士不断完善与规范，相信不远的将来，该学科体系不断完善，将会造福更多中国及世界的需要呼吸康复的患者。

第二章 呼吸康复的定义及患者的选择

第一节 呼吸康复的定义

一、呼吸康复的定义

2013 年美国胸科学会/欧洲呼吸学会（ATS/ERS）指出："呼吸康复是一项综合性的干预措施，是以全面的患者评估为基础，为患者制定个体化的治疗方案，包括但不限于运动训练、教育和行为改变，旨在改善慢性呼吸系统疾病患者的身体和心理状况，同时提高利于健康行为的长期依从性。"呼吸康复的定义指出了呼吸康复在实施中重要的几个方面：一是全面评估；二是个体化治疗方案；三是综合干预措施；四是呼吸康复的作用，如改善身体和心理状况。全面评估不仅包括肺功能的评估，还包括运动能力、生活质量、症状或心理状态等的评估，它是多学科的评估，并不是单学科的评估。所有的康复都始于评估，终于评估，没有个体化的评估，就无法为患者量身定制合适的呼吸康复方案。个体化治疗方案是指针对各项评估所制定的方案，每个人病情不一样，他们的治疗方案也是个体化的，而不是完全一致的。综合性干预措施是指呼吸康复不仅仅是运动训练，还包括教育、行为改变、呼吸训练、心理治疗等多种干预措施。呼吸康复的作用不仅是改善身体状况，更要改善患者的心理状况，实现身心并重的目标。

中医呼吸（肺）康复是指以中医基础理论为核心，以整体观念和辨证论治为指导思想，遵循中医肺系疾病特点，采用中医康复技术与方法，防治肺系病症，保护身心功能，使患者早日回归社会的综合康复措施。中医呼吸康复的定义强调整体康复观、辨证康复观、功能康复观、预防康复观的基本观点，具有预防与康复结合、外治与内治结合、药疗食治并举等特点；中医呼吸康复技术包括传统康复技术如中药疗法、针灸疗法、导引疗法等，以及融合现代医学呼吸康复技术理念及方法创立的新技术如穴位埋线、穴位注射等。呼吸康复技术可单独使用，也可联合使用。

二、呼吸康复的重要性

2013 年 ATS/ERS 关于呼吸康复声明指出，呼吸康复已被清楚地证明可以减轻 COPD 患者的呼吸困难，改善他们的运动能力，提高他们的生活质量，而在其他呼吸系统疾病中的作用，也将有越来越多的证据证明。美国心肺康复协会（AACVPR）《呼吸康复指南：评估、策略和管理》(第 5 版)指出慢性呼吸系统疾病患者常同时有多种严重的合并症，呼吸康复应该纳入所有慢性呼吸系统疾病患者的终身管理中，并逐渐了解 COPD 的复杂性质、多系统表现及很多的共患病。因此，2013 年 ATS/ERS 指出通过综合管理原则优化这些复杂患者的病情管理，其中，呼吸康复被认为是这一过程的核心组成部分（图 2-1）。

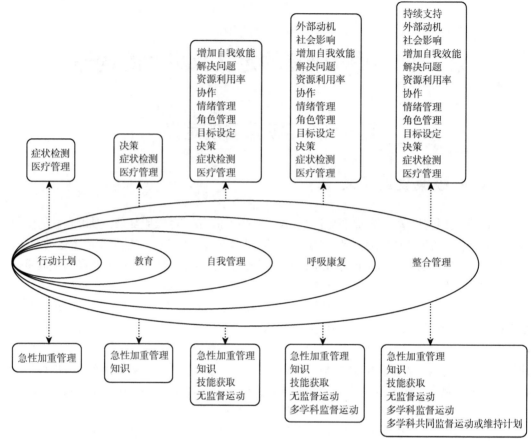

图 2-1 COPD 的支持范围

三、呼吸康复团队的建立

（一）西医呼吸康复团队

呼吸康复由一个专门的跨学科团队实施，包括医生和其他医疗保健专业人员；后者可能包括物理治疗师、呼吸治疗师、护士、心理学家、行为专家、运动生理学家、营养学家、职业治疗师、卫生经济专家和社会工作者等。呼吸康复应根据患者的独特需求，基于初步和持续的评估，包括疾病的严重程度、复杂性和共患病而实施。虽然呼吸康复是一种明确的干预措施，但其组成部分在患者疾病的整个临床过程中都是整合的。

在我国的实践中，呼吸康复常常在呼吸内科中开展，康复科多以神经康复为主，以呼吸内科为中心开展的呼吸康复，常常无法配备多学科的团队。国内的实践，多是以呼吸内科医生为中心，呼吸专科护士辅助，并请物理治疗师、呼吸治疗师、心理学家、营养师等会诊，协助诊治适合的患者。

（二）中医呼吸康复团队

中医呼吸（肺）康复的团队方面，除了以中医师为主导外，还需要护士配合，与西医团队、体育工作者协作。中医呼吸康复的内容包括健身气功康复、呼吸导引康复、针灸康复、穴位刺激康复、传统物理康复、饮食康复、推拿按摩康复、情志疗法康复、中药口服康复等，因此需要擅长中药辨证治疗、针灸、药膳指导、推拿按摩、呼吸导引等技能的医师。健身气功是中医呼吸康复非常重要的部分，中医呼吸康复团队还需要与从事传统功法的体育工作者合作，让他们对医护人员或患者进行技术指导，实现医体融合。

第二节　患者的选择

一、呼吸康复的适应证

目前大多数指南推荐呼吸康复的对象是 COPD 患者，2013 ATS/ERS 呼吸康复指南提出，除 COPD 外，其他慢性呼吸障碍的患者（间质性肺病、肺囊性纤维化、支气管扩张等）也有可能从呼吸康复干预中获益，现在越来越多的证据证实了这一点。

相关指南指出针对慢性呼吸系统疾病的呼吸康复患者适应证如下：

1）呼吸康复适用于大多数 COPD 患者；强烈推荐患有中度、重度和极重度 COPD 患者参加呼吸康复；伴有高碳酸血症的患者也会受益。

2）强烈建议急性加重期 COPD 患者在病情缓解后进行呼吸康复治疗。

3）鼓励症状频发和急性发作高风险的患者（B、C、D 组）参与完整的呼吸康复计划。

4）哮喘患者非常规进行呼吸康复，但使用规范抗哮喘治疗后症状仍明显者，或合并 COPD 者，可进行呼吸康复。

5）患者有呼吸困难而影响其日常生活活动的肺囊性纤维化、支气管扩张症患者就可以考虑进行呼吸康复。

6）支气管扩张症患者需要进行呼吸康复治疗。

7）间质性肺疾病患者需要进行呼吸康复治疗。

8）肺动脉高压患者需要进行呼吸康复治疗。

另外，目前有证据表明，肺癌、围手术期、肺减容手术、肺移植术前及术后等患者，均可进行呼吸康复。对于危重症者，待血流动力学及呼吸功能稳定后，可考虑早期呼吸康复介入。对急性传染病进行康复治疗时，应注意防护，避免交叉感染。

二、呼吸康复的禁忌证

呼吸康复的禁忌证很少，但包括任何会使患者在呼吸康复期间处于风险显著增加的情况，或任何会严重干扰康复过程的情况。大多数人可能会从教育部分中受益，但对于某些人来说，锻炼计划可能会带来无法克服的困难（如严重的关节炎、神经系统疾病），甚至可能使患者处于危险之中（如无法控制的心脏病、消化道出血）。实际上，可以解决许多看似禁忌的问题，或者可以调整呼吸康复过程以允许患者参与。

三、呼吸康复的时机

关于呼吸康复的介入时机，国内外专家有着不同的建议，部分推荐指南建议在 AECOPD 患者出院后 3 周或 1 个月内，不建议在住院期间开展呼吸康复，但是部分专家建议，待症状稳定后或者出院后即可开展。

（一）国内外的争论

美国运动医学学院（ACSM）、ACCP/AACVPR 对 AECOPD 患者呼吸康复介入时机并未叙述。英国胸科协会（BTS）指出：AECOPD 住院患者应在出院后 1 个月进行呼吸康复治疗（A 级）。2013 年 ATS/ERS 呼吸康复指南指出：AECOPD 患者住院后早期开始（如在 3 周内）呼吸康复治疗是可行的、安全的、有效的，早期呼吸康复提高运动耐量、生活质量，并改善症状，它也指出 AECOPD 患者开始呼吸康复的最佳时间尚不明确。然而 2017 年 ERS/ATS 关于 AECOPD 管理的指南，建议 AECOPD 患者出院后 3 周内开始呼吸康复治疗（有条件的推荐，证据质量非常低）；不建议 ACEOPD 患者住院期间开始呼吸康复治疗（有条件的推荐，证据质量非常低）；指南同时指出住院期间开始呼吸康复增加了死亡率。针对这个建议，很多呼吸康复专家联名写了一封信给 ATS/ERS 编辑，指出目前对呼吸康复的建议会让呼吸康复的进展倒退，反对目前的建议。

（二）《中国呼吸重症康复治疗技术专家共识》中推荐的康复介入时机

中国关于呼吸康复的介入时机有以下三个方面的描述：

1）血流动力学及呼吸功能稳定后，立即开始。

2）入重症医学科 24~48 小时后，符合以下标准：心率>40 次/分或<120 次/分；收缩压≥90mmHg 或≤180mmHg，舒张压≤110mmHg，平均动脉压≥65mmHg 或≤110mmHg；呼吸频率≤25 次/分；血氧饱和度≥90%，机械通气吸入氧浓度≤60%，呼气末正压≤10cmH₂O；使用小剂量血管活性药物支持，多巴胺≤10μg/（kg·min）或去甲肾上腺素/肾上腺素≤0.1μg/（kg·min），即可实施康复介入。

3）生命体征稳定的患者，可逐渐过渡到每天选择适当时间做离床、坐位、站位、躯干控制、移动活动、耐力训练及适宜的物理治疗等。

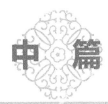

中 篇

实用技术篇

第三章 呼吸康复的实施程序

呼吸康复在存在症状的慢性呼吸系统疾病患者的治疗方案中是不可或缺的。然而，医疗人员及患者没有意识到呼吸康复的益处，直至慢性呼吸系统疾病后期才开始进行呼吸康复，此时患者往往已经伴随严重的功能受损和生活质量下降。在整个呼吸康复计划中，没有经过初次全面且持续的个体化评估就无法为每位患者量身定制合适的呼吸康复内容（如评估、运动训练、自我管理教育等）。

运动训练是呼吸康复的基石，但运动中安全是第一位。呼吸康复过程中应遵循一定的程序：首先，了解患者的运动风险分层，提前做好相应的评估及制订个体化的运动处方；其次，明确运动的终止指征，保证整个运动过程的安全进行；最后，呼吸康复应该是全程的，不只是在住院、门诊期间康复，还应包括居家康复。因此，应该为患者制订住院-门诊-居家的康复计划。

第一节 呼吸康复运动风险分层

患者在运动中常常存在一定的风险，对患者进行运动风险分层有一定的必要性。如果患者平素生命体征平稳、生活基本自理，可以参考 ACSM 指南进行相关的医学检查、测试及医务监督。如果患者病情较重，行走不便，或意识不清，常用的运动测试如心肺运动试验、6分钟步行试验（6MWT）等就不能被顺利执行。因此，运动风险的评估将从两个方面概述。

一、轻症患者

呼吸系统疾病患者在运动中常常存在一定的风险，根据《ACSM 运动测试与运动处方指南》中的运动危险分层流程图，呼吸系统疾病患者运动风险为高危，高危的患者需要进行相应的医学检查、运动测试及医务监督，特别是在中高强度运动前。对于运动过程中发生心血管疾病事件的风险，参考《中国心脏康复与二级预防指南》，把患者分为低危、中危和高危三个不同层级（表 3-1）。

表 3-1 运动过程中发生心血管事件的危险分层

类别	项目	危险分层		
		低危	中危	高危
运动试验指标	心绞痛无症状	无	可有	有
	无症状，但有心肌缺血心电图改变	无	可有，但心电图 ST 段下移 <2mm	有，心电图 ST 段下移 ≥2mm

续表

类别	项目	危险分层		
		低危	中危	高危
运动试验指标	其他明显不适症状如气促、头晕等	无	可有	有
	复杂室性心律失常	无	无	有
	血流动力学反应（随着运动负荷量的增加，心率增快、收缩压增高）	正常	正常	异常，包括随着运动负荷量的增加心率变化时功能不良或收缩压下降
非运动试验指标	功能储备	≥7MET	5.0～7.0MET	≤5MET
	左心室射血分数	≥50%	40%～50%	<40%
	猝死史或猝死	无	无	有
	静息时复杂室性心律失常	无	无	有
	心肌梗死或再血管化并发症	无	无	有
	心肌梗死或再血管化后心肌缺血	无	无	有
	充血性心力衰竭	无	无	有
	临床抑郁	无	无	有

注：低危条目中所有项目均满足为低危；高危条目中有一项满足即为高危；MET. 代谢当量

二、重症患者

对于重症患者、不能行走者，我们参考的是《机械通气重症患者早期运动安全标准的专家共识》及推荐。这个共识涵盖的安全标准分为四类：①呼吸考虑，包括插管状态、通气参数和辅助治疗的需要；②心血管方面的考虑，包括器械的存在、心律失常和血压；③神经学考虑，包括意识水平、谵妄和颅内压；④其他考虑因素，包括线路和手术或医疗条件。

共识小组一致认为，将使用标准的交通信号灯建议系统来协助临床医生评估安全标准，其中八边形表示需要谨慎，因为不良事件的风险很高；三角形表示可以动员，但需要在 ICU 多学科团队进一步考虑和（或）进一步讨论之后进行；圆形表示可以安全动员患者（参见表 3-2）。他们一致认为，一个患者得分最低的参数必须优先于其他所有分数（例如，即使其他所有参数均为圆形，单个八边形也足以警告动员期间发生不良事件的高风险可能性）。

表 3-2 形状编码的定义

●	圆形	不良反应的低风险。按照每个 ICU 的协议和程序照常进行
△	三角形	不良事件的潜在风险和后果高于圆形，但可能早期运动的潜在好处超过风险。在运动前，应明确预防措施或禁忌证。如果运动，应该考虑逐渐谨慎地进行
⬣	八边形	不良事件的重大潜在风险或后果。除非咨询了高级物理治疗师和高级护理人员，并得到了重症监护专家的特别授权，否则不应进行早期运动

（一）呼吸安全注意事项

在每次运动之前，根据每个程序，医疗保健专业人员应检查人工气道（即气管，鼻气管或气管切开插管）是否正确放置并固定。此外，运动时患者可能需要补充氧气，应该准备充足的氧气，准备的氧气应超过预期的活动能力持续时间（因为可能会发生意外的延误或增加的需求）。该小组同意气管插管本身并不是早期运动的禁忌证，如果没有其他禁忌证，吸入氧浓度（FiO_2）小于 0.6 是床内动员和床外动员的安全标准。表 3-3 中总结了其他呼吸安全建议。如果患者处于多个类别的安全极限（如低的经皮氧饱和度，高的 FiO_2 和高的呼气末正压），则应在动员之前咨询经验丰富的医疗团队（表 3-3）。

表 3-3　呼吸安全注意事项

呼吸系统问题	床上活动	床旁活动
插管		
气管插管	●	●
气管切开	●	●
呼吸参数		
吸入氧浓度		
≤0.6	●	●
>0.6	△	△
经皮氧饱和度		
≥90%	●	●
<90%	△	⬢
呼吸频率		
≤30 次/分	●	●
>30 次/分	△	△
通气参数		
HFOV 模式	△	⬢
PEEP		
≤10cmH₂O	●	●
>10cmH₂O	△	△
人机不同步	△	△
抢救性治疗		
一氧化氮	△	△
前列环素	△	△
俯卧位通气	⬢	⬢

注：HFOV. 高频振荡通气；PEEP. 呼气末正压（positive end-expiratory pressure）

（二）心血管安全注意事项

在运动前要评估心血管因素。值得注意的是，小组成员未能就安全运动的血管活性药物（和这些药物的组合）剂量达成共识；在共识组的小组成员之间，关于这些药物的剂量、计量单位和组合的观点是不同的。然而，本共识对认为是重要考虑的原则达成共识。血管活性药物的管理、运动的适当性受绝对剂量及剂量变化（如剂量增加应引起谨慎或禁忌）的影响，并且不论剂量如何，患者在临床上灌注良好。该小组未能就血管活性药物的阈值剂量达成共识，即当低于这个阈值时，患者就可以运动（或剂量变化率及灌注和休克受损的标准）。因此，同意各个临床医生应适当与相关工作人员讨论可允许动员的安全剂量和血管活性药物的组合，这是经验研究的优先领域（表 3-4）。

表 3-4 心血管安全注意事项

心血管系统问题	床上活动	床旁活动
血压		
因高血压急症接受静脉降压治疗	●	●
MAP		
低于目标范围并引起症状	△	●
给予支持治疗[血管活性药物和（或）机械辅助装置]后仍低于目标范围	△	●
未接受支持或低水平条件下高于目标范围低限	◐	◐
中等水平支持下高于目标范围低限	△	△
高水平支持下高于目标范围低限	△	●
已知或怀疑重度肺动脉高压	△	△
心律失常		
心动过缓：		
需要药物治疗（如异丙肾上腺素），或等待急诊装置起搏器	●	●
不需要药物治疗且不需要等待急诊装置起搏器	△	△
经静脉或心外膜起搏器：		
起搏心律	△	●
稳定自主心律	◐	◐
任何稳定的快速性心律失常：		
心室率大于 150 次/分	△	●
心室率 120～150 次/分	△	△
任何快速性心律失常且心律小于 120 次/分	◐	◐
辅助装置		
经股动脉 IABP	◐	●
ECMO：		
经股骨或锁骨下（非单根上下腔双腔导管）	◐	●
经中心静脉置入单根上下腔双腔导管	◐	△
心室辅助装置	◐	◐
肺动脉导管或其他连续心排血量监测装备	◐	△
其他心血管问题		
任何原因引起的休克，乳酸大于 4mmol/L	△	△
确诊或怀疑急性 DVT/PE	△	△
确诊或怀疑严重的主动脉瓣狭窄	◐	△
缺血性心脏病[持续性胸痛和（或）动态的心电图改变]	△	●

注：IABP. 主动脉内球囊反搏；ECMO. 体外膜肺氧合；MAP. 平均动脉血压；DVT. 深静脉血栓形成；PE. 肺栓塞

（三）神经系统安全注意事项

表 3-5 总结了在每次运动之前，需要评估的神经系统因素。患者的意识不清、颅内手术并不是运动的绝对禁忌证。如果患者能配合，且保证相关管道安全的前提下，可以尝试运动。

表 3-5　神经系统安全注意事项

神经系统问题	床上活动	床旁活动
意识水平		
患者嗜睡、安静或焦虑（如 RASS–1～+1）	●	●
患者轻度镇静或躁动（如 RASS–2 或+2）	△	△
患者昏睡或深度镇静（如 RASS 小于–2）	△	⬢
患者非常躁动或有攻击性（如 RASS 大于+2）	⬢	⬢
谵妄工具（如 CAW-ICU）阴性	●	●
谵妄工具阳性且能够简单遵医嘱	●	△
谵妄工具阳性且不能遵医嘱	△	△
颅内压		
因颅内高压未在理想范围内而需要积极干预	⬢	⬢
颅内压监测而无须积极干预	●	△
其他神经系统问题		
部分颅骨切除术	●	△
开放腰大池引流（未夹闭）	●	⬢
帽状腱膜下引流	●	△
脊髓保护（清创或固定前）	⬢	⬢
急性脊髓损伤	●	△
蛛网膜下腔出血伴未钳夹的动脉瘤	●	△
动脉瘤钳夹术后血管痉挛	●	△
未控制的癫痫发作	⬢	⬢

注：RASS. Richmond 躁动-镇静评分（richmond agitation-sedation scale）；CAM-ICU.ICU 患者意识模糊评估单

（四）其他安全注意事项

表 3-6 总结了在运动前评估外科手术、内科急症及其他因素的安全注意事项。从表中可以看出，外科手术、发热、透析及各种引流管的置入并不是运动的绝对禁忌证，在保证安全的前提下，可以尝试运动。

表 3-6　其他安全注意事项

其他问题	床上活动	床旁活动
外科		
不稳定/未稳定的重大骨折（骨盆/脊柱/下肢长骨）	△	⬢
大型外科开放伤口（胸部/纵隔/腹部）	●	⬢
内科		
已知未控制的活动性出血	⬢	⬢
怀疑活动性出血或出血风险增加	●	△
患者发热虽经积极物理和药物降温治疗体温仍高于可接受上限	△	△
主动低温治疗	△	△

续表

其他问题	床上活动	床旁活动
其他问题		
ICU 获得性无力	●	●
持续肾脏替代治疗（包括股静脉透析导管）	●	●
股静脉和股动脉导管	●	●
股动脉鞘管	△	⬢
所有其他引流管或连接装置，例如：	●	●
鼻导管		
中心静脉导管		
胸膜腔引流		
伤口引流		
肋间导管		
导尿管		

第二节　呼吸康复运动训练的终止指征

运动训练有一定的风险，同时呼吸系统疾病的患者年龄偏大，常合并多种慢性疾病。因此，在运动过程中，一定要好好把握运动训练的终止指征，特别是运动风险为高危的患者。针对呼吸康复运动训练的终止指征尚无统一标准。每个专家的具体意见并不一致，但是都应确保患者的生命安全。下面将列出中国呼吸重症康复治疗技术专家共识及 ACSM 所推荐的康复暂停时机。

一、康复暂停时机（中国呼吸重症康复治疗技术专家共识）

1）心率不低于年龄最高心率预计值的 70%；静息心率的基础上下降＞20%；心率＜40次/分或＞130 次/分；出现新的心律失常。

2）收缩压＞180mmHg 或舒张压＞110mmHg 或有直立性低血压；平均动脉压＜65mmHg；新使用血管活性药物或使用血管活性药物剂量增加。

3）呼吸频率＜5 次/分或＞30 次/分，或出现呼吸困难，血氧饱和度＜88%，吸入氧浓度≥60%，呼气末正压≥10cmH$_2$O。

4）急性心肌梗死，急性心力衰竭。

5）人机对抗，镇静或昏迷，患者明显躁动，需要加强镇静剂量，Richmond 躁动-镇静评分（RASS）＞2 分。

6）患者不能耐受活动方案，拒绝活动。

7）存在其他预后险恶的因素，或有明显胸闷痛、气急、眩晕、显著乏力等不适症状；或有未经处理的不稳定性骨折等。

二、ACSM 所推荐的运动测试的主要终止指征

1）低灌注体征：轻度头疼、意识不清、共济失调、脸色苍白、恶心或皮肤湿冷。
2）心率不随着运动强度的增加而增加。
3）触诊或听诊发现心律显著改变。
4）受试者要求停止。
5）受试者口头或身体表现出极度疲劳。

第三节　住院或门诊患者呼吸康复的计划

一、全程康复模式及现状

　　呼吸康复是一项全程、全面、持续性医疗服务模式。总体上分为三期，即Ⅰ期康复（院内康复期）、Ⅱ期康复（门诊康复期）和Ⅲ期康复（院外长期康复）。呼吸康复工作当重视全程。全程是一个纵向的时间概念。首先，从患者角度讲，确诊为呼吸系统疾病的那一刻起，对于患者个体及伴随疾病就需要接受全程的康复指导。目前呼吸康复的临床工作一般分为院内及院外两部分，全程康复即患者从住院期间接受早期康复指导，至院外家庭社区的后续康复，需要连续的"无缝"连接的医疗服务。

　　随着医疗条件的改善，生存期延长的慢性肺部疾病患者和重大疾病如急性呼吸衰竭患者非常多见。然而，目前的医疗现状是尚未治愈的患者需从医疗机构出院，使得院后医疗或家庭医疗的需求大大增加。在美国，家庭健康服务的就业增长持续超过其他所有医疗卫生服务类型，一个组织良好的家庭治疗方案能给患者提供几乎所有健康问题的持续治疗，以及大部分的急诊或普通医疗机构可提供的物理治疗。静脉注射治疗、伤口护理、氧疗和雾化疗法、有创和无创机械通气都能在患者家中实施。家庭治疗还包括进行持续的健康评估、患者的教育和培训。患者在康复项目中学到的技能可以在家庭治疗中应用并得到强化。对许多患者来说，好的家庭治疗计划对他们的生活质量和长期生存至关重要。但是，在我国居家治疗或康复都未发展起来，更多的是借助住院及门诊来治疗。因此住院及门诊康复至关重要，我们需要在患者住院或门诊期间尽可能多地宣教、指导，让患者知道康复是什么，康复的重要性及如何康复。

二、住院及门诊呼吸康复的流程

　　住院康复在整个康复中至关重要，患者因为疾病住院，此时患者对疾病及康复了解甚少，对康复的欲望最强，是我们宣教的最佳时间。宣教的内容除了疾病、康复等基础知识，也要包括康复的延续性，告知患者持续行为改善的重要性，告知患者如何居家康复，病情复杂或交通方便的患者可以在门诊康复过渡，待病情稳定或了解康复方法后再居家康复治疗。住院患者中，重症患者与非重症患者的康复计划是不一样的，我们需要区分这两类患者的康复方案。住院及门诊呼吸康复流程大致如下（图 3-1）。

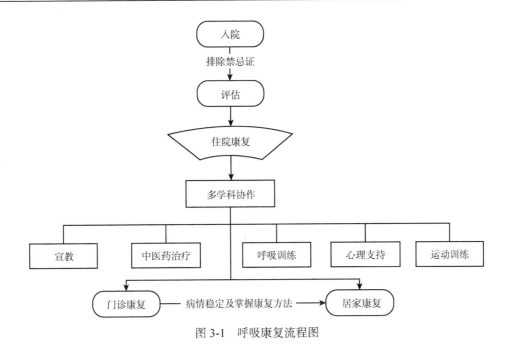

图 3-1 呼吸康复流程图

三、重症患者康复计划

（一）重症患者呼吸康复针对的疾病

ICU 收治的患者病情危重，主要为各种感染引起的感染性休克、重症肺炎、呼吸衰竭、多器官功能衰竭、需要循环支持的患者。部分患者在 ICU 逗留时间长，这些患者大多需要在卧床和制动状态下进行生命支持治疗，而较长时间的卧床制动可以导致肌肉的萎缩甚至病情恶化。

（二）危重症早期康复的实施

随着对制动和卧床导致的一系列机体变化的认识，人们对于危重症患者早期活动和康复训练越来越重视。机械通气患者早期活动也在逐步展开，而且已有很多文献证明了它的有效性、安全性和可行性。目前国外很多文献认为，机械通气患者早期下床活动是安全可行的，不良事件的发生率小于 1%。更多的研究发现，在 ICU 经过培训的医护人员可以很安全地完成机械通气患者的早期活动，包括主动、被动肢体活动训练，床上翻身，床上坐起来和下床到训练器上参加训练，这些活动可以减少 ICU 患者功能的减退。因此，整体来说，对于 ICU 的危重症患者，只要原发病得到控制或好转，生命体征平稳（用或不用血管活性药物），都可以在密切监测下实施早期康复训练，且是安全可行的。为了保证患者安全地进行治疗，康复训练前、中、后都要对患者进行全面评估，这些评估需包括生命体征、基础疾病恢复状况、营养、意识/心理状态、气道功能、困难撤机原因及家庭社会支持功能等。

本节所推荐的重症患者康复计划参考的是 R.Gosselink 团队制定的流程。它建议准确评估患者合作水平、心肺储备、肌肉力量、关节活动、功能状态[功能独立测量、伯格（Berg）平衡量表、功能性活动类别]和生活质量[如健康调查量表（SF-36）、疾病特定问卷]，从而在身体活动和锻炼中，制订适当的强度和适当的锻炼方式。需要将移动危重患者的风险与不动和卧床的风险进行权衡，并且在活动时需要严格监控以确保适当和安全地活动。急性病、不能配合的患者可接受各种方式的治疗，如被动的关节活动、进行肌肉拉伸、上夹板、调整身体体位，做床上踏车等。这些活动不需要患者的配合，且对心肺系统刺激最小。另外，不在急性疾病阶段，稳定且配合的患者，如果仍需机械通气，其可在床边移动，转移到椅子，进行阻力肌肉训练或单车训练。整个流程确定了六个等级，每个等级定义了身体体位（动员）和物理治疗的模式，这些模式基于对医疗状况的评估，如心肺和神经状态，合作水平和功能状态（肌肉力量、活动水平）。具体内容详见表 3-7（此流程表不是所有专家所共同制定的，只供参考）。

表 3-7　"开启运动"重症患者渐行性物理治疗方案（R.Gosselink et al）

等级 0	等级 1	等级 2	等级 3	等级 4	等级 5
不能配合；S5Q=0	不能/少量配合；S5Q<3	中度配合；S5Q=3	接近完全配合；S5Q=4/5	完全配合；S5Q=5	完全配合；S5Q=5
基本评估不通过	通过基本评估	通过基本评估	通过基本评估	通过基本评估	通过基本评估
基本评估：心肺不稳定，平均动脉压小于60mmHg，吸入氧浓度大于60%，氧合指数小于200 或呼吸频率大于 30 次/分；神经系统不稳定；急诊手术；体温大于40℃	神经科、外科或创伤状况不允许转移到椅子上	肥胖、神经、外科、创伤问题不允许转移到椅子上（即使MRC 评分大于 36）	通过基本评估 MRC=36 BBS 坐到站=0 BBS 站立=0 BBS 独立坐=1	通过基本评估 MRC=48 BBS 坐到站=0 BBS 站立=0 BBS 独立坐=2	通过基本评估 MRC=48 BBS 坐到站=1 BBS 站立=2 BBS 独立坐=3
体位：2 小时翻身一次	体位：2 小时翻身一次；半坐卧位，支具	体位：2 小时翻身一次，支具，床上的直立坐位，被动床椅转移	体位：2 小时翻身一次，被动的床椅转移，坐到床边，辅助站立（2 人）	体位：主动床椅转移，坐到床边，辅助站立（1 人）	体位：主动床椅转移，坐到床边，站立
物理治疗：无	物理治疗：被动关节活动，被动床上踏车，神经肌肉电刺激	物理治疗：被动/主动关节活动、四肢抗阻运动、主动/被动床边下肢单车训练、神经肌肉电刺激	物理治疗：被动/主动关节活动、四肢抗阻运动、主动床边或坐位上下肢单车训练、神经肌肉电刺激、日常生活能力	物理治疗：被动/主动关节活动、四肢抗阻运动、主动床边或坐位上下肢单车训练、步行（辅助或支具）、神经肌肉电刺激、日常生活能力	物理治疗：被动/主动关节活动、四肢抗阻运动、主动床边或坐位上下肢单车训练、步行（辅助下）、神经肌肉电刺激、日常生活能力

注：本表摘自 physiotherapy in the intensive care unit.Netherlands journal of critical care. 2011. 15（2）；66-75 其中，S5Q. 标准化 5 问题问卷（standardized five questions）；BBS. 平衡量表（berg balance scale）；MRC. 美国医学研究委员会肌力总分（Medical Research Council muscle strength sum scale）

四、非重症患者的康复计划

非重症患者的康复计划与重症患者的康复计划有一定的相似之处。它们皆是基于评估后，根据患者具体情况，制订综合的治疗方案。呼吸康复对患者的评估、运动训练、心理干预及依从性促进的综合措施基本相同，但是每一个患者的康复计划必须是个体化，以满足具体患者的不同需求，所以需要根据病情特点进行呼吸康复计划设计。慢性肺部疾病的管理需贯穿整个生存时期，呼吸康复必然成为慢性肺部疾病患者管理措施中的一个组成部分，以早期识别和进行干预。

第四节 居家患者的呼吸康复计划

居家呼吸康复是肺部疾病患者短期治疗或长期治疗的基础组成部分。对参加正式呼吸康复计划的患者，应为其提供居家运动处方，以延续正在进行的运动训练。对任何患者都应根据其在院呼吸康复的表现和效果制订个体化的居家康复。为患者开具可独立完成的运动处方时，必须考虑其接下来的运动环境，以提高其依从性。例如，如果患者没有负重器械，可向其推荐一些易进行的力量训练，如弹力带、弹力管、轻型哑铃。呼吸康复在国内刚刚起步，居家呼吸康复更是闻所未闻，虽然我国居家康复并不完善，但考虑它在未来的必要性，这里根据我国的国情简单介绍居家康复的适应证、优势及对设备的需求等。

一、居家呼吸康复的现状

2018 年 4 月，中国成人肺部健康研究首项成果《中国慢阻肺的流行状况与危险因素》发表于国际权威医学期刊《柳叶刀》，首次明确我国 COPD 患者人数约 1 亿，慢阻肺已经成为与高血压、糖尿病等量齐观的慢性疾病，构成重大疾病负担。生存期延长的慢性肺部疾病和重大疾病如急性呼吸衰竭患者现在也非常多见。这些尚未治愈的患者从急诊医疗机构出院后，他们需要的持续医疗使得院后医疗或家庭医疗的需求大大增加。

呼吸康复是对 COPD 和其他慢性呼吸系统疾病患者非常有价值的干预措施。但是，医院康复项目使用率仍然非常低。其原因很复杂，主要来自实施康复的组织和系统，还有部分来自患者方面的障碍。居家和社区康复可能是医院项目的替代方案。目前居家康复的大多数证据都基于 COPD 人群，如果要将此类干预措施扩展到其他慢性呼吸系统疾病患者，则需要更多的临床随机对照试验（RCT）。

二、居家康复的优势及获益

居家康复使患者在自己家中就可以舒适便利地享受这些医疗服务，这也是最经济的医疗服务。家庭环境可以提高患者的学习能力和自我存在感，而在医院环境中两者都会被削弱。在家里患者往往更愿意配合治疗计划，尤其在他们觉得有自主性并因此获益时。

居家康复有以下几个优点：

1）证据显示，居家康复与医院康复同样可以提高患者生活质量。

2）从经济角度来讲，其花费明显少于医院康复。

3）可以帮助患者建立自我管理和独立自主的信心。

4）可以持续监测患者对治疗的反应（可通过自我监测与远程监测）。

5）减少患者门诊/急诊就诊和住院治疗机会。

6）降低院内感染风险。

7）促进患者心理健康和社会独立性。

虽然呼吸康复通常需要在可提供监督的门诊或住院环境下进行，但越来越多的证据表明，居家运动训练也有效。居家运动训练主要是鼓励患者运动及改变生活方式以促进健康和功能状况的改善。尽管居家呼吸康复在便捷性、经济和可及性方面具有优势，但仍然存在着一些潜在问题。这些潜在问题和局限性包括安全性、责任性、监督职责、结局评估等。居家呼吸康复的技术系统支持尚在起步阶段，还没有进行过广泛测试。

三、居家康复的适应证

居家康复适用于多种疾病患者，大多数是有肺部疾病的老年人。据估计，从医院出院的患者中，44%的患者仍然需要出院后的医疗或护理，而这些服务家人通常无法提供。以下情况适合居家康复：

1）新诊断疾病的患者需要教育和培训。

2）患者有意愿在家治疗，尤其是终末期患者。

3）反复住院患者。

4）有足够的家人、照顾者和经济基础且存在器质性功能障碍的患者。

5）因呼吸困难而日常活动受限。

6）行走困难。

7）视觉、语言或听力障碍功能性疾病患者。

8）认知障碍。

9）日常生活无法自理。

10）无法遵医嘱服药和接受其他治疗方法。

11）需使用简单医疗设备，且病情相对稳定患者。

四、居家呼吸康复设备需求

有效性的关键原则是临床疗效及安全性。为确保居家康复的安全，居家康复需要部分的设备。血氧仪、血压计是居家必备的监测设备，氧疗设备、雾化设备、通气辅助设备、医用床、浴室安全辅助设备、助行器或轮椅等需视患者具体情况而选择。

五、居家呼吸康复的实施

与传统的呼吸康复计划一样，患者在开始居家康复计划前，必须接受完整的病史采集、体格检查和症状评估，还应与医师商量慢性呼吸系统疾病及合并症的最佳控制和管理策略。居家康复需要注意：一是评估静息和运动时血氧饱和度的情况，以及居家呼吸康复前的氧滴定；二是培训和反馈演示正确使用吸入药物和在合适时机使用分泌物清除装置；三是提供患者支持以强化新的行为。

因我国居家康复常常只有患者及家属参与，并没有美国所说的家庭治疗团队（医生、呼吸治疗师、护理人员等），所以在居家呼吸康复过程中，我们需要注意：

1）准备必要的监测设备：血氧夹、血压计。一方面随时监测病情的变化，另一方面保证运动的安全。

2）准备必要的药物（吸入剂或雾化剂）以备 COPD 或哮喘的急性发作，如沙丁胺醇、氟替卡松、布地奈德福莫特罗吸入粉雾剂等。

3）运动康复需要循序渐进，安全第一。

4）慢性肺病急性加重的早期识别与治疗是教育中非常重要的一部分，它可以降低疾病的严重程度和减少并发症，从而降低住院率。

第四章 呼吸康复的评估

呼吸康复评估是对受呼吸系统疾病影响的患者的功能障碍进行客观、准确、量化的评定和分级，通过呼吸康复评定估计功能的发展、转归和预后，判定功能恢复的潜力，制订呼吸康复治疗方案。呼吸康复评估是制订康复计划的前提和基础，贯穿于康复治疗的全过程。

中医呼吸康复学是在整体、辨证、功能、预防康复观的指导下，运用四诊评定方法，对受呼吸系统疾病影响患者的体质、证候及转归、预后做出判断和评估。通过评定，明确患者证型，采取相应的中医康复技术，并在康复过程中和其最终阶段评定康复效果。

第一节 中 医 评 估

一、中医四诊评估

（一）望诊

中医呼吸康复评估的望诊与一般望诊有所区别，其重点是望眼神、望面色、望胸廓、望痰、望涕。

1. 望眼神

目光明亮、两眼灵活有神，是正气充沛、脏腑功能逐渐恢复正常的表现；目光晦暗无神、精神不振，则提示脏腑虚弱，正气不足；反应迟钝，目光呆滞，多是精神障碍的表现。

2. 望面色

满面通红、目赤，为实热证，可见于肺腑实热；面色淡白无华，唇、舌色淡者，多属气血不足；面色黄而虚浮者，属兼有脾虚湿运。眼突而喘属肺胀，多因痰浊阻肺，肺气不宣，呼吸不利所致。

3. 望胸廓

胸廓前后径较常人增大，与左右径几乎相等，呈圆桶状，称为桶状胸，多由素有伏饮积痰，壅滞肺气，病久伤及肾气，肾不纳气，日久胸廓变形所致。见于久病咳喘患者。

4. 望痰

痰白质清稀者，多属寒痰，因寒邪阻肺，津凝不化，聚而为痰，或脾阳不足，湿聚为痰，上犯于肺所致。痰黄质黏稠，甚则结块者，多属热痰，因邪热犯肺，煎津为痰，痰聚于肺所致。痰少而质黏，难以咯出者，多属燥痰，因燥邪犯肺，耗伤肺津，或肺阴虚津亏，清肃失职所致。痰白质滑量多，易于咯出者，多属湿痰，因脾失健运，水湿内停，湿聚为痰，上犯于肺所致。痰中带血，色鲜红者，称为咯血，常见于肺痨、肺癌等肺脏疾病。多因肺阴亏虚和肝火犯肺，火热灼伤肺络；或痰热、邪毒壅阻，肺络受损所致。咯吐脓血痰，味腥臭者，为肺痈，是热毒蕴肺、肉腐成脓所致。

5. 望涕

反复阵发性清涕，量多如注，伴鼻痒、喷嚏频作者，多属鼻鼽，为肺气虚，卫表不固，风寒乘虚而入所致。久流浊涕，质稠、量多、气腥臭者，多为鼻渊，多因外感风热或湿热蕴阻所致。

（二）闻诊

闻诊包括听声音和嗅气味。声音主要关注语声强弱及呼吸、咳嗽；嗅气味主要关注痰涕之气。

1. 语声强弱

凡语声高亢洪亮有力，声音连续者，多属阳证、实证、热证，是阳盛气实、功能亢奋的表现；语声低微细弱，声音断续而懒言者，多属阴证、虚证、寒证，多由禀赋不足、气血虚损所致。

2. 呼吸

（1）喘：即气喘，指呼吸困难、短促急迫，甚至张口抬肩，鼻翼煽动，难以平卧。其发病多与肺肾等脏腑有关，临床有虚实之分。发作急骤，呼吸深长，声高息粗，唯以呼出为快，形体强壮，脉实有力者，为实喘，多为风寒袭肺或痰热壅肺、痰饮停肺，肺失清肃，肺气上逆或水气凌心射肺所致。发病缓慢，声低气怯，息短不续，动则喘甚，唯以深吸为快，形体羸弱，脉虚无力者，为虚喘，多因肺气不足，肺肾亏虚，气失摄纳所致。

（2）哮：指呼吸急促似喘，喉间有哮鸣音，常反复发作，缠绵难愈。多因痰饮内伏，复感外邪而诱发；也可因久居寒湿之地，或过食酸咸生冷等而诱发。喘不兼哮，但哮必兼喘。明·虞抟《医学正传》说："夫喘促喉中如水鸡声者，谓之哮；气促而连属不能以息者，谓之喘。"喘以气息急迫、呼吸困难为主；哮以喉间哮鸣声为特征。临床上哮与喘常同时出现所以常并称为哮喘。

（3）短气：指呼吸气急短促，气短不足以息，数而不相接续，似喘而不抬肩，喉中无痰鸣音。短气有虚实之别，虚证短气，兼有形瘦神疲，声低息微等，多因体质虚弱或元气亏损所致；实证短气，常兼有呼吸声粗，或胸部窒闷，或胸腹胀满等，多因痰饮、气滞，或胃肠积滞所致。

（4）少气：又称气微，指呼吸微弱而声低，气少不足以息，言语无力的症状。主诸虚劳损，多因久病体虚或肺肾气虚所致。

3. 咳嗽

咳声重浊沉闷，多属实证，是寒痰湿浊停聚于肺，肺失肃降所致。咳声轻清低微，多属虚证，多因久病耗伤肺气，肺失于宣降所致。咳声重浊，痰白清稀，鼻塞不通，多因风寒袭肺，肺失宣降所致。咳嗽痰多，易于咯出，多属痰浊阻肺所致。咳嗽声高响亮，痰稠色黄，不易咯出，多属热证，多因热邪犯肺、灼伤肺津所致。干咳无痰或痰少而黏，不易咯出，多属燥邪犯肺或阴虚肺燥所致。

4. 痰涕之气

咳吐痰涎清稀量多，无特异气味者，属寒证。咳痰黄稠味腥者，是肺热壅盛所致。咳吐浊痰脓血，腥臭异常者，多属肺痈，为热毒炽盛所致。鼻流浊涕腥秽如鱼脑者，为鼻渊，鼻流清涕无气味者，为外感风寒。

（三）问诊

问诊是围绕患者主诉开展的有目的、有步骤的深入细致的询问。

1. 问寒热

平素畏寒，四肢凉，得温可缓，主要见于里虚寒证，多因阳气虚衰，形体失于温煦所致。潮热：午后或夜间低热，兼见颧红、盗汗、五心烦热等，是由于阴液亏虚，不能制阳，机体阳气偏亢所致。

2. 问汗

自汗：醒时常汗出，活动后尤甚，常兼神疲乏力，少气懒言或畏寒肢冷，多见于气虚证和阳虚证。盗汗：睡时汗出，醒则汗止，常兼潮热、舌红少苔、脉细数，多见于阴虚证。

3. 问疼痛

胸痛，喘促，鼻翼煽动，壮热面赤者，多因热邪壅肺所致，可见于肺热病。胸痛，壮热，咳吐脓血腥臭痰者，多因痰热壅肺、腐肉成脓所致，可见于肺痈。胸部胀痛或窜痛，太息易怒者，多因情志不舒、胸中气机不利所致。胸部冷痛、固定不移者，多因寒凝胸肺所致。颧赤盗汗，午后潮热，咳痰带血者，多因肺阴亏虚、虚火灼伤肺络所致，可见于肺痨等病。

4. 问全身不适

胸闷，咳喘痰多者，多因痰饮停肺所致。胸闷，壮热，鼻翼煽动者，多因热邪或痰热壅肺所致。胸闷气喘，畏寒肢冷者，多因寒邪客肺所致。胸闷气喘，少气不足以息者，多因肺气虚或肺肾气虚所致。

（四）切诊

中医呼吸康复常见脉象有浮紧脉、沉弦脉、沉涩脉、弦数脉、滑数脉、结代脉。

1）浮紧脉：多见于外感寒邪之表证，或风寒痹证疼痛。

2）沉弦脉：多见肝郁气滞，或水饮内停。

3）沉涩脉：多见于血瘀，尤其见于阳虚而寒凝血瘀者。

4）弦数脉：多见于肝郁化火或肝胆湿热、肝阳上亢。

5）滑数脉：多见于痰热、湿热或食积内热。

6）结代脉：多见于脏器衰弱。

二、中医体质评估

中医体质评估是通过《中医体质量表》判断个体的主要中医体质类型（详见附录1-9）。根据"辨体施养"的原则，采取相对应体质的干预措施，将偏颇体质调整为健康体质，在饮食、起居、运动等呼吸康复方面提供另一种评估方法。

（一）平和质（A型）

1）总体特征：阴阳气血调和，以形态适中、面色红润、精力充沛为主要特征。
2）形体特征：形体匀称健壮。
3）常见表现：面色、肤色润泽，头发稠密有光泽，目光有神，鼻色明润，嗅觉通利，唇色红润，不易疲劳，精力充沛，耐受寒热，睡眠良好，胃纳佳，二便正常，舌色淡红，苔薄白，脉和缓有力。
4）心理特征：性格随和开朗。
5）发病倾向：平素患病较少。
6）对外界环境适应能力：对自然环境和社会环境适应能力较强。

（二）气虚质（B型）

1）总体特征：元气不足，以疲乏、气短、自汗等气虚表现为主要特征。
2）形体特征：肌肉松软不实。
3）常见表现：平素语音低弱，气短懒言，容易疲乏，精神不振，易出汗，舌淡红，舌边有齿痕，脉弱。
4）心理特征：性格内向，不喜冒险。
5）发病倾向：易患感冒、内脏下垂等病；病后康复缓慢。
6）对外界环境适应能力：不耐受风、寒、暑、湿邪。

（三）阳虚质（C型）

1）总体特征：阳气不足，以畏寒怕冷、手足不温等虚寒表现为主要特征。
2）形体特征：肌肉松软不实。
3）常见表现：平素畏冷，手足不温，喜热饮食，精神不振，舌淡胖嫩，脉沉迟。
4）心理特征：性格多沉静、内向。
5）发病倾向：易患痰饮、肿胀、泄泻等病；感邪易从寒化。
6）对外界环境适应能力：耐夏不耐冬；易感风、寒、湿邪。

（四）阴虚质（D型）

1）总体特征：阴液亏少，以口燥咽干、手足心热等虚热表现为主要特征。
2）形体特征：形体偏瘦。
3）常见表现：手足心热，口燥咽干，鼻微干，喜冷饮，大便干燥，舌红少津，脉细数。

4）心理特征：性情急躁，外向好动，活泼。

5）发病倾向：易患虚劳、失精、不寐等病；感邪易从阳热化。

6）对外界环境适应能力：耐冬不耐夏；不耐受暑、热、燥邪。

（五）痰湿质（E型）

1）总体特征：痰湿凝聚，以形体肥胖、腹部肥满、口黏苔腻等痰湿表现为主要特征。

2）形体特征：形体肥胖，腹部肥满松软。

3）常见表现：面部皮肤油脂较多，多汗且黏，胸闷、痰多，口黏腻或甜，喜食肥甘甜黏，苔腻，脉滑。

4）心理特征：性格偏温和，稳重，多善于忍耐。

5）发病倾向：易患消渴、中风、胸痹等病。

6）对外界环境适应能力：对梅雨季节及湿重环境适应能力差。

（六）湿热质（F型）

1）总体特征：湿热内蕴，以面垢油光、口苦、苔黄腻等湿热表现为主要特征。

2）形体特征：形体中等或偏瘦。

3）常见表现：面垢油光，易生痤疮，口苦口干，身体困倦，大便黏腻不畅或燥结，小便短黄，男性易阴囊潮湿，女性易带下增多，舌质偏红，苔黄腻，脉滑数。

4）心理特征：容易心烦气躁。

5）发病倾向：易患疮疖、黄疸、热淋等病。

6）对外界环境适应能力：对夏末秋初湿热气候，湿重或气温偏高环境难以适应。

（七）血瘀质（G型）

1）总体特征：血行不畅，以肤色晦暗、舌质紫暗等血瘀表现为主要特征。

2）形体特征：胖瘦均见。

3）常见表现：肤色晦暗，色素沉着，容易出现瘀斑，口唇暗淡，舌暗或有瘀点，舌下络脉紫暗或增粗，脉涩。

4）心理特征：易烦，健忘。

5）发病倾向：易患癥瘕及痛证、血证等。

6）对外界环境适应能力：不耐受寒邪。

（八）气郁质（H型）

1）总体特征：气机郁滞，以神情抑郁、忧虑脆弱等气郁表现为主要特征。

2）形体特征：形体瘦者为多。

3）常见表现：神情抑郁，情感脆弱，烦闷不乐，舌淡红，苔薄白，脉弦。

4）心理特征：性格内向不稳定、敏感多虑。

5）发病倾向：易患脏躁、梅核气、百合病及郁证等。

6）对外界环境适应能力：对精神刺激适应能力较差；不适应阴雨天气。

（九）特禀质（Ⅰ型）

1）总体特征：先天失常，以生理缺陷、过敏反应等为主要特征。

2）形体特征：过敏体征者一般无特殊形体特征；先天禀赋异常或有畸形，或有生理缺陷。

3）常见表现：过敏体征者常见哮喘、风团、咽痒、鼻塞、喷嚏等；患遗传性疾病者有垂直遗传、先天性、家族性特征；患胎传性疾病者具有母体影响胎儿个体生长发育及相关疾病特征。

4）心理特征：随禀赋不同情况各异。

5）发病倾向：过敏体征者易患哮喘、荨麻疹、花粉症及药物过敏等；遗传性疾病如血友病、21-三体综合征等；胎传性疾病如五迟（立迟、行迟、发迟、齿迟和语迟）、五软（头软、项软、手足软、肌肉软、口软）、解颅、胎惊、胎痫等。

6）对外界环境适应能力：适应能力差，如过敏体质者对易致过敏季节适应能力差，易引发宿疾。

三、中医证候评估

针对慢性肺系病，辨别中医证候，不但可以根据证候确定中药汤剂，而且对中医康复手段如食疗、针刺、灸法、敷贴疗法等也有重要的指导作用。

肺系疾病的辨证应分虚实，虚证有阴虚、气虚、气阴两虚，又有肺脾两虚或肺肾两虚兼证；实证有风、热、痰、饮、瘀等证。

（一）虚证

1）阴虚肺燥：呛咳气逆，痰少质黏，咳吐不利；痰中带血，或为血丝，或见血块；潮热盗汗，午后颧红，少寐失眠；口干舌燥；舌红少苔，脉细数。

2）肺气亏虚：咳而短气，痰液清稀；倦怠懒言，声音低怯；面色㿠白，畏风形寒，或有自汗；舌淡苔薄白，脉虚弱。

（二）实证

1）痰浊阻肺：咳嗽气喘，喉中痰鸣，咳痰黏稠；胸胁支满疼痛，倚息不得卧；苔腻色黄，脉滑。

2）风寒束肺：恶寒发热，头痛身楚，无汗，鼻塞流涕，咳痰稀薄；咳嗽，气紧身重，痰黏色白量多；苔薄白，脉浮紧，或苔白滑，脉浮滑。

3）邪热客肺：咳声洪亮，气喘息粗，痰黏色黄，或咯吐腥臭脓血，咳则胸痛引背；鼻干或鼻衄，或流脓涕，气息觉热；身热，烦渴欲饮，咽喉肿痛；大便干结，小便赤涩不利；舌质红，苔黄燥，脉数。

（三）兼证

1）脾虚及肺：纳差便溏，咳嗽痰多，倦怠乏力，甚则面足浮肿，苔白，脉濡弱。

2）肺肾两亏：咳嗽夜剧，腰腿酸软，动则气促，骨蒸潮热，盗汗遗精，舌红苔少，脉细数。

第二节　运动能力评估

参加呼吸康复的患者在运动训练之前应对身体功能进行充分的评估，以了解其活动受限程度及部位。运动耐力评估方面，心肺运动试验是评估运动耐量的重要方法，可以同时评估客观变量（如心肺和代谢反应）和主观变量（呼吸困难程度和外周肌群疲劳程度）。测试工具采用跑台或功率自行车。6 分钟步行试验（the 6-min walk test，6MWT）、递增负荷往返步行试验（incremental shuttle walk test，ISWT）、耐力往返步行试验（endurance shuttle walk tests，ESWT）是替代方法，虽然产生的生理信息较少，但更易实施，需要的设备和培训也更少。后两种测试都能提供有关运动耐量、症状程度和动脉血氧饱和度降低情况的信息。有关 6MWT 效果的文献显示，在进行 6MWT 3 分钟后，摄氧量（VO_2）出现了一个明显的平台，表明这种次极量运动测试处于明显稳定状态。在 6MWT 期间，就二氧化碳排出量（VCO_2）和通气反应而言，其生理负荷低于功率自行车峰值负荷。6MWT 的好处是，相较于许多人不习惯骑自行车，步行是老年人熟悉的活动方式。此外，6MWT 可用于评估干预治疗对患者耐力的影响。肢体肌肉力量通常通过接近最大能力的自主收缩进行评估。有许多评估技术可用于测量肌力：便携式设备［如手持测力器和（或）应变力测试仪］，更复杂的装置（如计算机测力计）或重量计和（或）自由重力。评估肌肉功能的方法因位置和可用资源的差异而有所不同。等长肌力可选择手持式测力计，该仪器使用简便且经济成本低。下面将从 3 个方面评估患者的运动能力。

一、运动耐力评估

运动试验根据其目的不同有多种类型，如用于临床诊断，用于疗效评估，用于制订运动训练方案。不同的目的、不同的测试对象有不同的运动方案，如采用步行、平板、踏车运动试验可了解患者的心功能、肺功能、血管功能及代谢状态，做出疾病的诊断，评估康复锻炼的有效性及评价药物的疗效。这里将介绍临床上常用的几种运动试验：场地运动测试（6MWT、ISWT、ESWT）、心肺运动试验。

（一）场地运动测试

场地运动测试包括 6MWT 和往返步行测试，是临床上用于评估呼吸康复患者运动耐力以及进行干预治疗后运动耐力改善及疗效评价的重要方法。

1. 6MWT

6MWT 最早源于 Balkeri 设计的 12 分钟跑步试验，是国外得到深入研究和广泛应用的亚极量运动测试，2002 年美国胸科学会制定了《6 分钟步行试验详细指南》。2020 年我国中华医学会老年医学分会制定《老年患者 6 分钟步行试验临床应用中国专家共识》。6MWT 的记录及处方表，详见附录 1-6。

6MWT 是最常见的亚极量运动试验之一，能较好地复制患者日常生理状态，评价患者的整体活动能力和功能储备，是一种无创安全、简单易行、耐受性好、可靠有效、可反映日常生活活动的临床试验。

（1）适应证 6MWT可用于肺移植、肺切除、肺减容、COPD、肺动脉高压、心力衰竭等疾病治疗前后的对比；是COPD、肺囊性纤维化、心力衰竭、外周血管病等患者及老年患者测量心肺功能状态的手段；也可通过本试验，预测某些疾病的患病率和病死率，如心力衰竭、COPD、肺动脉高压等。

（2）绝对禁忌证 近1个月出现不稳定型心绞痛和心肌梗死。注意：6个月内的心电图结果也应该在检查前进行回顾。稳定的劳力性心绞痛不是6MWT的绝对禁忌证，但患者应在使用治疗心绞痛药物后进行试验，并且应备好急救用硝酸酯类药。

（3）相对禁忌证 静息状态下，心率持续＞120次/分；收缩压＞180mmHg，舒张压＞100mmHg；其他：恶性心律失常，年老体弱，严重瓣膜疾病，关节和精神、神经疾病，任何具有上述情况的患者都应该告知申请或指导检查的医师，以便于他们临床评价和决定是否进行该检查。

（4）场地及设备准备 测试地点为至少30m长的走廊或大厅（图4-1），地点应有利于快速抢救（如离医务工作站较近），建议在起点及止点地面贴上利于保存的标记线，并每隔3m在地面上贴一条标记线及相应距离数字，以便重复利用场地。另配备两个标记桶，在起点与止点线内各放置一个。

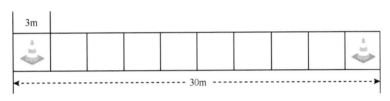

图4-1 6MWT测试场地示意图

在测试前，还需准备秒表、计圈器、记录单、可移动的椅子、血压计、指脉氧、氧疗设备、急救药品（硝酸甘油、阿司匹林、沙丁胺醇气雾剂、美托洛尔）及设备（除颤仪、移动电话）等。

（5）人员准备

1）医护人员：掌握基本心肺复苏技术，有一定经验，获得医疗认证的相应资格，如心肺复苏（CPR/AED）证书。

2）患者：穿舒适的衣服、鞋子；如果平时使用助行器可继续使用；测试前患者继续服用原有药物；测试前可少量进食；测试前两小时避免剧烈运动。

（6）操作步骤

1）向患者讲明试验意义、方法和注意事项。

2）测试开始前休息10分钟，测量基线血压、脉搏、呼吸频率和血氧饱和度，并进行基础状态下Borg呼吸困难评分和劳累评分。如条件允许，建议全程监测以上生命体征变化。

3）告诉患者开始步行，同时开始计时。

4）测试过程中每隔1分钟适当鼓励患者。适当使用鼓励用语：1分钟后，"您做得不错，您还要走5分钟"；剩余4分钟时，"不错，坚持下去，您还要走4分钟"；剩余3分钟时，"您做得很好，您已经走完一半了"；剩余2分钟时，"不错，再坚持一会儿，只剩下2分钟了"；只剩余1分钟时，"您做得不错，只剩下1分钟了"。不要用其他言语鼓励患者，避免做出暗示患者加快步行速度的肢体语言。当剩下最后15秒时应提醒患者。

5）测试结束时，记录患者的步行距离，测量血压、脉搏、呼吸频率和血氧饱和度，并记录行走之后的 Borg 呼吸困难评分和劳累评分，直至患者上述指标恢复至基线。

（7）终止指征　胸痛并怀疑是心绞痛；难以忍受的呼吸困难；下肢痉挛或极度腿部肌肉疲劳；步态失衡；面色苍白、出汗；头晕或晕厥；SpO_2 下降，持续低于 85%；收缩压下降≥20mmHg，伴心率加快；收缩压≥180mmHg 或舒张压≥100mmHg。

（8）注意事项

1）患者：测试前不应进行"热身"运动，日常服用药物勿停用。如果平时步行时需要氧气，并且计划进行该试验，那在步行过程中需要给予与平时相同的给氧方式和流量。如果试验过程中症状加重需要提高氧流量，应该在工作表上记录。在报告上也要注明给氧方式。不建议医护人员带着氧气源走在患者后边。

2）操作者：测试时注意力要集中，不要和其他人交谈，不能数错患者折返的次数；测试应在各天中的同一时间点进行；若同一天内进行 2 次测试，则至少间隔 2 小时；同一天内不能进行 3 次测试。

（9）结果评价　6 分钟步行试验距离（6MWD）是 6MWT 的主要结果，可评估心肺功能，建议 6MWD<150m 为重度异常，150～300m 为中度异常，301～450m 为轻度异常，>450m 为正常。

2. 往返步行试验

（1）递增负荷往返步行试验（ISWT）　ISWT 的目的是使用步行测试来模拟平板运动试验与心肺运动测试，主要适用于体力稍差难以进行平板运动试验与心肺运动测试的患者。患者需按照有节奏的音乐或指令，在两个标定距离的障碍物之间往返步行。刚开始时，步行速度是很慢的，但随着时间的推移，每 1 分钟所需步行的速度（指令或音乐的速度）将会逐渐增加，患者继续步行直到觉得过于气短或不能继续按指令或音乐的速度完成步行，记录往返步行的次数，记录步行的距离。ISWT 可以评估患者耐力步行试验强度，部分反映了患者的最大运动能力。在 ISWT 中的步行距离取决于年龄、体重指数（BMI）、第 1 秒用力呼气容积（FEV_1）、股四头肌肌力、活动状态等因素，但尚未制订出关于正常值的可靠预测方程。据粗略估计，健康男性能够达到以下 ISWT 步行距离：40～49 岁，824m；50～59 岁，788m；60～69 岁，699m；≥70 岁，633m。

（2）耐力往返步行试验（ESWT）　是一种用于评估耐力的标准化、外部可控的、恒定步速的步行测试。该试验选择 ISWT 测得的最大运动能力的约 85% 作为步行速度，因此需要在首次 ESWT 之前进行 ISWT。患者需一直步行到呼吸太过急促、太累或不再能够保持要求速度。一般而言，即使患者可以坚持，该试验也最多持续 20 分钟即停止。

（二）心肺运动试验

心肺运动试验（cardiopulmonary exercise test，CPET）是指伴有代谢测定的运动试验，是综合心与肺，在一定功率负荷下测出摄氧量及二氧化碳排出量等代谢指标、通气指标及心电图变化。气体交换将外呼吸与内呼吸联系起来，利用检测外呼吸来量化内呼吸的状态和时间经过，所以它是心肺耐力测定的金标准，它反映细胞呼吸功能的变化，反映人体的最大有氧代谢能力和心脏储备能力，特别强调心肺联合功能测定。

运动临床测试常被认为是递增负荷运动测试（GXT），GXT 可选各种既定测试方案，逐步增加坡度和运动负荷，直到患者达到症状限制的最大运动水平。GXT 期间，需对递增运动负荷的生理反应进行评估，包括心率、心电图、血压、SpO_2，对于特定呼吸系统疾病患者还需进行动脉血气分析及对疲劳和呼吸困难程度进行分级。若增加呼出气体和代谢分析，通常称为CPET。CPET是慢性呼吸系统疾病运动评估最可靠的方法，可同时评估客观参数（如心肺的反应情况、动态肺容积等）和主观指标（如呼吸困难的严重程度与腿部不适感觉的强弱程度）。

1. 运动类型

临床运动测试的两种最常见工具是平板和自行车。虽然平板锻炼更常见，但锻炼方式的选择因当地专业知识和可用设备而异。自行车测力计可用于负重有问题的患者，并可使用固定自行车或手臂测力计进行。自行车测力计通常比手臂测力计更受欢迎，因为手臂测力计所涉及的较小肌肉群通常会导致较低的最大工作量。

大多数运动测试的临床适应证都需要一个增量方案，从低工作负荷发展到较高工作负荷，直到达到预定的终点（目标心率或工作负荷），或出现阻止进一步运动的体征或症状。跑步机或自行车测试最有效的方案是以患者为中心的，因为选择的方案要与个人的身体工作能力相匹配，以便在6～12分钟内达到最大的努力。持续时间太短或太长的方案可能无法真正反映患者的功能能力。

每种运动都有优点和缺点，医院和诊所的许多运动测试实验室有两到三种可供选择：

1）平板锻炼方案比自行车方案更灵活，因为速度和倾斜度都可以独立变化。

2）自行车测力计和手臂测力计通常较便宜，噪声更小，更便携，并且需要更少的空间。

3）在高工作负荷下，由于上半身运动较少，因此使用自行车测力计心电图数据更清晰。骑自行车运动时也更容易获得血压数据，因为上半身更稳定。

4）年龄较大、较虚弱的人，以及步态、平衡和骨科异常的人，使用自行车或手臂测力计可能比在跑步机上表现得更好。不利的一面是，没有经验的骑自行车者可能会在达到最大心血管努力之前经历股四头肌疲劳，而手臂测力计所涉及的较小肌肉群通常会导致最大工作量显著降低。

2. 禁忌证

所有的运动都有一定风险，运动测试也是。因此，运动测试有一定的禁忌证，具体详见表4-1。

表 4-1　心肺运动试验禁忌证

绝对禁忌证	相对禁忌证
近期内心肌梗死	高血压（静息时收缩压大于200mmHg，舒张压大于110mmHg）
不稳定型心绞痛	静息时心动过速（大于120次/分）
未控制的心律失常	频发室性期前收缩或房性期前收缩
严重主动脉狭窄和降主动脉瘤	中度主动脉狭窄
急性充血性心力衰竭	中重度肺动脉高压
活动性或可疑的急性心包炎或心肌炎	中度心脏瓣膜性疾病
近期的动脉栓塞或肺栓塞	室壁动脉瘤
急性发热性疾病	未控制的代谢性疾病
未安装起搏器的三度房室传导阻滞	慢性感染性疾病
肺水肿或明显肺病	妊娠
残疾人或不能合作者	电解质异常或严重贫血

3. 适应证

心肺运动试验可用于评估、诊断、指导治疗，它也可以用于健康人，特别是飞行员、宇航员及马拉松运动者的心肺耐力检查。在临床上，它适用于以下几种情况：

1）评估受试者最大运动负荷和劳力性呼吸困难。

2）评估心脏病与呼吸系统疾病。

3）康复医学。

4）外科围手术期评估。

5）健康监督，劳动力鉴定。

6）运动医学、航空医学等。

4. 注意事项

应指导患者在检查前至少 3 小时内不要进食、饮水或吸烟，因为这可以使患者承受更大的工作量。患者应携带舒适的运动服和步行鞋到检测机构。在测试之前，应向患者提供有关测试的教育，包括运动测试的益处和风险，并签字同意。进行测试时，应询问患者是否使用了几类药物，包括：

1）β 受体阻滞剂、非二氢吡啶类钙通道阻滞剂（即地尔硫䓬和维拉帕米）和某些抗心律失常药物（如胺碘酮、索他洛尔），因为这些药物会降低达到的最大心率。

2）地高辛，这也可能会降低达到的最大心率，并且与血管造影中冠状动脉粥样硬化性心脏病（CHD）的特异性降低有关。

3）硝酸盐，可降低冠心病患者对运动的缺血反应。

5. 结果解读

1）最大摄氧量（VO₂max）：反映了个体摄取、运输和使用氧气的最大能力，也可界定个人的功能性有氧能力。VO₂max 已成为心肺适应性实验室测量指标的"金标准"，是功能运动试验中最重要的测量指标。VO₂max 正常时通常可排除肺、心血管和神经肌肉系统的严重病变，尽管针对轻度原发性异常的器官内或器官间代偿可使 VO₂max 值相对正常。然而，受试者通常无法达到真正的 VO₂max，因此假设在测试中付出了很多努力，则将 VO₂peak 用作运动能力的衡量标准，它的单位是 L/min 或 ml/（kg·min）。正常范围是＞85% 的预测值。运动时涉及多个系统，如心脏、肺、血液、肌肉等，因此，低 VO₂peak 可能受多个因素影响。

2）无氧阈（anaerobic threshold，AT 或 VO₂AT）：也称为乳酸阈或通气阈，代表运动期间有氧代谢向无氧代谢的转变，即尚未发生乳酸性酸中毒的最高 VO₂，反映了机体耐受负荷的潜力。AT 的正常范围通常发生在大于 40% 的 VO₂peak。临床上，常常选择 AT 对应的功率或心率为心肺疾病患者的运动强度。

3）呼吸测量：在正常人中，运动不受呼吸因素的限制，因此极限运动峰值时的最大通气量（VE max）通常为最大自主通气量（MVV）的 60%～70%，保留呼吸储备的 30%～40%。呼吸储备可以描述为 MVV 和 VE max 之间的差值，以百分比表示 [（MVV-VE max）/MVV × 100%]，因此正常的呼吸储备为 30%～40%。小于此范围的值表示呼吸储备减少，并且是用于诊断运动通气受限的关键特征。呼吸储备减少或消失（VE max/MVV 接近 100%），表明运动受限，一般由于呼吸系统疾病所致。在运动员中，在超过最大 VO₂ 后，呼吸储备可能会减少或消失，这表明测试已达到心血管和肺生理反应的极限。此类测试结果的模式不同之处在于：

高性能运动员的最大 VO_2 通常超过预测的 100%，而在运动呼吸受限的情况下会降低。

4）心电图变化：运动期间最重要的缺血性心电图变化与 ST 段的变化有关。如果运动期间出现缺血性心电图或恶性心律失常，在进行呼吸康复相关运动训练前，注意先排除心脏相关疾病，或是运动强度应控制在小于出现缺血性改变的运动强度。

5）心率储备（HRR）：是年龄预测的心率（HR）反应（大约 220 次/分－年龄）与峰值运动时测得的 HR 之间的差异，正常情况下，运动结束时 HRR 几乎为 0。

6）血压：在运动方案期间会间歇性地测量血压，正常的反应是运动时收缩压和舒张压均升高，但舒张压升高不应超过基线 20mmHg。收缩压低于静息压是左心室功能障碍的迹象，也是停止测试的指征。在制订运动处方或进行运动时，我们常常需要考虑血压的问题，以保证整个运动过程的安全。

7）氧脉搏（VO_2/HR）：反映了每次心脏搏动的 O_2 输送，它反映了心脏每搏输氧能力。低于预测峰值 80% 通常被认为是异常的。它的减少见于心脏病患者，也见于肺血管疾病、贫血、身体不适等患者。

8）血氧饱和度：可用于识别气体转运障碍，以及调整维持充分氧合所需的氧气量。关于能够区分正常与异常的静息时血氧测定值，尚未明确达成共识。在海平面时，认为脉搏血氧饱和度（SpO_2）≤95% 是异常，不过若患者之前的值为 99%，降至 96% 也可认为是异常。劳力时 SpO_2 的下降 ≥5 个百分点，也视为异常。SpO_2≤88% 一般是辅助供氧的一个指征，但对于静息时血氧饱和度正常但劳力时下降至 ≤88% 的患者，辅助供氧的益处尚不明确。出现异常值时可能需要通过动脉血气（ABG）分析来确认。

二、肌肉适能测试评估

肌肉力量和肌肉耐力是健康相关体适能的组成部分，统称为肌肉适能。肌肉力量是指肌肉用力能力，采用测定肌肉一次用力收缩时所能产生的最大力量，以测定最大肌力（1RM）为主；肌肉耐力指肌肉持续收缩的能力或重复收缩的次数，测定肌肉在一定的负荷下，能够重复收缩的次数，或能够持续的时间，以测定肌肉的力量耐力为主。

通常测定肌肉力量有三类方法，一类是用专业力量测试设备如等动（等速、等张、等长）测力设备测定；一类是用普通力量测试设备如测握力的握力仪、测背肌力的背力计、标准杠铃等测定；一类是克服自身重力测试方法，如徒手俯卧撑、跪卧撑、30 秒坐站测试、30 秒手臂弯举测试等。下面重点介绍 1RM 测试（1 repetition maximum，1 次重复最大力量，表示受试者以正确的动作只能重复 1 次动作的阻力）、俯卧撑肌肉耐力测试、30 秒坐站测试、30 秒手臂弯举测试的方法。

（一）1RM 测试

最大肌肉力量测试的方法是使用指定动作，配合正确的技术，在低重复次数（通常是 1 次或 3 次重复）被举起的最大重量。通常 1RM 即在正确姿势和一定规则下全关节活动范围内所能完成的最大阻力值，已经成为动态力量的评价标准，是反映肌肉力量的可靠指标。多次最大重复次数如 4RM 或 10RM 也可作为肌肉力量的评估方法。针对心血管疾病高危或已知心血管疾病、肺部疾病、代谢疾病及某些健康问题的个体应采取保守的方法评估最大肌肉力量，接近训练推荐的 10～15RM 的测试是相对慎重的。一般来说，上半身肌肉力量的有效评价指标包括卧推或推举 1RM 值，而下半身肌肉力量有效评价指标有蹬腿或伸腿 1RM 值。

1RM 或任何多 RM 测试的基本步骤如下：

1）受试者通过完成一系列次极量强度来进行准备活动，休息 1 分钟。

2）在 4 次测试内获得 1RM 或多 RM 值，两次测试之间休息 3～5 分钟。

3）在受试者预测能力范围内选择最初的重量（50%～70%最大力量）。

4）从 2.5kg 逐渐增加阻力至 20kg，直至受试者不能完成重复动作为止，所有重复动作要保持相同运动速度和关节活动度，并保持测试的一致性。

5）记录最后成功举起 1RM 或多 RM 重量的绝对值。

（二）俯卧撑肌肉耐力测试

无间歇俯卧撑的最大重复次数可用于评价上半身肌群的耐力。测试过程如下：

1）男性受试者进行俯卧撑测试时，是以标准向下的姿势开始（俯卧位趴在地板上，手指向前、双手置于肩部下方、背部挺直、抬头、脚趾作支撑）；女性受试者采用修正的"膝卧撑"姿势（双腿并拢，左右脚交错相搭，以膝盖作为支点跪于垫子上，踝跖屈，背挺直，双臂与肩同宽，抬头）。

2）受试者必须伸肘撑起身体，直至手臂完全伸展，然后返回到向下的姿势，直到胸部贴于垫子，腹部不能触及垫子。

3）无论是男性受试者还是女性受试者，背部均要挺直，撑起身体时双臂要伸直。

4）记录无间歇、连续完成的俯卧撑次数。

5）受试者感到肌肉紧张僵硬或出现两次以内不能按照技术要求完成动作时，应终止测试。

（三）30 秒坐站测试

30 秒坐站测试是评估老年人群下肢力量的方法，测试在 30 秒时间内，双手交叉放于胸前，从坐姿状态到站立动作的完成次数。测试设备需要直背椅子（座位高度约 43cm）和秒表。流程如下：首先让受试者坐在椅子中间部分，双脚平放在地面上，双臂在胸前交叉；听到"开始"口令后，让参与者起身形成完全站立的姿势，然后再恢复到完全坐姿状态；让参与者热身进行一次或两次站立，检查测试的正确姿态，进行一次测试；得分为 30 秒时间内完成站立的次数。

（四）30 秒手臂弯举测试

30 秒手臂弯举测试是评估老年人群上肢力量的方法，测试在 30 秒时间内可以完成手臂弯曲的次数，女性握一个 5 磅（2.3kg）重的物体，男性握一个 8 磅（3.6kg）重的物体。测试设备需要没有扶手的直背或折叠椅、秒表、女性 5 磅（2.3kg）哑铃、男性 8 磅（3.6kg）哑铃。流程如下：让参与者坐在有直背的椅子上（略向主控侧），双脚平放在地上；参与者应将手握重物垂放身体两侧，与地板垂直，以横握姿势抓握重物；让参与者重复练习一到两次手臂弯举动作进行热身，看看姿态是不是正确，进行一次测试试验；听到"开始"口令后，让参与者完成整套运动动作，将重物推起，在 30 秒时间内完成的次数越多越好。在弯曲阶段，手掌应旋上，然后在伸展时返回到横握姿势。在整个测试过程中，上臂须保持不动；得分为 30 秒时间内手臂弯举的总次数。

三、柔韧性测试

柔韧性是移动某一关节使其达到最大关节活动范围（range of motion，ROM）的能力。它是一种重要的运动技能（如体操），也是日常生活活动的重要能力。柔韧性是关节的特性，因此没有一个简单的柔韧性测试可用于评价全身柔韧性。实验室测试通常用 ROM 量化柔韧性，用度数表示。常用的测试仪器有多种量角器、电动量角器、倾角计等。而目测 ROM 可用于柔韧性筛查，可用于颈部、肩部、躯干、髋部、下肢、踝关节的柔韧性测试及姿势评估。保持所有关节的柔韧性有助于完成运动，相反，当某项运动使关节结构超出最大 ROM 时，会导致组织损伤。常见的测试方式有坐位体前屈等。

第三节　肺功能相关评估

肺功能是判断呼吸系统疾病气流受限，且重复性较好的客观指标，对慢性肺病的诊断、严重程度评估、疾病进展、预后及治疗反应等均有重要意义。肺功能相关评估包括肺功能评估及呼吸肌功能评估。

一、肺功能评估

1. 肺容积

肺容积指安静时测定一次呼吸所出现的容积变化。它包括八项指标，其中潮气量、补吸气量、补呼气量和残气量称为基础肺容积；深吸气量、功能残气量、肺活量和肺总量称为基础肺活量。以上除残气量和肺总量需先测定功能残气量之后再求得外，其余指标均可用肺量计直接测定。

1）潮气量：为一次平静呼吸时进出肺内的气量。正常成人约为 500ml。

2）补吸气量（IRV）：在平静吸气后，再用力吸气所能吸入的最大气量。成人正常值为 1.5～2.0L。

3）补呼气量（ERV）：在平静呼气后，再用力呼气所能呼出的最大气量。正常男性约为 910ml，女性约为 560ml。

4）深吸气量（IC）：在平静呼气后再尽力吸气所吸入的最大气量，即潮气量加补吸气量。正常人深吸气量应占肺活量的 2/3，约为补呼气量的 2 倍，是肺活量的主要组成部分。正常男性约为 2600ml，女性约为 1900ml。

5）肺活量（VC）：肺活量为潮气量、补吸气量和补呼气量之和。有两种测量法：①一期肺活量，为深吸气后尽力呼出的全部气量，正常男性约为 3470ml，女性约为 2440ml；②分期肺活量，将相隔若干次平静呼吸所分别测得的深吸气量加补呼气量即是，用于对 COPD 患者的测定。

6）残气量（RV）及功能残气量（FRC）：分别是最大深呼气后和平静呼气后残留于肺内的气量。它们均不能用肺量计直接测得，而需用气体分析方法间接测算，要求测定气不能与肺进行气体交换，常用氮气、氦气来检测。正常男性残气量约为（1380±631）ml，女性约为（1301±486）ml；正常男性功能残气量约为（2270±809）ml，女性约为（1858±552）ml，残气量及功能残气量增加见于肺气肿，减少见于弥漫性肺间质纤维化等病变。

7）肺总量（TLC）：指深吸气后肺内所含的总气量，为肺活量及残气量之和。肺总量增加见于支气管哮喘、肺气肿等阻塞性肺疾病，肺总量减少见于肺不张、肺间质纤维化等限制性肺疾病。

2. 肺通气功能

通气功能指在单位时间内随呼吸运动进出肺的气量和流速，又称动态肺容积。凡影响呼吸频率和幅度的生理、病理因素均能影响通气功能。通气功能测定包括每分通气量、最大通气量、用力肺活量以及第 1 秒用力呼气容积等指标的测定。

1）每分通气量（VE）：指每分钟出入肺的气量，即潮气量与呼吸频率的乘积。正常男性静息状态 VE 约为（6663±200）ml，女性约为（4217±160）ml。

2）最大通气量（MVV）：指以最快的频率和最大的幅度呼吸 1 分钟的通气量。临床上，实际测定时间一般是 15 秒，将所得的通气量乘以 4 即为最大通气量。正常男性约为（104±2.71）L，女性约为（82.5±2.17）L，实测值低于预测值的 80%为异常。最大通气量是临床上常用的通气功能障碍判定指标，受呼吸肌肌力、体力、胸廓、气道及肺组织病变的影响。

3）用力肺活量（FVC）：指最大吸气至肺总量位后，做最大努力、最快速度呼气，直至残气量位所呼出的气量。用力呼气时单位时间内所呼出的气量又称为时间肺活量。

4）第 1 秒用力呼气容积（FEV_1）：指完全吸气至肺总量位后在 1 秒以内的快速用力呼气量。

5）一秒率（FEV_1/FVC）：是 FEV_1 与 FVC 的比值，常用百分数（%）表示，是判断气流阻塞的主要指标。

3. 通气功能障碍分型

通气功能障碍可分为阻塞性、限制性和混合性三种类型。临床上主要根据 FVC、FEV_1、FEV_1/FVC 来判断通气功能障碍类型及严重程度（表 4-2 及表 4-3）。

表 4-2　肺通气功能障碍的判断及鉴别

障碍类型	FVC	FEV_1	FEV_1/FEV	RV	TLC
阻塞性	−/↓	↓	↓	↑	↑
限制性	↓	↓/−	−/↑	↓/−	↓
混合性	↓	↓↓	↓	?	?

注：−. 正常；↓. 下降；↑. 上升；?. 不明；FVC. 用力肺活量；FEV_1. 第 1 秒用力呼气容积；RV. 残气量；TLC. 肺总量

表 4-3　肺通气功能障碍程度分级

严重程度	FEV_1占预计值%
轻度	≥70%，但<LLN 或 FEV_1/FVC 比值<LLN
中度	60%～69%
中重度	50%～59%
重度	35%～49%
极重度	<35%

注：LLN. 健康人群低限；FEV_1. 第 1 秒用力呼气容积

1）阻塞性通气障碍：指气道阻塞引起的通气障碍，原则上以 FEV_1/FVC 下降为标准。若 FEV_1/FVC 低于预计值的 92%，即使 FEV_1 占预计值百分比＞80% 亦可判断为阻塞性通气功能障碍，FVC 可以在正常范围或只轻度下降。

2）限制性通气障碍：指胸肺扩张受限引起的通气障碍，主要表现为 FVC 明显下降，但气流明显受限者 FVC 也可下降，FVC 的判断效能受影响，故肺容量指标如 TLC、RV 及 RV/TLC 对限制性通气障碍的判断更为精确。

3）混合性通气障碍：兼有阻塞性通气障碍及限制性通气障碍 2 种表现，主要为 TLC、VC 及 FEV_1/FVC 的下降，而 FEV_1 降低更明显。

4. 换气功能

（1）弥散功能　是指某种肺泡气通过肺泡-毛细血管膜（由肺泡上皮及其基膜、肺泡毛细血管内皮及其基膜以及 2 个基膜之间的结缔组织所构成）从肺泡向毛细血管扩散到血液，并与红细胞中的血红蛋白（Hb）结合的能力。

1）一氧化碳弥散量（DLCO）：是指一氧化碳在单位时间（1分钟）及单位压力差（1mmHg 或 0.133kPa）条件下从肺泡转移至肺泡毛细血管内并与血红蛋白结合的量（ml 或 mmol），其单位是 ml/（min·mmHg）或 mmol/（min·kPa），是反映肺弥散功能的主要指标。

2）DLCO 与肺泡容量比值（DLCO/VA）：也称单位肺泡容积的弥散量或比弥散量，由于弥散量受肺泡容量影响，肺泡容量减少可导致 DLCO 减少，因此评价弥散功能时应该考虑受试者的肺泡容量（VA），以排除肺容积对弥散量的影响，临床上常用 DLCO/VA 作为矫正。

（2）动脉血气分析　呼吸的生理功能保证了静脉血的动脉化，血气分析可了解肺部气体交换的情况和酸碱状态，是对呼吸功能的综合评定。机体动脉血内气体及其他成分均相同，而静脉血内气体则随身体各部位组织的成分及代谢率、血流灌注量的不同而异。所以，评定肺功能通常以动脉血为分析对象。动脉血气分析的主要指标有动脉血氧分压、动脉血氧饱和度、动脉血二氧化碳分压等。

1）动脉血氧分压（PaO_2）指血浆中物理溶解的氧分子所产生的压力。正常值为 80～100mmHg，随着年龄的增加正常值下降。

2）动脉血氧饱和度（$SaO_2\%$）指单位血红蛋白的含氧百分数。正常值为 90% 以上。当动脉血氧分压低于 60mmHg，血红蛋白氧解离曲线处于陡直段时，动脉血氧饱和度才反映出缺氧状态。

3）动脉血二氧化碳分压（$PaCO_2$）指血浆中物理溶解的二氧化碳分子所产生的压力，是反映呼吸性酸碱平衡的重要指标，其正常值为 35～45mmHg，增多表示通气不足，为呼吸性酸中毒，降低表示换气过度，为呼吸性碱中毒。

4）pH 指体液内氢离子浓度的负对数，是反映体液总酸度的指标，受呼吸和代谢双重因素影响。正常值为 7.35～7.45。

5）实际碳酸氢盐指隔绝空气的血液标本在实验条件下所测得的血浆碳酸氢根离子（HCO_3^-）值，是反映酸碱平衡代谢因素的指标，正常值为 22～27mmol/L。代谢性呼吸性酸中毒时可见碳酸氢根离子继发性升高。

6）剩余碱（BE）表示血浆碱储量增加或减少的量，是反映酸碱平衡代谢性因素的指标，正常范围为 ±3mmol/L。剩余碱正值时表示缓冲碱增加，剩余碱负值时表示缓冲碱减少或缺失。

二、呼吸肌功能评估

2002 年，自美国胸科学会/欧洲呼吸学会发表关于呼吸肌测试的声明以来，呼吸肌测试的技术取得了重大进展。2019 年，欧洲呼吸学会发布了在休息、运动期间呼吸肌测试的声明，里面通过呼吸肌功能、呼吸肌神经生理学、呼吸肌成像及呼吸肌结构灌注、代谢四个方面讲述了呼吸肌测试的最新发展，但不是所有的方法都适用于呼吸科患者。在临床上，我们比较常用的指标是最大吸气压（MIP）及最大呼气压（MEP）。

呼吸肌肌力可通过测量最大吸气压［（maximal inspiratory pressure，MIP 或 PI_{max}），或负力吸气（negative inspiratory force，NIF）］和最大呼气压（maximal expiratory pressure，MEP 或 PE_{max}）进行评估。MIP 反映横膈和其他吸气肌的肌力，而 MEP 反映腹肌和其他呼气肌的肌力。最大鼻吸气压（sniff nasal inspiratory pressure，SNIP）可作为吸气肌肌力的备选测试或附加测试。最大吸气压是指在功能残气位气道阻断时，用最大努力吸气时所产生的最大口腔吸气压。最大呼气压是指在肺总量位气道阻断时，用最大努力呼气时所产生的最大口腔呼气压。MIP、MEP 的正常值范围很广，MIP 值和 MEP 值在女性中较低，且随年龄增长而下降。在没有明确定义的正常下限的情况下，长期以来人们普遍认为，MIP 男性≥80cmH$_2$O，女性≥70cmH$_2$O，通常被认为可以排除临床上显著的吸气肌无力。

第四节　症状及生活质量评估

呼吸困难常作为呼吸系统疾病的首要症状，在整个呼吸康复目标制订和治疗过程中都应对呼吸困难进行评估、客观测量。此外，生活质量评估与日常生活活动能力评估还作为功能性评估的一部分。

一、呼吸困难评估

在患者的首次评估中应记录其发作程度、次数（强度）、频率和持续时间。同样需要识别的还有使症状好转或恶化的因素。临床上常用 COPD 患者自我评估测试问卷（COPD assessment test，CAT）（表 4-4）、视觉模拟评分法量表（VAS 量表）（表 4-5）、改良英国医学研究委员会呼吸困难指数（modified medical research council，mMRC）（表 4-6）、博格评分（Borg 评分）（表 4-7）、基线呼吸困难指数（BDI）/短暂呼吸困难指数（TDI）（表 4-8、表 4-9）、慢性呼吸系统疾病问卷（CRQ）等。

1. COPD 患者自我评估测试问卷（CAT）

CAT 问卷共包括 8 个问题，核心在于咳嗽、咳痰、胸闷、睡眠、精力、情绪这 6 项主观指标和运动耐力、日常运动影响这 2 项耐受力评价指标。患者根据自身情况，对每个项目做出相应评分（0~5 分），CAT 分值范围是 0~40 分。得分为 0~10 分的患者被评定为 COPD "轻微影响"，11~20 分者为 "中等影响"，21~30 分者为 "严重影响"，31~40 分者为 "非常严重影响"。患者 CAT 评估测试≥2 分的差异或改变量即可提示具有临床意义。

表 4-4　CAT

我从不咳嗽	0、1、2、3、4、5	我一直在咳嗽
我一点痰都没有	0、1、2、3、4、5	我有很多痰
我没有任何胸闷的感觉	0、1、2、3、4、5	我有很严重的胸闷
当我爬坡或上一层楼梯时，我没有气喘的感觉	0、1、2、3、4、5	当我爬坡或上一层楼梯时，我感觉非常喘不过气
我在家能做任何事情	0、1、2、3、4、5	我在家做任何事情都受影响
尽管我有肺部疾病，但我对离家外出很有信心	0、1、2、3、4、5	由于我有肺部疾病，我对离家外出一点信心都没有
我的睡眠非常好	0、1、2、3、4、5	由于我有肺部疾病，我的睡眠相当差
我精力旺盛	0、1、2、3、4、5	我一点精力都没有

注：数字 0～5 表示严重程度，请标记最能反映你当前情况的选项，在数字上打×，每个问题只能标记 1 个选项

2. 视觉模拟评分法量表（VAS 量表）

由一条 100mm 长的水平线或垂直线构成，有关呼吸困难严重性的描述被排列在线的不同位置，以测量量表一端（无呼吸困难端）和患者标记点之间的距离来表示患者呼吸困难的得分。

表 4-5　VAS 量表

无呼吸困难+---+---+---+---+---+---+---+---+---+---+极度呼吸困难
0cm：0 分，无呼吸困难
1～3cm：1～3 分，轻度呼吸困难，不影响工作、生活
4～6cm：4～6 分，影响工作，不影响生活
7～10cm：7～10 分，中度呼吸困难，影响工作及生活

3. 改良英国医学研究委员会呼吸困难指数（mMRC）

它反映了呼吸困难的水平，具体内容如下。其中 mMRC 0 级为轻度；mMRC 1 级为中度；mMRC 2～4 级为重度。

表 4-6　mMRC

mMRC 分级	呼吸困难严重程度
0	仅在费力运动时出现呼吸困难
1	平地快步行走或步行爬小坡出现气短
2	由于气短，平地步行时同龄人慢或需要停下休息
3	平地行走 100m 左右或数分钟后需要停下喘气
4	因严重呼吸困难不能离家，或穿衣、脱衣时出现呼吸困难

4. 博格评分（Borg 评分）

Borg 评分由 Borg 于 1970 年设计，它是根据患者运动时的主观感受确定运动强度的方法，最初由瑞典 Gunnar Borg 提出 15 个级别，1980 年提出 10 级表。改进后的量表由 0～10 级构成，自下而上排列，量表的顶端即 10 级用于描述患者在极度剧烈运动情况下的呼吸努力程度。

此量表一般配合 6MWT 应用，6MWT 开始前让患者阅读量表并询问患者说出呼吸困难级别，运动后重新评价呼吸困难的级别。12～13 级或 4 级（有点累）对应的是最大摄氧量的 60%。

表 4-7　Borg 评分

15 级表		10 级表	
级别	程度	级别	疲劳及呼吸困难程度
6		0	没有
7	非常轻	0.5	非常轻
8			
9	很轻	1	很轻
10	轻	2	轻
11	中度	3	中度
12	有点严重		
13		4	有点严重
14			
15	严重	5	严重
16		6	
17	非常严重	7	非常严重
18		8	
19	非常非常严重（最严重）	9	
20		10	非常非常严重（最严重）

5. 基线呼吸困难指数/短暂呼吸困难指数

mMRC 评分表的缺点在于只能反映一种情况下的呼吸困难，为了克服这个缺点，Mahler 等在 1894 年提出了基线呼吸困难指数和短暂呼吸困难指数，用这两个指数来评估 3 种情况，包括功能损害（ADI）、工作量的强度、整体用力的大小。基线情况下呼吸困难被分为 5 级，从特别严重损害（0 级）到没有损害（4 级），3 种情况都进行评估后计分，共计 0～12 分。在变化阶段呼吸困难分为 7 级，从较大恶化（–3）到较大改善（+3）。3 种情况得分相加为疾病变化，得分为–9～+9。COPD 患者治疗后，如果短暂呼吸困难指数总评分改善达到 1 分或以上，则认为具有临床意义的改善。

表 4-8　基线呼吸困难分级

0 级	特别严重损害。静息状态，坐或躺下都会出现气促
1 级	重度。轻微活动，如平地行走，洗衣服或站立，都会出现气促
2 级	中度。适度或者一般活动如走陡坡，上不到三层楼或拿起很轻的东西都会气促
3 级	轻度。只有活动如爬陡坡，上楼梯超过三层楼，或举起中等重量重物才会出现呼吸困难
4 级	没有损害。只有极量的活动量如携带非常重的物体，负荷上斜坡，或者跑步才会出现呼吸困难。普通工作没有出现气促

表 4-9 短暂呼吸困难指数

−3	严重恶化。与基础水平相比恶化两个以上等级
−2	中度恶化。与基础水平比加重至少一个但不足两个等级
−1	轻微恶化。加重不足一级，患者与基础水平相比同级范围内明显加重，但没有改变等级
0	没有变化，呼吸困难较基线无变化
1	轻度改善。改善了不到一个等级。患者于等级范围内明显改善，但并没有改善等级
2	中度改善。改善了至少一个等级，但少于两个基准等级
3	重大改善。改善了两个等级，或更多
	除了气促以外的其他所致的生活功能障碍。患者有运动能力降低，但与气促无关，如肌肉骨骼问题或胸痛

二、健康相关质量评估

在社会学领域，目前广泛应用的生存质量测量工具主要有两类，一类是普适性量表，另一类是特异性量表。普适性量表适用于测定各种人群和疾病患者的总体生存质量。其测评的目的在于了解一般人群的综合健康状况，甚至作为一种综合的社会经济和医疗卫生指标，用于比较不同国家、不同地区、不同民族人民的生存质量和发展水平以及对其影响因素的研究。特异性量表是专门针对特定群体或疾病而开发的与之有关的生存质量的专门性量表。

（一）普适性量表

普适性量表最常用的是健康调查量表 36（SF-36），还有生活质量指数（QLI）等量表。

1. 健康调查量表 36（SF-36）

SF-36（见附录 1-1）是 1988 年由美国波士顿健康研究所研制的简明健康调查问卷，是国际上普遍认可的具有代表性的生命质量测评工具。SF-36 是设计用于评估整体健康状态的患者报告工具；无疾病特异性。该评估工具包括 36 个问题，分为 8 个方面：身体机能、身体职能、总体健康、身体疼痛、精神健康、社会功能、活力/疲乏和情感职能。来自这 8 个方面的数据可概括为两类：身体评分和心理部分评分。SF-36 的结果尤其对不同疾病患者队列间生存质量的比较有帮助。评分范围为 1～100 分，0 分表示最差的健康状态，100 分表示最好的健康状态。SF-36 数值增高提示健康状态改善。计算方法：项目得分=（实际得分−可能最低分）/（可能最高分−可能最低分）×100。SF-36 较简洁，患者易理解，耗时少，目前也被广泛采用。不过，对 COPD 患者来说，其反应性不够敏感。

2. 生活质量指数（QLI）

生活质量指数（表 4-10）主要用于评定患者过去 1 周内的情况，包括 5 项内容：活动、日常生活情况、健康状态、支持（家人和朋友的支持）及前景（对未来的情绪反应）。该表每项内容有 3 个选项，每项为 0、1、2 分，最高为 10 分，最低为 0 分，分数越高提示生活质量越佳。该量表简短，临床应用方便，可反映出患者总的健康状态与生活质量，在国内外均得到了广泛的应用。

表 4-10　生活质量指数评分表

1. 活动

（1）不论退休与否，全天或接近全天在通常的职业中工作或学习；或处理家务；或参加无报酬的志愿活动（2分）

（2）在通常的职业中工作或学习；或处理自己的家务；或参加无报酬的志愿活动，但需要较多的帮助；或是显著地缩短工作的时间或请病假（1分）

（3）不能在任何的岗位上工作或学习，并且不能处理自己的家务（0分）

2. 日常生活

（1）自己能独立地进食、淋浴、如厕和穿衣，利用公共交通工具或驾驶自己的车子（2分）

（2）在日常生活中和交通转移中需要帮助（另一人或特殊的仪器），但可进行轻松的作业（1分）

（3）既不能照顾自己也不能进行轻松的作业，或根本不能离开自己的家庭或医疗机构（0分）

3. 健康

（1）感觉良好或大多数时间都感觉很好（2分）

（2）缺乏力量，或除偶然以外并不感到能完全达到一般人的水平（1分）

（3）感到十分不适或糟糕，大多数时间感到较弱和失去精力，或者意识丧失（0分）

4. 支持

（1）患者与他人有良好的相互关系，并且至少从一个家庭成员或朋友中得到有力的支持（2分）

（2）从家人或朋友中得到的支持有限（1分）

（3）从家人或朋友中得到的支持是不经常的，或只在绝对需要时或患者昏迷时才能得到（0分）

5. 前景

（1）表现出宁静和自信的前景，能够接受和控制个人的环境及周围的事物（2分）

（2）由于不能充分控制个人的环境而有时变得烦恼，或一些时期有明显的焦虑或抑郁（1分）

（3）严重的精神错乱或非常害怕或者持续的焦虑或抑郁，或意识不清（0分）

（二）特异性量表

常用慢性呼吸系统疾病问卷（CRQ）、COPD 患者自我评估测试问卷、圣乔治呼吸问卷（SGRQ），生活质量指数量表-肺部疾病患者版本（quality of life index-pulmonary version，Ⅲ，QLI-P）达特茅斯生活质量问卷（COOP）、肺功能状态量表（PFSS）、西雅图阻塞性肺疾病问卷（SOLQ）也用于评估特定疾病。

1）圣乔治呼吸问卷（SGRQ）（见附录 1-2）从活动、疾病的影响（社会功能和心理障碍）和症状（呼吸困难、咳嗽、咳痰和喘息）三个方面进行评估。SGRQ 已在多种阻塞性肺疾病中进行了验证，具有较好的内部一致性。

2）CRQ 包括呼吸困难、疲劳、情绪和自我控制能力评估部分，患者需确定 5 项自觉重要且近期已引起呼吸困难的活动，然后以 7 分制对每项活动进行评分。呼吸困难评估部分由于其复杂性，需要专人填写。

三、日常生活活动能力评定

日常生活活动（ADL）是人在独立生活中反复进行的最必要的基本活动。ADL 通常分为基础性日常生活活动（PADL）和工具性日常生活活动（IADL）。基础性日常生活活动主要是指进餐、穿衣、洗漱、行走、上下楼梯等维持基本生存和生活必要所必须每日反复进行的活动。工具性日常生活活动是指购物、做饭、使用交通工具、参加娱乐活动等需要借助工具才能完成的活动。前者是达到回归家庭的必要条件，而后者是达到回归社会的必要条件。

ADL 的评价方法有多种，如 Barthel 指数、功能独立性评定量表（FIM）等，但多数是针对肢体能力障碍者。针对因呼吸困难影响活动的 COPD 患者，可用曼彻斯特呼吸日常生活能力问卷（MMRADL）、伦敦胸科日常生活活动能力量表（LCADL）及日常生活能力·呼吸困难感觉评价表。前两者设计简单，易于回答，后者能全面评估 COPD 患者生活能力及呼吸康复疗效，但费时较长。

1. Barthel 指数

改良版 Barthel ADL 指数（MBI）（见附录 1-5）是 1987 年修订的。它评定简单，可信度高，灵敏度也高，是目前临床应用最广、研究最多的一种 ADL 能力的评定方法，它不仅可以用来评定治疗前后的功能状况，而且可以预测治疗效果、住院时间及预后。通过 MBI 分数判定患者 ADL 自理程度。

2. 功能独立性评定量表（FIM）

FIM（见附录 1-3）是 1983 年美国物理医学与康复学会和美国康复医学会提出的医学康复统一数据系统中的重要内容，它不仅评定了躯体功能，还评定了言语、认知及社会功能，是目前国际上普遍受用的功能评估量表，其信度、效度在国外研究较多，已确定其评级人间的一致性、内在一致性，其重测信度及表面、内容效度、构想效度均高。它所含项目为最常见的功能性活动，除运动性 ADL 外，还包括认知性 ADL。它与 MBI 相比，优点在于内容全面，不仅评估了运动性 ADL，还评估了认知性 ADL。评定内容较细，能及时反映患者 ADL 变化情况（MBI 评定标准只有三个阶段，对变化方面所反映的敏感度低），评定内容不受专业限制，应用范围广。缺点在于评定内容较多，标准烦琐，不容易掌握。

3. 曼彻斯特呼吸日常生活能力问卷（MMRADL）

MMRADL（表 4-11）是专为老年 COPD 患者设计的 ADL。量表包括 4 大项内容，如活动能力、厨房活动、家务活动、休闲活动，共 21 个问题，MMRADL 更适用于社区康复的老年 COPD 患者。

表 4-11　曼彻斯特呼吸日常生活能力问卷（MMRADL）

	从不	帮助下	独自困难	独自容易
1. 可动性				
（1）您在外面走吗？				
（2）您爬楼梯吗？				
（3）您出入开车吗？				
（4）您在不平坦的路上走吗？				
（5）您横过马路吗？				
（6）您乘坐公共交通工具吗？				
（7）您站着能弯腰吗？				

续表

	从不	帮助下	独自困难	独自容易

2. 在厨房

　　（1）您能从高于肩膀的架子上提下东西吗？

　　（2）您能从一个房间端热水到另一个房间吗？

　　（3）您洗碗吗？

　　（4）自己做热快餐吗？

3. 家务

　　（1）您做一般的家务吗？

　　（2）您洗小件衣服吗？

　　（3）您自己购物吗？

　　（4）您洗外衣吗？

　　（5）您自己洗或晾干吗？

　　（6）您坐浴吗？

4. 休闲活动

　　（1）您到外边去吗？

　　（2）您管理自己的花园吗？

　　（3）您吃得比您希望的更慢吗？

　　（4）您的呼吸令您彻夜不眠吗？

第五节　其他评估

一、营养评估

肺系疾病患者营养不良多是由于慢性肺系疾病长期消耗或急性严重肺部感染的高代谢状态所致。蛋白质-能量营养不良是肺系疾病患者主要的营养不良类型。目前，对肺系疾病患者实施营养支持的主要临床依据为生化检查中的白蛋白、前白蛋白、电解质等指标，对进行营养支持前后的营养筛查、评估未引起足够的重视，监测患者胃肠功能的方法也较为单一。因此，对肺系疾病患者的营养状态进行详细评估对制订合适的营养方案尤为重要。

（一）营养风险筛查工具

欧洲肠外肠内营养学会（ESPEN）认为，营养风险筛查是"一个快速而简单的过程，通过筛查，若发现患者存在营养风险，即可制订营养支持计划。若患者存在营养风险但不能实施营养计划和不能确定患者是否存在营养风险时，需进一步进行营养评估，营养风险筛查是发现患者是否存在营养问题和是否需要进一步进行全面营养评估的过程"。营养风险筛查（NRS）是 ESPEN 推荐使用的住院患者营养风险筛查方法。对于肺系疾病而言，最为常用的是营养风险筛查 2002（NRS 2002）。NRS 2002 已被证实能较好地预测患者的临床不良结局。

1. 营养风险筛查 2002

（1）定义：是 ESPEN 于 2002 年提出，并推荐使用的营养筛查工具，该工具是迄今为止唯一以 128 个随机对照研究作为循证基础的营养筛查工具。

（2）内容：营养状况评分，疾病严重程度评分和年龄调整评分。

（3）适用对象：住院患者。

（4）优点：能预测营养不良的风险，并能前瞻性地动态判断患者营养状态变化，便于及时反馈患者的营养状况，并为调整营养支持方案提供依据。

（5）缺点：该工具的使用受到限制，同时，使用者也需经过一定的培训。

2. 营养不良通用筛查工具（MUST）

（1）定义：ESPEN 多学科营养不良咨询小组开发，主要用于蛋白质-热量营养不良及其发生风险的筛查。

（2）内容：体重指数评分、体重丢失情况、疾病导致进食减少情况。

（3）适用对象：不同医疗机构，所有的住院患者。

（4）优点：简易快速（3～5 分钟）；适用范围广泛；适合不同专业医务工作者使用；对于老年住院患者的病死率和住院时间有较高的预测价值和预见性。

（5）缺点：特异性及针对性相对较弱。

3. 营养风险指数（NRI）

（1）定义：美国退伍军人协会肠外营养研究协作组 1991 年开发，用于营养风险筛查的工具。

（2）内容：根据血清蛋白浓度、体重减少百分比进行营养风险评估，计算公式：NRI=[1.489×血清白蛋白浓度（g/L）]+[41.7×（目前体重/既往体重）]。

（3）适用对象：主要用于临床腹部大手术和胸外科术前患者全肠外营养支持效果的评价。

（4）优点：敏感性和特异性很好，可预测患者的并发症。

（5）缺点：会因患者的水肿情况和应激对血清蛋白浓度的影响而使方法应用受到限制。

4. 营养状态和生长发育风险筛查工具（STRONGkids）

（1）定义：2010 年 Hulst 首先提出，并已在荷兰国内 44 家医院儿科使用。

（2）内容：主观临床评价、高风险疾病、营养的摄取与丢失、体重减轻/体重增长过缓。

（3）适用对象：住院患儿。

（4）优点：简单易操作及有效性。

（5）缺点：存在局限性，不能反映新生儿的营养状态。

（二）营养评估

营养风险筛查-营养评定-营养支持是营养支持治疗的完整步骤，营养评定工具相对较多，主要有以下几种。

1. 人体组成评定（BCA）临床营养评价方法

1977 年 Blackburn 所研究的 BCA 营养评价方法在临床得到应用，此后随着医学科学的发展，更多的新技术被用到身体组成的测定中，使 BCA 法得到不断完善。BCA 是一种以测定身体组成为主的临床营养评价方法。

（1）人体测量　是简便易行的营养评价方法，内容包括身高、体重、皮褶厚度、上臂围、上臂肌围等，临床称量患者体重后可通过计算三个参数来评定营养状况：①理想体重百分率（%），表示患者实际体重偏离总体标准的程度；②通常体重百分率（%），表示平常体重的改变；③近期体重改变率（%），表示短期内体重损失的程度。计算公式与评价标准如下（表4-12）。

表4-12　依据体重百分率对营养状态进行评定

	正常	轻度营养不良	中度营养不良	重度营养不良
理想体重百分率（%）	>90	80～90	60～79	<60
通常体重百分率（%）	>95	85～95	75～84	<75

（2）实验室检查

1）血浆蛋白：是反映蛋白质-能量营养不良（PEM）的敏感指标。疾病应激、肝脏合成减少、氨基酸供应不足以及体内蛋白的亏损等都可影响血浆蛋白的浓度。

其中半衰期较长的血浆蛋白（如白蛋白和运铁蛋白）可反映人体内蛋白质的亏损，而半衰期短、代谢量少的前白蛋白和视黄醇结合蛋白则更能敏锐地反映膳食中蛋白质的摄取情况。此外，血浆蛋白浓度与其代谢速度、利用、排出和分布情况以及水化程度有关。因而在评价时，必须考虑患者的肝脏功能是否正常，通过其胃肠道或肾脏有无大量丢失情况，对测定数值要作具体分析。如持续降低在1周以上，即表示有急性蛋白质营养缺乏。

2）肌酐身高指数（CHI）：在肾功能正常时，肌酐身高指数是测定肌蛋白消耗量的一项生化指标。肌酐是肌酸的代谢产物（肌酸绝大部分存在于肌肉组织中，每100g肌肉约含肌酸400～500mg），其排出量与肌肉总量、体表面积和体重密切相关，不受输液与体液潴留的影响，比氮平衡、血浆白蛋白等指标灵敏。在蛋白质营养不良、患有消耗性疾病和肌肉消瘦时，肌酐生成量减少，尿中排出量亦随之降低。正常情况下健康成人24小时肌酐排出量约为23mg/kg体重（男）和18mg/kg体重（女）。

测定方法：准确地收集患者24小时尿液，分析其肌酐排出量，与相同身高的健康人尿肌酐排出量对比，以肌酐身高指数衡量骨骼肌亏损程度。肾衰竭时肌酐排出量降低。

评定标准：患者的肌酐身高指数与健康成人对比，90%～110%为营养状况正常，80%～90%为轻度营养不良，60%～80%为中度营养不良，低于60%为重度营养不良。

3）尿羟脯氨酸指数：羟脯氨酸是胶原代谢产物，儿童营养不良和体内蛋白质亏损者，其尿中羟脯氨酸排出量减少。因而可用尿羟脯氨酸指数作为评定儿童蛋白质营养状况的生化指标。

评定标准（3个月至10岁儿童）：尿羟脯氨酸指数大于2.0为正常；1.0～2.0为蛋白质不足；小于1.0为蛋白质缺乏。

2. 微型营养评定（MNA）

20世纪90年代，Guigoz等创立和发展了专门评价老年人营养状况的微型营养评价法，内容包括人体测量、整体评定、膳食问卷和主观评定等，主要适用于老年人和社区人群。这种评估方法快速、简单、易操作，一般需要10分钟即可完成无创、标准量化，且尺度清晰。

但由于评分条目过多，老年人使用烦琐；评分项目包含非定量标准，易出现误判。

3. 微型营养评定简表（MNA-SF）

由于 MNA 条目繁多，不利于老年人记忆，因此 2001 年 Rubenstein 等将 MNA 量表进一步简化。简化后的评价包括近期体重丢失情况、体质指数、急性疾病或应激、活动情况、精神状态、自主进食情况等。同样适用于老年人、社区人群；其优点主要是与 MNA 有很好的相关性，有很好的灵敏度、特异度、指标，容易测量，可作为 MNA 的初筛试验，用于人群营养不良的流行病学检查。不足之处在于评价指标不够全面，敏感度低，漏诊率高。

4. SGA 临床营养评价方法

SGA 临床营养评价方法（表 4-13）能对患者的营养状况做总的、全面的评估，从而可预测并发症的可能性与预后。另外，由于这种方法不需要任何生化检查数据，便于临床医护人员掌握，故常被临床医生在生化试验前用以判断患者有无营养不良，但要得到完善的临床判断，最好能结合生化检验结果进行。

表 4-13　SGA 的主要内容及评价标准

指标	A 级	B 级	C 级
近期（2 周）体重改变	无/升高	减少<5%	减少>5%
饮食改变	无	减少	不进食/低能量流质
胃肠道症状	无/食欲不减	轻微恶心、呕吐	严重恶心（持续 2 周）、呕吐
活动能力改变	无/减退	能下床活动	卧床
应激反应	无/低度	中度	重度
肌肉消耗	无	轻度	重度
三头肌皮褶厚度	正常	轻度减少	重度减少
踝部水肿	无	轻度	重度

5. 老年人营养量表（NUFFE）

瑞典学者 Söderhamn 等制订了老年人营养量表（NUFFE），内容简单，便于回答，用于评估老年人是否存在营养不良及营养不良风险。

（三）评估工具的临床应用

以上评估工具中，仅有 BCA 法涉及人体测量学及实验室指标，其测量结果较为客观、准确，被作为营养评价的标准，但由于评估较为复杂，耗时较长，并不利于临床医务人员快速判断患者的营养问题。因此，研究者们更倾向于使用 BCA 作为标准来判断 MNA 等其他 4 种综合营养评价法的评价效果。

MNA 与 MNA-SF 在肺部疾病营养评价方面可以发挥相同的作用，且 MNA-SF 评价更简单、评价时间更短，因此 MNA-SF 更值得临床推广；SGA 是唯一可判断营养不良等级的方法，但 SGA 评价较为复杂，且涉及需患者回忆的条目，因此，需要对其评价过程进行严格的控制；NUFFE-CHI 被证实适用于 60 岁以上的人群，根据该量表的特性，它可能更适用于门诊肺部疾病患者。

总之，MNA-SF、SGA、NUFFE-CHI 是目前呼吸系统疾病患者较为常用的营养评定方法，然而这三种方法中均涉及较多的主观评价条目，因此，使用时应尽量控制此方面的测量偏倚。同时，这三种方法中，哪一种更适用于肺部疾病患者还需要进一步探讨。此外，根据营养风险筛查及营养评定的结果为肺部疾病患者实施恰当的营养支持，是改善患者不良临床结局的重要措施。

二、教育评估

评估患者的教育需求，采取协作式自我管理模式，提高患者治疗依从性。已验证的教育评估问卷有肺部信息需求问卷（LINQ）和布里斯托 COPD 知识问卷（BCKQ）（见附录 1-8）。评估患者对呼吸系统疾病的了解和如何通过管理疾病提升自我效能，可采用针对自我效能的问卷及量表，如 COPD 自我效能问卷（CSES）（见附录 1-7）。

三、心理评估

慢性呼吸系统疾病患者在疾病管理中常出现多种社会心理问题，表现为心理痛苦、治疗依从性差、不健康的生活方式及认知功能障碍，可能对生活质量和呼吸康复结局产生不良影响。社会心理评估为每位患者的社会心理功能、认知能力及可能影响呼吸康复依从性和治疗结果的社会因素提供了个体化评估。常用的量表有抑郁自评量表（SDS）、焦虑自评量表（SAS）、90 项症状自评量表（SCL-90）、医院焦虑抑郁量表（HAD）、汉密尔顿抑郁量表（HAMD）、汉密尔顿焦虑量表（HAMA）、简明症状调查表（BIS）、情绪状态简表（POMS-SF）、流调用抑郁自评量表（CES-D）。

1. 医院焦虑抑郁量表（见附录 1-4）

医院焦虑抑郁量表由 AS Zigmond 与 RP Snaith 于 1983 年制订，主要应用于综合医院患者焦虑和抑郁情绪的筛查。医院焦虑抑郁量表共由 14 个条目组成，其中 7 个条目评定为抑郁，7 个条目评定为焦虑。共有 6 条反向提问条目，5 条在抑郁分量表，1 条在焦虑分量表。采用医院焦虑抑郁量表的主要目的是进行焦虑、抑郁的筛选检查。按原作者的标准，焦虑和抑郁两个分量的分值划分为 0~7 分属无症状，8~10 分属症状可疑，11~21 分有明显抑郁或焦虑。我国学者在综合医院进行过严格测试，推荐以 9 分为临界值。医院焦虑抑郁量表只是一个焦虑和抑郁的筛查量表，对阳性患者应进一步深入检查，不宜用于研究。

2. 抑郁自评量表（表 4-14）

抑郁自评量表主要衡量抑郁状态的轻重程度及其治疗中的变化。评定时间为最近 1 周。

表 4-14　抑郁自评量表

	从无	有时	经常	持续
1. 我感到情绪沮丧，郁闷	1	2	2	4
*2. 我感到早晨心情最好	4	3	2	1
3. 我要哭或想哭	1	2	3	4
4. 我夜间睡眠不好	1	2	3	4
*5. 我吃饭像平常一样多	4	3	2	1

	从无	有时	经常	持续
*6. 我的性功能正常	4	3	2	1
7. 我感到体重减轻	1	2	3	4
8. 我为便秘烦恼	1	2	3	4
9. 我的心跳比平时快	1	2	3	4
10. 我无故感到疲劳	1	2	3	4
*11. 我的头脑像往常一样清楚	4	3	2	1
*12. 我做事情像平时一样不感到困难	4	3	2	1
13. 我坐卧不安，难以保持平静	1	2	3	4
*14. 我对未来感到有希望	4	3	2	1
15. 我比平时更容易被激怒	1	2	3	4
*16. 我觉得决定什么事情很容易	4	3	2	1
*17. 我感到自己是有用的或不可缺少的人	4	3	2	1
*18. 我的生活很有意义	4	3	2	1
19. 假若我死了别人会过得更好	1	2	3	4
*20. 我仍旧喜爱自己平时喜爱的东西	4	3	2	1

注：注*者为反序计分

3. 汉密尔顿抑郁量表（表4-15）

汉密尔顿抑郁量表主要用于抑郁状态的评定，是临床上用得最普遍的量表，该量表有17项、21项、24项三种版本。21项版本即无22～24项，17项版本即无18～24项。表4-5为24项版本，总分超过35分，可能为严重抑郁，超过20分可能是轻或中度抑郁，如小于8分，则没有抑郁症状。17项版本的评分标准分别为24分、17分和7分。

表4-15　汉密尔顿抑郁量表

圈出最适合患者情况分数

1.	抑郁情绪	0	1	2	3	4	13.	全身症状	0	1	2		
2.	有罪感	0	1	2	3	4	14.	性症状	0	1	2		
3.	自杀	0	1	2	3	4	15.	疑病	0	1	2	3	4
4.	入睡困难	0	1	2			16.	体重减轻	0	1	2		
5.	睡眠不安	0	1	2			17.	自知力	0	1	2		
6.	早醒	0	1	2			18.	日夜变化①早	0	1	2		
								②晚	0	1	2		
7.	工作和兴趣	0	1	2	3	4	19.	人格或现实解体	0	1	2	3	4
8.	迟缓	0	1	2	3	4	20.	偏执症状	0	1	2	3	4
9.	激惹	0	1	2	3	4	21.	强迫症状	0	1	2		
10.	精神性焦虑	0	1	2	3	4	22.	能力减退感	0	1	2	3	4
11.	躯体性焦虑	0	1	2	3	4	23.	绝望感	0	1	2	3	4
12.	胃肠道症状	0	1	2			24.	自卑感	0	1	2	3	4

4. 焦虑自评量表（SAS）（表4-16）

焦虑自评量表用于评出焦虑患者的主观感受。填表时需要注意，下面有20条文字，请仔细阅读每一条，把意思弄明白，然后根据您最近1周的实际感觉，在适当的方格里划一个钩，每一条文字后有4个方格，表示：①没有或很少时间；②少部分时间；③相当多时间；④绝大部分或全部时间；⑤由工作人员评定。

表 4-16　焦虑自评量表

	①	②	③	④	⑤
1. 我觉得比平常容易紧张或着急					
2. 我无缘无故地感到害怕					
3. 我容易心理烦乱或惊恐					
4. 我觉得我可能要发疯					
5. 我觉得一切都很好，也不会发生什么不幸					
6. 我手脚发抖打颤					
7. 我因为头痛、颈痛和背痛而苦恼					
8. 我感到容易衰弱和疲乏					
9. 我觉得心平气和并且容易安静坐着					
10. 我觉得心跳得很快					
11. 我因为一阵阵头痛而苦恼					
12. 我有晕倒发作，或觉得要晕倒似的					
13. 我吸气、呼吸都感到很容易					
14. 我的手脚麻木和刺痛					
15. 我因为胃痛和消化不良而苦恼					
16. 我常常要小便					
17. 我的手常常是干燥温暖的					
18. 我脸红发热					
19. 我容易入睡并且一夜睡得很好					
20. 我做噩梦					

5. 汉密尔顿焦虑量表（HAMA）（表4-17）

HAMA总分可以用来评价焦虑和抑郁障碍患者焦虑症状的严重程度和对各种药物、心理干预效果的评估。按照我国量表协作组提供的资料：总分≥29分，可能为严重焦虑；≥21分且<29分，肯定有明显焦虑；≥14分且<21分，肯定有焦虑；超过7分且<14分，可能有焦虑；如小于7分，便没有焦虑症状。

表 4-17　汉密尔顿焦虑量表

圈出最适合患者情况的分数				
1. 焦虑心境	0	1	2	3	4
2. 紧张	0	1	2	3	4
3. 害怕	0	1	2	3	4

圈出最适合患者情况的分数				
4. 失眠	0	1	2	3	4
5. 记忆或注意障碍	0	1	2	3	4
6. 抑郁心境	0	1	2	3	4
7. 肌肉系统症状	0	1	2	3	4
8. 感觉系统症状	0	1	2	3	4
9. 心血管系统症状	0	1	2	3	4
10. 呼吸系统症状	0	1	2	3	4
11. 胃肠道症状	0	1	2	3	4
12. 生殖泌尿系统症状	0	1	2	3	4
13. 自主神经症状	0	1	2	3	4
14. 会谈时行为表现	0	1	2	3	4

注：所有项目采用的 5 级评分法，各级的标准为："0"为无症状，"1"为轻，"2"为中等，"3"为重，"4"为极重

第五章　呼吸康复的中医方法

第一节　传 统 功 法

　　传统功法是中医学的重要组成部分，它是以机体自身的呼吸吐纳，心理调节及身体活动为结合的中医特色运动疗法。传统功法，包括健身气功、太极拳及导引术等，它不同于现代健身方式，强调动静结合、内外兼修，注重平心静气、安神定志，体现"动以养生"的思想。

一、传统功法的内涵及历史

　　传统功法最初起于导引。"导引"一词，可从古代文献《庄子》认识其概貌和意义，它阐述了导引术来源于模仿动物的动作。《内经》将中华医学学术归纳为"六艺"：针、灸、砭、按跷、导引和毒药。汉、唐时期，释道兴盛，医学空前发展，促使原始导引与不同的文化体系相结合。我国第一部病因症候学专著《诸病源候论》中记载"令身囊之中满其气，引之者，引此归身内恶邪伏气，随引而出，故名导引"，将导引解释为具有引邪气外出功效的呼吸运动。宋、元、明、清时期，导引已经从最初的"熊经"、"鸟伸"等单式的导引调理开始演变为道、释、武文化体系下的"内丹"、"坐禅"、"气功"等各具特色的生命修炼术，如八段锦、易筋经、太极拳等。它们从道、释、武等层面对导引进行创新和变革，最终形成了颇具影响力的"气功"概念。在经历20世纪80年代"气功热"之后，产生出"导引养生功"、"健身气功"和"传统体育养生"等相关概念。

　　总之，气功、健身气功、导引养生功及传统体育养生等当代概念均源自古代导引，但又不同于古代导引，其概念属性与演变期的生命修炼技术更为接近，共同发挥着强身健体、预防疾病的时代价值。

二、传统功法的作用机制

（一）从中医角度

　　无论是呼吸系统疾病患者，还是健康人群，传统功法对人体的健康都有一定的积极作用。下面从几个方面谈谈传统功法的养生治病机制：

1. 整体观

　　就人体生命的大系统而言，形、神、气三者相辅相成，缺一不可。而传统功法集调身（形）、调息（气）、调心（神）于一体，通过"调身"、"调息"、"调心"来达到"三调合一"的最佳练习境界。调身就是通过四肢、躯干的运动，疏通经络，和畅气血，增强脏腑功能，使机体重新恢复新的平衡，到健康状态。调息，就是调节呼吸，对呼吸进行有意识的控制。中医认为，肺主气，司呼吸。健身气功在练习过程中呼吸与动作的配合，能够有效地锻炼肺部，增强肺的功能。调心，也称为调神，通过存想、意守等方法，帮助练习者在运动时进入心静、平、松状态。通过对神的修炼，可能影响、改变整个机体的生理反应。最终，传统功法的目的为通过意识的运动而使人体生命运动达到优化。

2. 治未病

健身气功是以"治未病"贯穿其始终，并融独特东方健康文化和科学健康生活方式于一体的体育项目，是"治未病"健康工程首选的一种模式。《内经》载："圣人不治已病治未病，不治已乱治未乱。"这就是强调人们要珍惜生命，注重养生，预防疾病胜于治疗疾病。汉代医学家华佗提出"动摇则谷气得消，血脉流通，病不得生，譬犹户枢，终不朽也"，生命在于运动的养生理念。中医学将此传统功法引入养生保健中，认为锻炼形体可以促进气血流畅，使人体肌肉筋骨强健，脏腑机能旺盛，并可借形动以济神静，从而使身体健康，益寿延年，同时也可以预防疾病。治未病包括未病先防、既病防变、病后防复。针对慢性呼吸系统疾病来说，我们既可以通过习练传统功法降低患病的风险因素，达到未病先防的目的，也可以通过传统功法联合常规的治疗，防止疾病进一步发展，还可以通过传统功法提高患者的机体免疫力，为愈后防复奠定基础。

3. 阴阳平衡

古代养生家认为养生应以保持人体的阴阳平衡为总则，一旦人体的阴阳平衡被打破，人体抵御外邪的能力也随之下降而疾病自生。传统功法则主张"阴阳平衡、形与神俱、动静结合"的养生观。在传统功法的习练过程中，强调动静结合、形神兼备、以意导气，注重用意念统领全身，通过入静放松、以意导气、以气催形的反复练习，达到"形、神、意、气"的内外统一。

（二）从现代医学角度

传统功法是身心共调的运动之一，它注重调身、调息、调心。从现代医学讲，调身即是运动训练，或是有氧运动，调息即是呼吸训练，调心即是冥想。现代实践证明，传统功法对人体的生理或心理皆有一定的积极作用。

1. 运动训练

健身气功或太极拳等传统功法是一种有氧运动，运动生理学明确提出，有氧运动对多个系统和健康结局有积极的影响，比如降低死亡率，增强免疫功能，减少心脑血管疾病、糖尿病、COPD、癌症等慢性疾病的发生率，改善慢性疾病的预后。缺乏运动与各种不良健康结局相关，包括死亡率增加等。美国体育锻炼准则明确指出，多动少坐将使几乎每个人受益，体力活动的好处远远大于相关风险。有许多研究发现健身气功如八段锦、太极拳、易筋经、少林内功等在肺康复过程中可提高运动耐力、生活质量、改善平衡性、降低跌倒风险、缓解气促症状等作用。

2. 心理支持（冥想）

慢性呼吸系统疾病常伴随气促或乏力等症状，严重影响此类患者的正常生活，他们常伴有焦虑、抑郁等心理障碍。适当的心理支持是非常有必要的，其中最常用的是心身疗法。传统功法是一种起源于中国的身心运动形式，注重身心之间的联系，它将调身、调息和调心融合成一体。传统功法中的调心与现代医学所说的冥想有些类似，冥想即自我调节注意力和不加评判地看待当下现象。目前部分研究发现，冥想可以促进心理健康，对于轻中度心理障碍的患者，可以作为辅助治疗或初始治疗。但我们需要注意，传统功法或是冥想并不能替代精神科的治疗。

3. 呼吸训练

慢性呼吸系统疾病患者常存在肺部炎症，甚至呼吸衰竭，一定程度上影响肺功能，部分患者会有呼吸困难的症状。进行健身气功训练时会有意识地调整呼吸，训练呼吸功能。部分研究发现，健身气功八段锦、易筋经、太极拳等可缓解呼吸困难，改善肺功能。但呼吸训练、呼吸肌训练或健身气功在改善肺功能方面需要更多的研究去证实和发展。

三、传统功法在呼吸康复中的实践及作用

在呼吸康复中使用比较多的传统功法是国家体育总局编制的健身气功（五禽戏、八段锦、六字诀、易筋经）及太极拳，目前已有一定的临床实践和研究成果。

（一）健身气功·八段锦

八段锦以中医基础理论为指导，以"调"为手段、"衡"为目的，进而起到健身作用。其中第一、八式以调为主，平衡全身阴阳，同时作为练功的起、讫动作；第二、三式以调和为主，平衡气机之升降，有中医"治未病"之意；第四、五式以调治为主，平衡标本、平衡阴阳，用于治疗（或辅助治疗）劳伤性疾病或心火偏旺的虚实夹杂性疾病，可谓治疗性功法；第六、七式以调摄为主，平衡任督、身心，为典型的强壮性功法，经常锻炼能起到"固肾腰"、"增力气"的作用。

在临床上，八段锦相对太极拳来说动作更加简单，因此在国内逐渐盛行，但它在国外的影响低于太极拳。健身气功·八段锦在呼吸康复中的作用分析如下：

1. 对肺功能的影响

八段锦练习过程中采取的呼吸方式为腹式呼吸，要求气贯丹田，呼吸时保持"深、长、细、缓、匀、柔"，同时配合膈肌及胸廓运动，促进患者吸入更多新鲜空气，吐出残余浊气，增加呼吸有效腔，促进肺泡膨胀，以达到改善 COPD 患者肺功能的目的。部分研究发现八段锦训练可改善肺功能，但目前结论尚不统一。

2. 对运动耐力及生活质量的影响

八段锦整体动作习练过程中，患者通过运动上下肢关节周围的肌肉、韧带及关节软组织，可起到改善骨骼肌肉功能的作用。一项 2018 年纳入 12 项随机对照试验的系统评价显示八段锦可改善 COPD 患者的运动耐力及生活质量。

3. 对心理障碍的影响

八段锦既是一项运动训练，又是一种冥想治疗。在学练健身气功·八段锦的过程中，掌

握松静自然是学练的关键。松是指精神与形体两方面的放松。精神的放松主要是解决心理和生理上的紧张状态。在现代生活中，激烈的竞争，快速的工作节奏，使人经常处于一种紧张、浮躁的情绪中，这就需要在练功中保持一种愉悦、祥和的心态，豁达心胸，培养高尚的情操。形体的放松主要是指关节、肌肉及脏腑的放松。肢体不能僵直绷劲，要由上到下，由里到外，直透皮肤、毛孔，节节松开。部分研究证实八段锦能改善 COPD 患者伴随的焦虑或抑郁状态，或提高认知水平。

（二）健身气功·五禽戏

健身气功·五禽戏的动作编排按照《三国志·华佗传》的记载，顺序为虎、鹿、熊、猿、鸟；动作简单易学，数量沿用了陶弘景《养性延命录》的描述，为 10 个动作，每戏 2 动，并在功法的开始和结束增加了起势调息和引气归原，体现了形、意、气的合一，符合习练者特别是中老年人运动的规律；动作素材来源于传统，在古代文献的基础上，汲取精华，加以提炼、改进；动作设计考虑与形体美学、现代人体运动学有机结合，体现时代特征和科学健身理念；功法符合中医基础理论、五禽的秉性特点，配合中医脏腑、经络学说，既有整体的健身作用，又有每一戏的特定功效；动作仿效虎之威猛、鹿之安舒、熊之沉稳、猿之灵巧、鸟之轻捷，力求蕴含"五禽"的神韵，形神兼备，意气相随，内外合一。

健身气功·五禽戏在呼吸康复中的作用分析如下：

1. 对肺功能的影响

五禽戏是一种以"调息"配合肢体动作共同实施的锻炼模式，腹式呼吸为其最为常见的调息形式，反复的腹式呼吸运动锻炼能够增强腹肌及膈肌的力量，增强对胸腹腔各脏器的按摩作用，从而促进肺部的血液循环和增加含氧量。同时五禽戏还在不同的动作状态下结合特定的呼吸模式进行综合锻炼，其中在配合鸟戏锻炼时患者的呼吸更加深长和细匀，能更进一步加强吸气肌、呼气肌和辅助呼气肌的力量，提高自主神经系统的协调能力；在虎戏方面则主要以慢呼快吸为主，这种"气自丹田吐"的方式有利于张开肺气和增强肺活量。五禽戏的各戏与各脏腑一一对应，通过全面实施虎戏、鹿戏、熊戏、猿戏及鸟戏 5 个动作能进一步改善各脏腑的内在功能及增强对外感六淫的抵抗能力，从而在整体上改善其肺功能状态。有部分研究显示，五禽戏可改善肺功能，特别是鸟戏。但是，有关五禽戏的研究较少，仍需进一步证实。

2. 对运动耐力及生活质量的影响

五禽戏是一项有氧运动，具有动作锻炼幅度较小、安全性较高及患者易于接受的特点。五禽戏是一种基于人体生理状态下的养生保健措施，其锻炼动作类型包括肢体的伸展、舒张和开合等方面，重复锻炼能起到有效增强肌肉及关节的功能，使其运动耐量得到增强。当运动耐力及肺功能改善后，生活质量自然会上升，部分研究已证实了这一观点。

（三）健身气功·六字诀

健身气功·六字诀是以呼吸吐纳为主，同时配合嘘、呵、呼、呬、吹、嘻 6 种独特的吐音方法，并辅以相应简单的肢体动作和意念，来调整肝、心、脾、肺、肾、三焦乃至全身的气机运行，达到调节心理、强壮脏腑、柔筋健骨等强身健体、养生康复的目的，是一套简单易学、功效显著、风格独特的健身气功功法。

在临床上，六字诀在慢性呼吸系统疾病患者中应用较其他疾病多。

1. 六字诀对肺功能的影响

有研究表明，缩唇呼吸对改善肺功能存在积极作用。而六字诀中的"嘘"字功训练法有和缩唇呼吸相似的作用，可缓解吸气气流压力的下降，使小气道内压升高，从而防止小气道塌陷，促进残气量的排除，增强肺泡换气，缓解缺氧。一项纳入 10 项随机对照试验的系统评价显示，与全身呼吸操训练或不训练相比，六字诀可改善 COPD 患者的肺功能。

2. 六字诀对运动耐力及生活质量的影响

随着慢性疾病的发展，患者运动耐力的下降常与肌肉萎缩相关。从机制讲，六字诀主要通过牵动脏腑来达到强身健体的目的，其中"呼"字对应人的脾脏，故"呼"字功训练有助于增强脾脏功能，帮助食物消化，使气血得以运输至各个脏腑，骨骼肌肉得以滋养，从而强健骨骼，增强运动耐力。此外，训练过程中还配合肢体屈伸、旋转等动作，使肢体柔韧平衡，有助于增强患者肢体活动的稳定性，延长其活动时间。有部分研究显示，与全身呼吸操训练或不训练相比，六字诀可提高 COPD 患者的运动耐量及生活质量。

（四）健身气功·易筋经

易筋经强调肢体的屈伸扭转和牵拉，易筋经十二式中上肢的动作练习都是在下肢桩功练习的基础上，故练习易筋经能够增强下肢的桩力，通过屈膝下蹲等练习，全面锻炼下肢肌肉、韧带，以及腹肌、腰肌、背肌等，使下肢肌肉坚实饱满，有研究表明，定势站桩时长与老年人膝关节屈伸肌力力学指标的改善程度相关，能显著改善老年人的膝关节屈伸肌力。同时，也有研究发现易筋经十二式的动作，有利于人体胸廓充分扩张，从而有效刺激呼吸肌运动，增强呼吸肌的肌力和耐力，提高呼吸肌的储备力，从而改善呼吸功能，对于肺部疾病有较好的防治效果。目前有关易筋经对呼吸康复疗效的临床研究也较少，相关结论需进一步严谨、高质量及大型的临床研究证实。

（五）太极拳

中华武术无外乎"外功拳"、"内功拳"两大类，外功拳以少林拳为代表，内功拳则以太极拳为代表。"太极"一词源于《周易》中的"易有太极，是生两仪"，含有至高、至极、绝对、唯一的意思。太极拳经过长期的流传演变，发展出许多的流派，1955 年国家体委武术处专家调查研究，决定以流传面和适应性最广的杨式太极拳为基础，组编成简化的二十四式太极拳。目前使用最多的是国家体育总局的二十四式简化太极拳。

太极拳是在古代导引、吐纳之术的基础上，汲取了各家拳法之长，又结合了阴阳学和中医经络学，以技击动作为主要内容，以套路等运动为基本形式，是一种内外兼修、轻柔灵活、缓慢沉稳的中华民族传统武术项目。新中国成立以来，太极扩展至国外，它的影响力远在其他武术功法之上。太极拳以阴阳学说为基础，通过阴阳变化调节人体阴阳运动，达到阴平阳秘的状态，其拳式动作中"刚柔并济"、"变化虚实"、"静中触动"、"屈伸开合"等正是阴阳运动变化的体现。

在临床上，太极拳对呼吸康复或呼吸系统疾病患者的疗效可从以下几个方面分析。

1. 太极拳对情志的作用

有研究证实太极拳可以缓解 COPD 患者焦虑或抑郁情绪，对心理健康有一定的积极作用。《2016 加拿大心境和焦虑治疗协作组临床指南：成人抑郁症的管理》指出，对于轻到中度的抑郁症，运动或冥想可被推荐为一级或二级治疗。太极拳是一种起源于中国的身心运动，它既是一项运动，也是一种冥想。针对焦虑抑郁程度相对较轻，或是不愿接收精神科治疗，或是没有条件接受精神科治疗，可以考虑将太极拳作为辅助治疗或初始治疗。

2. 太极拳对运动能力、生活质量的作用

从西医角度讲，太极拳是一项低等或中等强度的有氧运动，也是一项平衡训练。目前，有部分研究证实，太极拳可改善 COPD 患者运动耐力（6MWT 距离）及生活质量。《美国人体育锻炼指南》明确指出太极拳可改善平衡性并减少跌倒风险，并推荐老年人进行训练。但是对于太极拳与呼吸康复中常规的运动训练，尚不明确两者的疗效差异。

3. 太极拳对其他情况的作用

从生理角度来讲，长期的太极拳运动可以改善肺通气功能和肺换气功能，改善运动能力，提高肺功能，但仍需进一步的研究证实。

第二节 起居与饮食

一、起居调养

起居调养在肺康复中起着重要作用，在呼吸康复治疗期间要遵照四时气候的变化，做好起居调养。

（一）应四季调养

春夏季节气候由冷转暖，人应早起，并在身体允许的情况下去室外进行适当活动；秋冬季节，气温逐渐下降，人应注意加强防寒保暖的措施，外出时需增添衣服。

（二）据体质起居

慢性病患者所居病室应舒适干净、温度适宜，同时需关注天气的变化，适当增减衣物，慎起居，谨防感受外邪。阳虚者病房宜温暖向阳，沐浴或睡眠时要适当保暖，阴虚者宜凉爽清静，但避风寒，避免着凉。对于行动迟缓、活动不便的老年患者，在护理中应积极协助其进行一系列肢体恢复运动，并加强床边护理，以预防褥疮。指导患者培养良好的睡眠习惯，叮嘱其睡前洗脚，少喝浓茶，禁止吸烟，并对患者的床单被褥勤于清洗，为患者创造一个舒适的睡眠环境。

（三）动静有常

西晋史学家陈寿所著《三国志·魏书》中华佗有云："人体欲得劳动，但不当使极耳。动摇则谷气全消，血脉流通，病不得生。"对于病情较轻，或病后处于康复时期的患者，应鼓励他们进行适当的体育活动，如气功、太极拳、导引等，从而达到疏通经络、活血通脉、活动筋骨、调养脏器等作用。

二、饮食调理

饮食调理是中医养生康复的重要环节。《素问·五常政大论》曰："食养尽之，无使过之，伤其正也。"说明饮食得当可起到益寿延年的作用，失于调养则会损体减寿。中医营养学认为食物也有"四气"和"五味"。四气五味理论，不仅是用药治疗的依据，也是饮食养生和食疗的重要依据。

（一）从四气调理

四气又称四性，即寒、热、温、凉4种不同的性质，其中寒与凉、热与温存在程度上的不同，温次于热，凉次于寒。寒、热、温、凉四性，是与病性的寒、热相对而言的。从常见食物来看，平性食物居多，温热性次之，寒凉性更次之。温热性质食物多有温经、助阳、活血、通络、散寒、补虚等作用，适合寒证选用，如生姜、韭菜、辣椒、羊肉、狗肉、鸡肉、龙眼、橘子；寒凉性质食物多有滋阴、清热、泻火、凉血、解毒作用，适合热证选用，如西瓜、白菜、冬瓜、萝卜、苦瓜、丝瓜、梨、绿豆等。

（二）从五味调理

五味指酸、苦、甘、辛、咸5种不同的味道。中医认为五味入于胃，分走五脏，以对五脏进行滋养，使其功能正常发挥，如《灵枢·五味》提到："五味各走其所喜，谷味酸，先走肝。谷味苦，先走心。谷味甘，先走脾。谷味辛，先走肺。谷味咸，先走肾。"食物中五味的不同，与药物一样具有不同的作用。如《素问·至真要大论》中指出："辛甘发散为阳，酸苦涌泄为阴，咸味涌泄为阴，淡味渗泄为阳。"将不同功效的五味，按阴、阳不同属性归纳为两大类，即辛、甘味属阳，酸、苦、咸味属阴。

三、慢性呼吸系统疾病的一般生活起居及饮食调理

（一）生活起居调护

1）戒烟：是最简单易行的措施，在疾病的任何阶段戒烟都有益于防止本病的发生和发展。此外，还需减少或避免接触粉尘、化学烟雾、燃烧的生物燃料等。

2）适四时：注意四时气候的影响，特别是秋冬季节气温变化剧烈，应及时增添衣被，避免受寒，防止外邪诱发疾病。

3）预防呼吸道感染：在流感等呼吸道传染病流行期间应尽量避免去公共场所，家人有呼吸道感染应注意隔离。平时注意保暖，起居有节，避免过劳、淋雨等。对于近期内咳喘突然加剧，痰色变黄，舌质变红者，虽无发热恶寒表证，亦要考虑复感外邪病情加重的可能，应及时诊治，阻断病势的发展。

4）避免过敏源：避免接触异味，如煤气、杀虫气雾剂、农药、汽油、油漆，以及尘螨、蟑螂、花粉等，积极戒烟。

5）适当体育锻炼：慢性呼吸系统疾病患者在缓解期或药物控制下可以进行适量的体育锻炼，适合的项目有游泳、散步、慢跑、骑车、打太极拳等。

6）调畅情志：避免情绪激动，此外，家属需帮助患者树立战胜疾病的信心，保持乐观积极向上的心态，积极配合医护人员的治疗及康复训练。

7）疫苗接种：接种流感疫苗、肺炎链球菌疫苗等对防止本病患者反复感染可能有益。

（二）饮食调养

1. 根据证型的饮食调养

肺气虚的患者多食用补肺气、化痰止咳的食物，如怀山药、陈皮、瘦肉、大枣等；肺脾气虚的患者多食用补肺健脾的食物，如北黄芪、桂圆、党参、五爪龙、黄精等；肺肾气虚者多食用化痰、补肾益肺的食物，如猪肺、黑芝麻、核桃、木耳、大枣等；气阴两虚者多食用气阴双补的食物，如百合、枸杞、黑木耳、太子参等。

2. 推荐膳食

1）冬虫夏草炖鸡：冬虫夏草 5g，竹丝鸡（乌鸡）75g，生姜 3 片，大枣 3 枚，水 800ml，加盐油调味，文火炖 2 小时，饮汤食肉。治疗肺阴不足，出现气促不足以息，气短咳嗽不多，无痰，舌红少苔者。

2）当归生姜羊肉汤：当归 15g，生姜 10g，羊肉 120g，水适量煲汤，盐油调味，饮汤食肉。主治因久病气血不足，少气懒言，面色苍白，唇色淡白，胃纳呆滞，大肉瘦削等症。

3）胡椒煲猪肚：胡椒 10 粒（打碎），猪肚（猪胃）120g，水适量，煲汤，盐油调味，饮汤食肉。治疗胃气虚寒，食少，常反酸，嗳气，上腹隐痛等症状。

4）桃仁人参炖鹧鸪：鹧鸪 1 只，胡桃仁 24g，人参 6g，全部用料一齐放入炖盅内，加水适量，炖盅加盖，文火隔开水炖 2～3 小时，调味即可，随量饮用，适用于肺脾两虚型证，形瘦气短，精神疲乏，咳嗽气喘，动则尤甚，呼多吸少，腰酸肢冷，汗出尿频，脉虚弱。

5）百合粥：取百合 60g，大米 250g，白糖 100g，洗净大米、百合，加水适量，先置武火上烧沸，再改以文火煨熬，等熟烂时加入白糖或盐即成，每天食 3～5 次，食百合喝粥。润肺止咳，清心安神。适用于肺病久咳，咳痰唾血者。

6）杏仁猪肺汤：猪肺 250g，杏仁 10g，将猪肺切块洗净，与杏仁加清水适量煲汤，将好时则冲入姜汁 1～2 汤匙，用食盐调味即成。饮汤食猪肺，每日 2 次，随量食用。功能补肺益气，适用于肺气亏虚的患者。

第三节　情志调理

人的情志也称情感，中医学概称为七情、五志，它是人在接触客观事物时，精神心理的综合反映。情志活动适度，调和而有节制，则有利于机体各脏腑组织发挥正常的生理功能。现代研究也表明：良好的性情有助于人体新陈代谢的平衡，能提高人的免疫功能和抗病能力。以下介绍几种与呼吸康复有关的情志调理方法。

一、移情法

移情法又称转移法，即通过一定的方法和措施改变人的情绪及意志，或改变其周围环境，使之与不良刺激因素脱离，从而从不良情绪中解脱出来。生活中有些人往往因为将注意力集中于某一事件上，整天胡思乱想，以致产生苦闷、烦恼、忧愁、紧张、恐惧等不良情绪。如遇此种情况，则可分散患者的注意力，转移其思想焦点，或改变周围环境，使患者与不良因素脱离。

（一）琴棋书画移情

《北史·崔光传》说："取乐琴书，颐养神性。"《理瀹骈文·续增略言》亦说："七情之病也，看花解闷，听曲消愁，有胜于服药者矣。"在烦闷不安、情绪不佳时欣赏音乐、戏剧等，可使精神振奋，紧张和苦闷的情绪也会随之而消。平时，可根据自己的兴趣爱好，从事自己喜欢的活动，如书法、绘画、弈棋等，可免思虑万端，排解愁绪，寄托情怀，舒畅气机，颐养心神，有益于身心健康。

（二）运动移情

运动不仅可以增强生命的活力，而且能有效地把不良情绪发散出去，使机体重归平衡。研究表明：人在运动时，大脑会释放一些能引起精神愉快的化学物质——内啡肽。内啡肽分泌得越多，人的愉快感、放松感就越强。因此，经常从事体育运动能显著松弛紧张感，并能消除失望、沮丧等情绪。如果遇有情绪紧张、郁闷时，不妨转移环境，转移注意力，去参加体育活动或参加适当的体力劳动，以形体的紧张消除精神的紧张，尤其是传统的体育运动，主张动静结合，松静自然，因而能使形神舒畅，心神安和，达到阴阳协调平衡，锻炼之中自有一种浩然之气充满天地之感，一切不良情绪也会随之而消。长期患病的人，尤为需要运动移情法纾解。

二、暗示法

暗示法是指用含蓄、间接的方法，对别人的心理和行为产生影响，诱导对象不加主观意识地接受被灌输的观念，主动树立某些信念，或改变其情绪行为，达到缓解不良情绪的目的。一般多采用语言暗示，也可采用手势、表情，或采用暗示性药物及其他暗号来进行。暗示不仅影响人的心理行为，而且能影响人的生理功能。早在《内经》中就已记载了暗示法的范例。如《素问·调经论》说："按摩勿释，出针视之，曰我将深之，适人必革，精气自伏，邪气散乱。"意思是说医生要先在患者针刺的地方不停地进行按摩，并拿出针给患者看，然后说我将把针扎得很深，这样患者必然会集中注意力，使精气深伏于内，邪气散乱而外泄，从而提高针刺的疗效。

三、调气法

调气法是指通过适当的方法调养人体之气，畅行脏腑气机，以增强五脏气化功能，进而和调五脏之神。调气即调整呼吸，吐故纳新，呼出身中浊气，吸入天地之精气，以使气聚精盈神旺。《素问·上古天真论》"呼吸精气"之论，说的就是调息以调养人体之气。调息所以养气，通过调整呼吸调动人体之内气，使之逐步聚集，储存于身体某一部位，并循经络运行，可疏通经络气血。经络气血和调，则神自化生。调息行气在传统功法中体现得最为充分。传统功法强调形、意（心）、气三者结合，即运动肢体以炼形，调整呼吸以炼气，精思存想以炼神，达到调气安神、神旺体健之目的。

四、情志相胜法

当产生不良情绪时，可根据情志之间的五行生克制化规律，用互相制约、互相克制的情志，转移和干扰原来对机体有害的情志，从而恢复或重建精神平和的状态。金元医家张子和在《儒门事亲》中具体阐述了这一方法："悲可以治怒，以怆恻苦楚之言感之；喜可以治悲，以谑浪亵狎之言娱之；恐可以治喜，以恐惧死亡之言怖之；怒可以治思，以污辱欺罔之言触之；思可以治恐，以虑彼志此之言夺之。凡此五者，必诡诈谲怪，无所不至，然后可以动人耳目，易人听视。"

（一）喜伤心者，以恐胜之

本法适用于神情兴奋、狂躁者。喜为心志，过喜则心气涣散，神不守舍，严重者表现为精神恍惚，嬉笑不休；恐为肾志，肾欲坚，恐令气怯，骤然令人惊恐，则能收敛涣散之气机。

（二）思伤脾者，以怒胜之

本法适用于长期思虑不解，气结成疾，情绪异常低沉者。思为脾志，过度思虑则脾气郁结，运化失常；怒为肝志，怒令肝气升发，郁结之气可得宣散。思之甚可使人的行为和活动调节发生障碍，致气不行而结聚，阴阳不调，阳亢不与阴交而不寐。当怒而激之，逆上之气冲开了结聚之气，兴奋之阳因汗而泄，致阴阳平调而愈。此即"怒胜思"。

（三）悲伤肺者，以喜胜之

本法适用于因神伤而表现为情绪抑郁低沉者。悲为肺志，过悲则肺气不敷、制节失职；喜为心志，心欲软，喜令气机和缓条达，肺气得以恢复正常宣降。《医苑典故趣拾》中有这样一则轶事：清代有位巡按大人，抑郁寡欢，成天愁眉苦脸，家人特请名医诊治。名医问完其病由后，按脉许久，竟诊断为月经不调。那位巡按大人听罢，嗤之以鼻，大笑不止，连声说道，"我堂堂男子，焉能月经不调，真是荒唐至极"。自此，每忆及此事，就大笑一番，乐而不止。这是名医故意以常识性错误引其发笑从而达到治疗疾病的目的。此即"喜胜悲"。

（四）恐伤肾者，以思胜之

本法适用于因惊恐而致坐卧不宁，多疑易惊者。恐则气下，惊则气乱，神气惮散不能敛藏；思为脾志，思则气结，可以收敛涣散之神气，使患者主动地排除某些不良情绪，达到康复之目的。

（五）怒伤肝者，以悲胜之

本法适用于因情志抑郁而致气机郁结或因怒而致情绪亢奋不宁者，尤其适用于自觉以痛哭为快者。怒为肝志，暴怒则气血逆乱，神迷惑而不治；悲忧为肺志，肺欲收，悲则气消，血气得以消散下行。

在运用"情志相胜"法调节患者的异常情志时，要注意刺激的强度，即治疗的情志刺激要超过致病的情志刺激，或是采用突然强大的刺激，或是采用持续不断的强化性刺激。总之，后者要超过前者，才能达到以情制（胜）情的目的。同时还要注意对象的性格特征，要对情志的转换有一定的承受能力，并且不能具有极端性格。另外，情志相胜法对对象造成的情志转换冲击往往较大，因此，不适宜作为情志康复的首选方法，在实际应用中需加以注意。

第四节　中医外治法

中医外治法是中医学的重要组成部分之一，指根据中医的经络学说、气血津液等理论，通过各种手段（针灸、穴位敷贴、拔罐等）刺激穴位，以疏通经络、调理气血、平调阴阳、抵御病邪，具有疗效显著、不良反应少、使用方便、操作简单、价格低廉等优点，对慢性呼吸系统疾病康复效果明显。常见外治法有针法、灸法、推拿、贴法、涂法、敷法、发疱法、擦法、揉法、熨法、熏法等。准确恰当地选择和应用中医外治技术对于呼吸系统疾病的康复有重要作用。

一、穴位贴敷

（一）作用机制及适应证

在穴位上贴敷某种药物的治疗方法，起到温阳益气、通经活络、开窍活血、宣肺止咳定喘作用，适用于慢性呼吸系统疾病虚证类患者。

（二）具体操作

常用穴位：大椎、肺俞、定喘、肾俞、天突、膻中、膏肓、关元、风门等。

操作方法：将贴敷的药物（常用的有白芥子、延胡索、干姜、生姜、丁香、细辛、肉桂等，鲜姜汁调和）制成软膏贴敷。每7～10天贴敷1次，至少坚持2个月。近年来，三伏贴盛行，它基于中医"冬病夏治"的理论，对一些在冬季容易产生、复发或加重的疾病，在夏季进行扶正培本的治疗，以鼓舞正气，增加机体抗病能力，从而达到防治疾病的目的。贴敷时间为夏季三伏天，分为三个阶段：初伏、中伏与末伏，三伏当天各贴一次。

（三）注意事项

1）贴敷时间不宜过长，一般2小时左右取下，贴敷后出现色素沉着、潮红、轻微痒痛、轻微红肿、轻度水疱等均为正常反应，症状或烧灼感明显者可提前取下。

2）对体弱消瘦和严重心血管疾病的患者，使用药量不宜过大。

二、针刺

（一）作用机制和适应证

针刺疗法是指用针刺刺激经络穴位，可激发人体经气，调理脏腑，从而一定程度地舒张气管和减少气道分泌物，适用于慢性气道疾病稳定期。

（二）具体操作

常用穴位：肺俞、脾俞、定喘、膈俞、肾俞、膻中、三阴交、中脘、列缺、丰隆、足三里、定喘、大椎、天枢、关元、尺泽、百会、气海、风门等。

操作方法：针刺时留针 15～30 分钟，每 2～3 日一次，2 个月为 1 个疗程。行针时以得气最佳，得气是指腧穴部位产生麻、胀、重等感觉。

（三）注意事项

1）根据患者的病情及所选穴位，选择适合的体位。

2）行针时根据针刺部位，行提插捻转手法，以患者得气为度，根据患者的病情施以补法或平补平泻手法。

3）肺俞、风门、中府应斜刺，不可向内深刺，以免伤及肺脏，引起气胸。

三、艾灸

（一）作用机制及适应证

灸法是指将被点燃的艾绒熏灼于人体肌表穴位的一种治疗方法，根据熏灼方式可分为直接灸与间接灸两种。它是用艾绒或以艾绒为主要成分制成灸材，点燃后悬置或放置在穴位或病变部位，进行烧灼、温熨，借灸火的热力及药物的作用，进行治疗的外治方法，起到温通经络、扶助阳气的作用，适用于虚证类慢性呼吸系统疾病。

（二）普通艾灸具体操作

（1）常用穴位　肺俞、肾俞、膏肓、脾俞、大椎、风门、定喘、丰隆及足三里等，或沿督脉、足太阳膀胱经施灸，或以灸感定位法确定穴位。

（2）操作方法　使用无烟灸条在距离施灸部位的皮肤外 2～3cm 处进行熏烤。

（3）注意事项

1）由于普通艾灸燃烧的烟雾对慢性咳喘病患者气道刺激较大，建议采用无烟灸。

2）气虚、阳虚者，宜使用温和灸，在留针期间或起针之后进行无烟灸条温和灸，每穴灸5～10 分钟，以局部潮红为度。

3）施灸后皮肤多有红晕灼热感，无须处理，可自行消失。若出现水疱，直径在 1cm 左右，一般不需任何处理；若水疱较大，发生水肿、溃烂、体液渗出、化脓，轻度可在局部做消毒处理；若出现红肿热痛且范围较大，在局部做消毒处理的同时口服或外用抗感染药物，化脓部位较深应请外科进行处理。

（三）热敏灸法

热敏灸法属于一种特殊灸法。通过探取热敏点，强调灸感，激发热敏灸感和经气传导，并施以个体化的饱和消敏灸量，从而达到改善呼吸道症状、改善肺功能的目的。

（1）取穴　热敏点（发生热敏化现象的部位）。

（2）操作方法

1）患者体位：选择舒适、充分暴露病位的体位。

2）探查工具：特制艾条（精艾绒）。

3）探查部位：背部足太阳膀胱经两外侧线以内，肺俞穴和膈俞穴两水平线之间的区域；前胸第1肋间隙、第2肋间隙自内向外至6寸的范围内。

4）探查方法：用点燃的2根艾条在距离选定部位皮肤表面3cm左右的高度施行温和灸，当患者感受到艾灸发生透热、扩热、传热作用，或感到局部不热远处热、表面不热深部热和非热感觉中类热敏灸反应中的一种或一种以上感觉时，即为发生腧穴热敏化现象，该探点为热敏点。重复上述步骤，直至所有热敏化腧穴被查找出来，详细记录其位置。

5）治疗方法：手持艾条，在探查到的热敏化腧穴中，选取1个热敏化现象最为明显的穴位，以彩色笔标记并进行悬灸，以腧穴热敏化现象为标准。对已探查出的热敏点逐个悬灸。

四、穴位注射

（一）药物穴位注射

1. 作用机制及适应证

穴位注射是以中西医理论为指导，依据穴位作用和药物性能，在穴位内注入药物以防治疾病的方法，适用于虚证类慢性呼吸系统疾病。

2. 具体操作

常用穴位：定喘、肺俞、膈俞、脾俞、肾俞、膏肓、丰隆、三阴交、足三里。

操作方法：每次选用1～2对穴位，每穴注射1～2ml，针尖向脊柱方向斜刺1～1.5cm，待患者有胀感后，回抽针筒，待无血后缓慢推注药液，每周2次。根据气候、环境等变化以及患者的病情确定疗程，一般2～3个月为1个疗程，可连续治疗2年。

3. 注意事项

1）注射后局部可能有酸胀感、48小时内局部有轻度不适，有时持续时间较长，但一般不超过1日。

2）严格消毒，防止感染，如注射后局部红肿、发热等，应及时处理。

3）一般药液不宜注入关节腔、脊髓腔和血管内，否则会导致不良后果。此外，应注意避开神经干，以免损伤神经。

（二）自血疗法

1. 作用机制及适应证

自血疗法又称自血穴注射法，是一种非特异性刺激疗法。通过患者自体静脉血注入相关腧穴，持续刺激腧穴，有效提高患者免疫力，增强抗病能力和抗复发能力。本法特点在于通过针刺、自血、穴位等多重作用，达到综合疗效，具有取穴少而精、疗效可靠、安全简便等优点。适用于支气管哮喘、支气管扩张、咳嗽变异性哮喘、COPD 和反复肺部感染患者。

2. 具体操作

先抽取患者自身 2～4ml 静脉血，再注入其自体相关腧穴。常用的穴位有定喘、肺俞、脾俞、肾俞、大杼、风门、曲池、足三里、丰隆。每个疗程做 5 次，隔天注射一对同名穴位，每穴注射 1～2ml 自体静脉血；两个疗程之间间隔 7～10 天。

3. 注意事项

1）抽出的血液要尽快注射，以免血液凝固，增大推注时的阻力。

2）推注时要固定好针头位置，若遇到阻力，可轻转针头角度，回抽无血再推。

3）若出现穴位局部瘀血，24 小时后可热敷散瘀。

4）背部腧穴，针尖应斜向脊椎为宜，避免直刺引发气胸，也不宜针刺过深，以免刺伤内脏。

五、穴位埋线

（一）作用机制及适应证

穴位埋线，指的是根据针灸学理论，通过针具和药线在穴位内产生刺激经络、平衡阴阳、调和气血、调整脏腑作用，达到治疗疾病的目的。穴位埋线疗法是几千年中医针灸经验和 30 多年埋线疗法经验的精华融会而成的一门新型疗法。它既可以控制疾病急性发作，也可用于慢性疾病的治疗。

（二）具体操作

1）常用穴位：天突、定喘、肺俞、脾俞、肾俞、丰隆、足三里。

2）操作方法：①取腹部、腿部穴位时，患者取仰卧位；取背部穴位时，患者取俯坐位或俯卧位。②穴位皮肤常规消毒，将 1cm 铬制羊肠线（3-0）装入一次性 8 号无菌注射针头前端内，腹部穴位在其局部下方向上平刺，背部穴位向脊柱斜刺，腿部穴位直刺，得气后边推针芯边退针管，使羊肠线埋入穴位皮下，线头不得外露。消毒针孔后，外敷无菌敷料，胶布固定 24 小时。③疗程，根据羊肠线吸收的情况，每 2 周治疗 1 次，4～8 次为 1 个疗程。

六、拔罐疗法

（一）作用机制及适应证

拔罐具有温经散寒、祛风除湿、舒经活血、清热泻火等功效，调整患者免疫功能，提高生活质量，不仅适用于实证，也适用于虚证。

（二）具体操作

1）常用穴位：大椎、风门、肺俞、脾俞、肾俞、膈俞、肺底（背部后正中线与腋后线连线中点平第 7 胸椎处）。

2）操作方法：根据用法，它分为留罐、走罐、闪罐、刺血拔罐等，常用的是留罐，在对应穴位施以拔罐，留罐 10～15 分钟。

七、按摩

（一）作用机制及适应证

按摩是以中医的脏腑、经络学说为理论基础，并结合西医的解剖和病理诊断，而用手法作用于人体体表的特定部位以调节机体生理功能、病理状况，达到理疗目的的方法，从性质上来说，它是一种物理的治疗方法。其无创伤性与不良反应，操作简便，患者易于接受。

（二）具体操作

1）常用穴位：肺俞、脾俞、膈俞、定喘、天突、太渊、尺泽、膻中、膏肓等，循经按压手太阴肺经、足少阴肾经。

2）操作方法：以拇/食指按摩为主，每穴按摩约 2 分钟，每日 2 次，早晚各 1 次，3 个月为 1 个疗程。

八、小结

中医外治法是以中医的整体观和辨证论治为指导，用不同的方法将药物、器具施于皮肤、孔窍、腧穴等部位，以发挥疏通经络、调和气血、解毒化癖、扶正祛邪等作用，使失去平衡的脏腑阴阳得以平衡。同时，外治法对慢性气道疾病的治疗仍然存在以下问题：①缺乏大样本多中心临床试验，且大多配合西药治疗，其疗效有待商讨；②偏重于临床试验，对外治法作用机制的研究较少；③中医外治法形式多样，对于辨证及治法的选择缺乏规范；④中医外治法多为人为操作，操作人员之间存在差异，需完善操作规范。因此，中医外治法在呼吸康复中的作用机制或临床疗效仍需进一步研究。

第六章 呼吸康复的现代医学方法

第一节 运 动 训 练

有证据支持的推荐和临床实践指南指出，运动训练应该作为呼吸康复的必要组成部分，运动对于呼吸系统疾病具有潜在益处。因此应该根据患者的健康状况、生理功能，在自然环境和社会环境允许的范围内满足他们对健康和体适能的要求，制订理想的运动训练计划——运动处方。

一、运动处方的基本概念

运动处方是指医师、康复治疗师或社会体育指导员、私人健身教练、运动处方师等，对患者、健身活动参与者或运动员进行必要的临床检查、功能评估，根据所获得的资料和评价结果，以处方的形式制订的个性化、系统化的运动方案。它是针对个人的身体状况，结合生活环境条件和运动爱好等个人特点而制订的科学的、定量化的、周期性的、有目的的锻炼计划，要求选择一定的运动项目，规定适宜的运动强度、运动频率和运动时间，并注明运动进程和注意事项，指导其有计划、有规律地运动锻炼。对于大多数成年人来说，以促进和维持体适能和健康为目的的运动计划必须包括有氧、抗阻、柔韧性和神经肌肉练习（动作控制练习）等。

一个完整的运动处方应该包括运动目的、运动频率（frequency）、运动强度（intensity）、运动时间（time）、运动方式（type）、运动总量（volume）、运动进程（progression）和注意事项，即运动处方的 FITT-VP 原则。

（一）运动目的

运动处方与普通的体育锻炼不同，有较强的针对性和明确的目的，因此在制订运动处方时应首先明确运动目的，包括提高心肺耐力、控制体重或慢性疾病的早期预防与控制等。

（二）运动频率

运动频率即每周执行运动计划的天数。运动频率与运动强度和每次运动持续时间有关。

（三）运动强度

运动处方的核心要素，其与获得的健康收益有着明显的量效关系，需要根据运动处方对象的性别、年龄、健康状况、心肺耐力水平、日常体力活动及社会环境等因素，确定合适运动处方对象的个性化运动强度。运动强度的评估有很多方法，有氧运动强度常用最大摄氧量百分比、心率计算法、自觉疲劳程度、谈话测试等表示，抗阻运动强度常用%1RM 表示。

（1）最大摄氧量（VO_{2max}）　指单位时间内最大氧耗量，是心肺耐力的标准测试指标，实践中常用这一指标的相对值 ml/（kg·min）表示，在心血管疾病和肺部疾病的患者中常用峰值摄氧量来描述这类人群的心肺耐力。国际上通常采用最大摄氧量百分比（$\%VO_{2max}$）表示运动强度。

（2）最大心率（HR_{max}）　是在最大强度运动负荷试验中测得的最大值，也可根据公式推测，目前常用"220–年龄"估算最大心率。

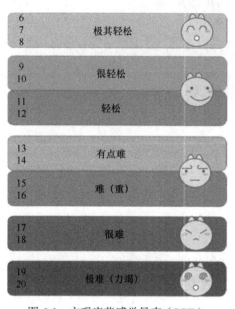

图 6-1　主观疲劳感觉量表（RPE）

（3）储备心率（HRR）　指最大心率或峰值心率–安静心率。靶心率即运动者为获得预期运动目标在运动中需要达到或保持的心率（THR），常用最大心率百分比（$\%HR_{max}$）或心率储备法（%HRR）表示运动强度，最大心率百分比法 $THR=HR_{max}×$期望强度%；心率储备法 $THR=（HR_{max}–HR_{rest}）×$期望强度%$+HR_{rest}$。

（4）主观疲劳感觉量表（RPE）　是用于表达和验证受试者在运动过程中感受的难度的方法，在使用 RPE 方法时，一个人可以主观地评价所感知的训练强度。它是以个体在活动中的身体感觉为基础，包括心率增加、呼吸频率增加、出汗增加和肌肉疲劳等，常用的量表为 6～20 博格指数（Borg scale）（图 6-1）。美国运动医学会将相对强度划分为"低"到"最大强度"，每个渐进阶段有各自对应的心率储备、最大心率和主观疲劳感觉（表 6-1）。

表 6-1　相对强度分级表

分级	HRR 的占比（%）	$\%HR_{max}$ 的占比	RPE
低	<30%	<57%	<9
较低	30%～39%	57%～63%	10～11
中等	40%～59%	64%～76%	12～13
较大	60%～89%	77%～95%	14～17
次大	≥90%	≥96%	18～19
最大强度	100%	100%	20

注：HRR. 储备心率，$\%HR_{max}$. 最大心率百分比

（5）说话测试　现有研究证明，说话测试可以有效评价运动强度，可作为制订和检测运动强度的一种非正式方法。一般认为如果受试者在运动中因为呼吸太困难而不能进行简单交谈，那么他们的训练强度就可能太高了（表 6-2）。

表 6-2　说话测试主观强度表

强度	说话测试
低	可以说话和唱歌
中	可以说话但不能唱歌
高	不能说话

（6）抗阻强度　抗阻运动练习的强度与每组动作的重复次数呈负相关，也就是说在练习中强度或阻力越大需要完成的重复次数越少。如为了提高肌肉的力量和体积及一定程度的肌肉耐力，抗阻练习中每组动作的重复次数应该为 8～12 次，换算成阻力就是大于 1RM 的 60%～80%（表 6-3），假如某人的 1RM 为 100 磅，那么选择的负重范围应该在 60～80 磅。

表 6-3　重复次数与抗阻强度对照表

重复次数	RM
1	100
2	95
3	93
4	90
5	87
6	85
7	83
8	80
9	77
10	75
11	70
12	67
15	65

（四）运动时间

运动时间又称为持续时间，指一段时间内进行体力活动的总时间（每次训练课时长、每天或每周运动的时间）。

（五）运动方式

运动的方式包括有氧运动（耐力训练）、抗阻运动、柔韧性运动和平衡运动等。常见的有氧运动包括步行、休闲自行车、水中有氧运动、慢舞等。在抗阻运动中推荐进行包含所有大肌肉群在内的抗阻运动，进行能够同时发展主动肌和拮抗肌的多关节运动，也可包含主要肌肉群的单关节练习，通常安排在特定肌群的多关节练习之后。柔韧性练习建议对所有主要肌肉、肌腱单元进行一系列练习，静力性拉伸（主动拉伸和被动拉伸）、动力拉伸、弹震式拉伸及本体感受神经肌肉性促进法（PNF 拉伸）都是有效方法。平衡运动建议老年人进行适当的训练和综合性活动如太极或瑜伽来提高控制能力。

（六）运动量

运动量由运动的频率、强度和持续时间共同决定。运动量与健康体适能呈正相关，它对身体成分和体重管理的重要性尤为突出。运动量单位可以用 MET-分/周和千卡/周表示，也可通过每天行走的步数（计步器）来估算运动量。大多数成年人推荐的运动量是 ≥500～1000MET-分/周，相当于能量消耗 1000 千卡/周的中等强度体力活动，或每周进行 150 分钟的中等强度运动，或每天至少步行 5400～7900 步。抗阻运动的推荐量为在理想情况下，为提高肌肉适能，推荐成年人进行抗阻运动的量为每个肌群练习 2～4 组，每组重复 8～12 次，组间休息 2～3 分钟。对老年人和体适能极低的人推荐量为极低到低强度（40%～50%1RM），每组重复 10～15 次，至少练习 1 组。柔韧练习总量为，合理的练习量是每个柔韧性练习总时间为 60 秒，如同一个动作运动者可以重复拉伸 2 次，每次 30 秒，也可以重复拉伸 3 次，每次 20 秒。而关于神经肌肉控制练习的最佳运动量尚不清楚。

（七）运动进度

运动计划的进阶速度取决于运动者的健康状况、体适能、训练反应和运动目的等，可通过增加运动处方中的 FITT 中运动者可以耐受的一项或多项来实现。在运动的开始阶段应强调起始剂量和循序渐进原则以增加运动者的坚持性、减少骨骼肌损伤和不良心血管事件的发生。对于体力活动不足的人，推荐以低到中等强度开始运动，然后根据运动者的适应情况，逐渐增加运动时间/持续时间（每次训练课的时间）。在计划开始的 4～6 周中，每 1～2 周将每次训练课的时间延长 5～10 分钟。当运动者规律锻炼至少 1 个月之后，在接下来的 4～8 个月（老年人和体适能较低的人应延长时间），逐渐增加 FITT 直到达到指南推荐的数量和质量。对运动处方进行任何调整都应该监控运动者的反应，观察其是否发生因运动量增加而产生的不良反应，如呼吸急促、疲劳和肌肉酸痛，当运动者无法耐受调整后的计划时应降低运动量。对于抗阻练习推荐逐步增加阻力和（或）每组重复次数，和（或）逐渐增加频率。对于柔韧性练习和神经肌肉练习尚无最佳进阶计划建议。

（八）注意事项

每一个运动处方都应该包括执行该处方时需要注意的事项，可包括但不限于以下事项：

1）做好运动风险提示与医务监督。

2）根据个人情况确定最佳运动时间段。

3）充分恰当的运动前热身及运动后放松拉伸。

4）根据个人情况给出终止运动的指征；场地、服装、环境要求；饮食配合。

5）运动微调整，注意观察运动后的不良反应如过度疲劳、肌肉酸痛、拉伤等，如无法耐受运动计划应及时调整运动计划，降低运动量。

二、呼吸康复相关指南运动训练相关推荐

（一）运动方式方面

运动训练的形式当多样化，2013 年 ATS/ERS 呼吸康复的专家共识指出，多样化运动训练形式是有需要地提高心肺耐力、力量及柔韧性。正如 ACSM 所说"最好的运动处方应该能

够全面促进健康相关体适能，即提高心肺耐力、肌肉力量和耐力、柔韧性、身体成分和神经动作适能"。全面的运动训练应该包括有氧运动（耐力训练）、抗阻运动、柔韧性运动和平衡性运动。虽然全面的运动训练有四种类型的运动方式，但《ACSM运动测试与运动处方指南》（第九版）、ATS/ERS肺康复专家共识（2013年）；AACVPR肺康复计划（第四版）、《2013 BTS成人肺康复指南》均建议运动处方进行有氧运动和抗阻训练，且进行了详细的叙述。

1. 有氧运动

有氧运动是由全身大肌群参与的周期性、动力性活动，它主要是使心、肺得到有效的刺激，从而提高心、肺功能。呼吸康复的标准训练是基于有氧训练，通常是下肢耐力训练（行走及骑脚踏车）。在呼吸康复中，四大指南皆指出：骑车或步行运动是最普遍应用的有氧运动模式。

2. 抗阻运动

抗阻运动可以改善肌肉力量及症状，并且仅略微提高耐力。BTS指南指出，抗阻训练还有其他作用，比如减少老年人的跌倒。抗阻训练被认为对成年人健康老龄化有益，似乎对慢性呼吸系统疾病患者也有效，比如肌肉质量和力量减弱的COPD患者。ACSM指南中提出，提高肌肉力量对健康有益已被广泛接受。肌肉力量的增加与更低的心血管代谢危险因素、全因死亡率、心血管疾病事件，以及身体功能限制和非致死性疾病的发生风险相关。最常见的阻抗运动形式有自由负重、拉力绳、外加负重块或空气式的器材等。

3. 柔韧性运动

柔韧性运动的主要作用是拉伸肌肉和韧带。ACSM指南指出，进行柔韧性训练可提高韧带的稳定性及平衡性，特别是与抗阻训练一同进行时。规律的柔韧性练习可能会减少运动者的肌肉韧带损伤、预防腰痛，或者缓解肌肉酸痛，但实际作用尚不明确。ATS/ERS指南有提及柔韧性训练，但其中提出到目前为止，没有临床试验证明它在呼吸康复方面的有效性。BTS指南并未提及此训练。

4. 平衡性运动

平衡性运动仅在ACSM指南中专门一个章节讲了神经动作练习，它的范畴比平稳训练更大，包含了平衡、协调、步态、灵敏性和本体感觉等控制技能的练习。但ACSM指南中肺部疾病部分，并没有专门推荐平衡的训练。其他三大指南也没有专门介绍平衡性训练。但肺部疾病的患者多为老年人，而老年人普遍存在平衡性问题。

（二）运动强度方面

1. 有氧运动

虽然高强度、低强度训练皆对COPD患者产生临床益处，但高强度训练在生理效益上比低强度更有利。但高强度训练有一定的风险，患者难以坚持下去，因此，不同人由其各种原因决定了运动强度。关于呼吸康复运动训练强度的意见尚不统一。ACSM指南推荐COPD患者进行较大强度（60%～80%最大功率）和小强度（30%～40%最大功率）运动，小强度运动可以缓解症状，提高健康相关生活质量，加强日常生活中的体力活动能力，而较大强度可以使生理功能大幅度提高。因此，如果能够耐受，鼓励患者进行较大强度的运动。但是，如果患者没有进行较大强度运动的能力，应推荐小强度运动。总之，ACSM指南推荐的运动训练可以是高强度，也可以是低强度，并表明持续时间取决于疾病严重程度。ATS/ERS、BTS 和 AACVPR 均建议耐力训练（有氧运动）强度的最终目标是最大功率的 60% 以上。最大功率的 60% 或以上的强度多为高强度运动。针对一般人或正常成年人，AHA 指南和 ACSM 指南建议运动量为：每周进行 5 日、每日至少 30 分钟的中等强度有氧运动，或每周进行 3 日、每日至少 20 分钟的剧烈活动，或两者在一定程度上结合进行。体力活动超出最低推荐量将会产生更多的健康获益。指南推荐有氧活动是一天中进行的正常自理活动（如清洁、沐浴、步行至车旁或外出办事）以外的额外运动。但大量高强度运动（达到最大心率的 90% 以上）可由于乳酸蓄积诱发肌肉酸痛、血管收缩并使患者产生疲劳，还会增加身体损伤和心血管并发症的风险，综述上述指南也已不推荐，部分文献也如此认为。

运动强度的控制，除根据客观数据外，还可以根据主观症状控制。ACSM、AACVPR 及 ATS/ERS 指南推荐主观症状控制运动强度。其中，ACSM 指南建议 Borg 呼吸困难评分（0～10 分）尽量把范围控制在 4（中度呼吸困难）～6（重度呼吸困难）分；ATS/ERS 指南则建议 Borg 呼吸困难或疲劳评分为 4～6 分（中度至非常严重）或感知运动评分为 12～14 分（稍用力）。

2. 抗阻训练

抗阻训练方面，仅 ACSM 指南有具体的叙述，其他指南则建议参考 ACSM 指南的 FITT 原则，或是没有给出建议。ACSM 指南提出阻力训练练习的推荐模式包括进行 1～4 组的 1 次重复最大值（1RM）的 40%～50% 的阻力，每周 ≥2 天，每次重复 10～15 次。一些患者可以使用 60%～70% 的 1RM 中等强度阻力进行训练。阻力练习应涉及主要肌肉群，包括多关节练习和单关节练习。感知运动（RPE）评分为 5～6 分（中等）和 7～8 分（剧烈），可用于帮助指导强度（表 6-4）。

表 6-4　耐力和抗阻运动训练运动强度分类

指南	ACSM	ATS/ERS	ACCP/AACVPR
		耐力训练	
频率	每周 3～5 天（最少）	每周 3～5 天	第 3～5 天
强度	低强度：30%～40% 峰值负荷	大于 60% 最大负荷	高强度峰值负荷的 60%～80%
	剧烈强度：60%～80% 峰值负荷		
	选择标准：Borg CR10 呼吸困难评分 4～6 分		
持续时间	课程总时长没有特别规定	每节 20～60 分钟	每节 20～60 分钟，持续 4～12 周
		抗阻训练	
频率	每周 ≥2 天	每周 2～3 天	未规定
强度	低强度：40%～50% 的 1RM	60%～70% 的 1RM 或	由较低的重量/阻力开始和多次
	中等强度：60%～70% 的 1RM	100% 的 8～12RM	重复增加肌肉耐力
持续时间	1～4 组：8～10 次；重复 10～15 次来提高肌力/耐力	未规定	未规定

注：AACVPR. 美国心肺康复协会；ACCP. 美国胸科医师学会；ACSM. 美国运动医学学院；ATS. 美国胸科学会；ERS. 欧洲呼吸学会；RM. 可重复最大

（三）运动时间方面

有氧运动方面，AACVPR、ATS/ERS 建议每次运动时间为 20～60 分钟，BTS 则建议每次运动时间为 30～60 分钟，它指出对于一些人来说，单次 30 分钟训练是不可实现的，因此应建议较短的训练时间以累积 30 分钟。让患者尽量运动较长时间，最后的目标是连续活动 30 分钟。ACSM 指南则表明运动持续时间取决于病情，在运动的起始阶段，中重度 COPD 患者在某一强度只能持续几分钟，间歇运动可以用于运动初期，直到患者能耐受更大的运动度和运动量。因为 COPD 患者多为老年人，因此 ACSM 建议，运动度和运动量很大者可以参见老年人的运动处方。老年人运动处方中，对运动持续时间的描述则是：中强度体力活动，每天累计 30～60 分钟（60 分钟效果更好），保证每次至少 10 分钟，每周共 150～300 分钟，或每天至少 20～30 分钟，每周共 75～100 分钟的较大强度运动，或者是同等运动量的中等强度和较大强度运动相结合。

抗阻运动方面，AACVPR、ATS/ERS 指南对阻抗运动的持续时间未作推荐，ACSM、BTS 推荐基本一致，ACSM 建议 1～4 组的 1 次重复最大值（1RM）40%～50%的阻力，每周≥2 天，每次重复 10～15 次。

对呼吸康复计划的最佳持续时间尚无统一意见。BTS 指出，6～12 周呼吸康复计划是被推荐的。ATS/ERS 则建议至少 8 周，AACVPR 则建议 4～12 周。有文献显示，更长期的项目可带来更持久的益处（表 6-4）。

（四）运动频率方面

此情况是目前存在结论而没有充足证据予以支持。有氧运动方面，ATS/ERS、ACSM 和 AACVPR 皆建议运动频率为 1 周 3～5 次。BTS 则建议，呼吸康复频率至少每周 2 次。对于阻力训练，BTS、AACVPR 对运动频率没有推荐，ACSM 建议，运动频率至少每周 2 次。ATS/ERS 建议，运动频率为每周 2～3 次（见表 6-4）。

（五）运动介入时机

呼吸康复中执行运动训练计划，除了要注意运动处方外，也需要注意运动介入时间。《ATS/ERS 共识：肺康复要点与进展》（2013 年）指出：AECOPD 患者住院后早期开始（如在 3 周内）呼吸康复治疗是可行的、安全的、有效的，早期呼吸康复提高运动耐量、症状和生活质量，它也指出尚不明确 AECOPD 患者开始呼吸康复的最佳时间。目前 AECOPD 患者的呼吸康复，国内文献建议待症状稳定后或者出院后开展。

（六）注意事项

1. 一般注意事项

做好运动风险提示与医务监督；根据个人情况确定最佳运动时间段；充分恰当的运动前热身及运动后放松拉伸；根据个人情况给出终止运动的指征；场地、服装、环境要求；饮食配合；运动微调整，注意观察运动后的不良反应如过度疲劳、肌肉酸痛、拉伤等，如无法耐受运动计划应及时调整运动计划，降低运动量。

2. 运动监督

所有的运动都应在保证生命体征安全的情况下，循序渐进进行。在运动过程中，需要定期测量经皮氧饱和度和心率以确保安全。对于 SpO_2 下降低于界值（通常 $SpO_2 < 90\%$）的患者，应予以吸氧来保证运动的安全性并增加训练强度。对于已经充分吸氧但仍然无法维持最

低血氧饱和度的患者，应该将运动时间分成多次短暂的间歇性运动，以使 SpO_2 恢复并保持在安全范围内。在 2～3 组运动训练中，应该尝试通过增加锻炼量或持续时间来增加训练期间的做功。但是不建议在同一组锻炼中同时增加锻炼量和持续时间。

3. 其他注意事项

长期口服类固醇皮质激素的患者可能会出现外周肌肉萎缩，可以进行抗阻训练加以防治；冷环境、大风、花粉等环境下进行运动，可以诱发 AECOPD 或支气管痉挛，如果是高度敏感或抵抗力差者，应该避免；运动训练前用支气管扩张剂可以最大限度地提高患者的肺功能，缓解运动中的气促，提高运动能力；采用最大心率法控制运动强度时，应该特别注意，服用控制心率药物的患者并不适用，可使用心率储备法进行滴定强度。

三、运动处方实施流程

运动处方实施的逻辑起点是将体力活动生命体征纳入医疗临床诊断，并注重积极体力活动和科学体育运动这一非药物干预手段的运用。其流程包括健康评估与运动测试、处方的制订、运动处方的实施过程监控与微调整、运动处方实施的效果评估等（图 6-2）。

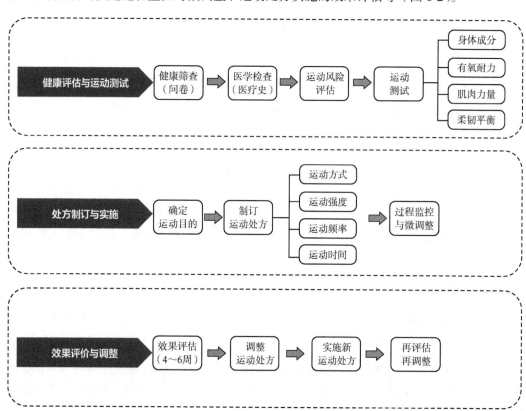

图 6-2　运动处方实施流程图

（一）健康评估与运动测试

健康评估与运动测试主要包括健康筛查、心血管疾病风险评价与危险分层、运动测试。

主要是通过询问、问卷调查[体力活动准备问卷（PAR-Q$^+$）或 ACSM 运动前筛查问卷]、医学检查（体格检查和实验室测试）、运动风险评估（运动风险分层）、运动测试（身体成分、心肺耐力、肌肉力量、肌肉耐力、柔韧性）等途径了解处方对象的健康状况、家族史、疾病史、用药情况及生活习惯、体力活动水平、功能性体适能评估、健康体适能状况、运动习惯和近期锻炼情况等。其目的主要包括通过全面了解处方对象，为制订实施一个安全有效的运动处方提供依据；通过心血管危险分层，明确运动功能测试方案及医务监督的力度，增加运动测试及运动的安全性。

（二）运动处方的制订

运动处方是指根据处方对象的健康评价与风险评估结果及运动目的，遵循 FITT-VP 原则，选择一定的运动方式及安排合理的运动强度、运动频率、运动时间、运动总量和运动进程，并明确提出处方实施中应当注意的事项。

（三）运动处方的实施过程监控与微调整

运动处方的实施过程监控与微调整主要包括运动处方实施的指导与示范、安全性控制和微调整。一般在运动处方开始实施前，处方师向处方对象详细讲解运动处方的含义，并通过示范指导让处方对象通过实践了解如何实施运动处方。运动处方实施过程中应通过检查锻炼日记，或定期到锻炼现场观察等途径进行监督，并根据锻炼后的反应，及时微调运动处方。

（四）运动处方实施的效果评估

运动处方实施的效果评估是在执行运动处方完整周期结束后应进行执行处方前相同指标的测试，通过前后指标的对比、全面分析评估处方对象健康水平改善情况，并调整下一阶段运动处方，以保证取得更好的处方效果。一般来说，按照运动处方进行锻炼 4～6 周后可取得明显的阶段性效果。

四、以 COPD 为例建立运动处方

（一）COPD 运动处方的指南建议

呼吸困难和运动能力下降是肺部疾病患者常见的两个症状。因此肺部疾病患者运动处方制订通常用呼吸困难程度或自觉疲劳程度来检测肺部疾病患者的运动强度，一般以 Borg 量表 4～6 级（10 级）的运动强度为宜。建议每周 3～5 次的中等到较大强度的全身大肌肉群参与的有氧练习，以步行为首选锻炼方式，功率自行车也是推荐的锻炼方式，游泳也可作为可选方案。根据患者的耐受程度，每次运动时间为 20～60 分钟，初始锻炼采取短时间间歇运动是十分必要的。此外每周选择 2～3 次抗阻练习，日常柔韧性练习，以及至少每周 4～5 次呼吸肌训练。关于 COPD 患者的运动推荐，本部分以 ACSM 指南为基础，并结合其他指南（表 6-5）。

表 6-5　COPD 患者 FITT 建议

	有氧	抗阻	柔韧
目的	提高肺功能；降低呼吸困难敏感度；缓解症状；加强日常体力活动能力；提高生活质量	增加肌肉力量与耐力，增加瘦体重和核心稳定	减少损伤风险，维持或提高胸壁活动度
方式	大肌肉群活动（步行、骑功率车）	器械、自由负重或自身体重运动	静态、动态和（或）PNF 拉伸
频率	至少每周 3～5 天	每周 2～3 天	≥每周 2～3 天，每天做效果最好
强度	中等到较大强度（峰值功率的 50%～80% 或 Borg CR10 量表 4～6 分）	力量：无力量练习惯者用 60%～70%1RM；有习惯者≥80% 耐力：<50%1RM	达到拉紧或强度不适感
时间	能耐受情况下，中等到较大强度每天 20～60 分钟，如不能达到可累计完成，须持续运动≥20 分钟后进行低强度运动或间歇休息	力量：2～4 组，8～12 次重复 耐力：≤2 组，15～20 次重复	静态拉伸保持 10～30 秒，每个动作重复 2～4 次
进程	强调时间和强度的递增过程，2～3 个月的依从性	阻力应随力量增加而增加，锻炼时程 2～3 个月	随柔韧性的改善自然增加
特别建议	处方制订的运动强度要适宜，并进行密切的监督，特别在运动的初始阶段；并根据患者反应和耐受能力适时调整运动强度和时间	上肢锻炼可能造成呼吸困难，需要密切监督；注重呼吸肌的练习，详见第六章第四节	柔韧性近似于一般正常人群

注：PNF. 本体感神经肌肉促进法；Borg CR10：Borg 10 级量表

（二）COPD 运动处方范例

COPD 运动处方范例见表 6-6。

表 6-6　COPD 患者运动处方案例

基本信息					XXXX 年 XX 月 X 日
姓名	XX	性别	男✓　　女	年龄	69 岁
联系电话	XX	家庭住址	XXX		

运动前筛查结果				
体力活动水平	□严重不足　　□不足　　□满足		严重不足	
健康筛查	身高 178cm，体重 101kg，体脂率 31.8%			
	疾病史：□无，□高血压，□糖尿病，□心脏病，✓肺脏疾病，□其他			
	血压：120/80mmhg　心率：75 次/分			
	血液指标：空腹血糖 6.1mmol/L，总胆固醇 6.5mmol/L			
	肺功能 FEV$_1$%pred：70%　FEV$_1$/FVC：60%			
	中重度急性加重史：1 次住院			
	CAT：20，mMRC 分级：2			
进一步医学检查	心电图：未见异常			
	心脏超声检查：未见异常			
	腹部超声：轻度脂肪肝			
	下肢血管超声：双下肢动脉壁光滑，未见明显异常			
	眼科检查：未见明显异常			

续表

运动风险分级	□低　□中　✓高				
运动测试结果	心肺功能	✓低	□中	□高	
	肌肉力量与耐力	✓差	□一般	□较好	
	柔韧性	✓差	□一般	□较好	

存在的主要问题：

1. 该患者诊断为 GOLD2 级，长期运动可以有效减轻临床症状、控制疾病进展。该患者一般情况良好，心脏检查未见明显异常，可以选择有氧运动也可选择力量训练或交替进行。力量训练可进行全身多部位锻炼，从无负重或者低负重开始。
2. 该患者平时不爱运动，因此运动应从低强度开始，同时要注意配合饮食管理。
3. 递增负荷试验、6 分钟步行试验中患者出现气促，血氧饱和度下降，提示患者运动时应吸氧。运动时要考虑维持充足的血氧饱和状态。

主诉需求：患者主诉用力后气短，偶见于静息状态。未报告心肌缺血症状。完成日常活动有些气短现象。以久坐生活方式为主，极少户外运动，不太喜好运动，未参加过任何体育运动。

运动处方	
运动目的	通过运动疗法缓解症状，提高患者生活质量水平，加强日常体力活动能力
运动方式	通过调动患者大肌肉群，进行有节奏的、持续性的运动： 1. 有氧步行锻炼——改善身体功能、自觉呼吸困难度及日常活动能力。 2. 上肢哑铃力量训练（上臂屈伸、肩内收、外展）——增加肌肉力量和减轻体重。 3. 伸展运动——提高关节活动度和灵活性。
运动强度	1. 有氧运动强度控制在小强度（30%～40%最大功率），可根据 Borg 呼吸困难等级 3～5 级。 2. 力量训练强度以完成两组 8～12 次重复动作为标准。 3. 拉伸强度达到拉紧或轻微不适状态即可。
运动时间	每天运动控制在 30 分钟为宜，训练初期特别强调短时间间歇性运动。
运动频率	每周 3～4 次，在专业人员指导下进行。
周运动量	每周累计至少 100 分钟小强度运动。
注意事项	1. 运动时吸氧，保证运动过程中血氧饱和度大于 88%。 2. 上肢锻炼可能造成呼吸困难，要做好医务监督。 3. 呼吸肌肌肉力量不足在肺疾病患者中常见，后续考虑加入呼吸肌练习。
回访时间	年　　月　　日
运动处方师	
机构名称（章）	

第二节　患者教育

患者教育是呼吸康复的核心组成部分之一，教育的总体目标是促进患者履行健康行为模式，维持良好生活方式和提高独立自我管理能力。患者教育干预范围可从住院患者教育到社区及家庭联合指导调整。它能降低健康管理费用，减少残疾的发生，促进患者自我决策，提高患者生活质量。

一、患者教育定义

患者教育是由健康专业人士发起的以改变行为、提高治疗或康复的依从性从而改善健康为特定目标，旨在传授知识、态度和技能的一种有计划的活动。

二、学习需求的评估

患者教育的进行需要对患者及其整个家庭进行全面评估，包括对患者及其家单元的社会心理学、社会经济学、受教育程度、职业和文化素养进行全面评估，进而评估患者教育需求，制订个性化教学目标及方案。常用学习需求评估调查表（附录1-10）进行学习需求评估。

三、教育方法的选择

临床医师可参考学习需求评估调查表、患者及照顾者的健康素养水平选择出可以促进某一特定患者或群体学习的最佳教育方式。患者也可自行选择有最大学习潜能的、可用的学习方法或多种学习方法相结合，如阅读、讲座、演示、视频、录音带、小组讨论、俱乐部、营地和休养处、个人指导、游戏和指导下的活动、电脑程序、研讨会和工作坊角色扮演、口头和书面测试等，但每种教育方式都有其优势和劣势，充分评估后，医师可以选择最有效的方法或方法组合。

四、教育的内容

患者教育材料和方案的具体内容应由受教育的个人和小组的需要决定。针对呼吸康复教育的主要内容有健康促进方式、戒烟、感染控制、疾病风险因素的认识和改变、运动的好处和作用、正常心肺的生理、氧的转运、疾病的进展、气道廓清技术和吸痰、能量节省技术、知晓焦虑与抑郁和放松训练、心肺复苏术（CPR）基本生命支持、生命体征的自我监测（心率、血压及呼吸困难）、营养状况、药物情况（计划、行动和副作用）、氧气和其他的呼吸设备的使用、医疗程序（心导管、支气管镜、心肺移植）、社区资源、应急程序、问题解决方法、睡眠管理等。

五、自我管理教育

传统的呼吸康复教育是由医疗人员一对一或通过小组讲座的形式进行的，其内容重点是针对疾病而不是针对每名患者自身特点。传统说教模式教育不仅不利于健康行为的养成，而且不利于控制疾病进展。

而自我管理教育是在传统的疾病知识教育中加入了疾病管理技能训练，除心理健康指导外，更注重提高患者与他人沟通的技能、解决疾病带来的各种问题及寻求家庭社会支持的能力等，其根本目的是提高患者自我管理能力和促进行为改变。主要内容包括：提倡积极主动学习，而不是被动参与；采用多种展示方式如图像、声音、模型与演示，在反馈演示时可以主动让患者参与（看、听、做）；评估患者和家属的理解能力及技能掌握程度（如教学反馈、直接提问和观察）；注重重复和强化；提供书面资料加强记忆，并与家属和照护人员分享；鼓励参与者互动；充分利用教育时机（如讨论如何预防急性加重及出院后若急性加重应及时联系医师）。

自我管理项目有许多形式，例如自我管理团体项目：团体课程形式，通常每次持续 2～2.5 小时，连续 5～7 周。强调互动方法、经验学习和提高自我效能，内容集中在解决问题的技巧，促进互动支持。社区教育团体课程：可在社区由合格的专业人员组织，包括提高自我效能策略、解决问题的练习与讨论。进行系列课程有助于支持患者长期行为改变，促进互动支持。家庭自学计划：患者通过邮件或网络，如音频视频辅助、网络计划等工具参与，交流内容可以集中在某个方面（如精神压力的应对）或系列自我管理主题。该方法具有缩短专业人员工作时间、加强专业指导（经过筛选的内容更有效）、覆盖患者范围广、网络模式容许互动等优点。医务人员一对一口头指导：典型内容是疾病与治疗知识。疾病教育手册：通常作为附属，与其他干预措施等方法合用，单独应用时不能认为是自我管理教育的一种形式。

自我管理教育的形式改变了以往医护人员集中授课的被动教学方式，转变为"专业人员集中授课+疾病管理技能训练+病友相互交流防病经验、相互教育"模式，如"哮喘俱乐部"、"呼吸康复学堂"等形式，能结合临床实际，满足患者个性需求。

六、制订个体化教育计划

教育在呼吸康复计划的每个环节都起着重要作用，个体化教育计划是基于患者、家属或者照护人员对教育的不同需求制订的。个体化教育计划纳入自我管理培训计划中，计划的制订必须个体化，针对每名患者不同的需求和关注点、诊断、疾病严重程度和合并症进行制订，以满足每名患者的个体需求。

七、常见的呼吸康复宣教内容

健康教育应该贯穿呼吸康复整个过程，涉及各项实施技术。在进行健康教育时应该考虑患者的年龄、性别、文化程度、理解程度、经济水平及其病情等因素。

（一）宣教常见呼吸症状及原因

对于慢性呼吸系统疾病患者而言，减轻或解除现有症状，改善主观感受，增加活动范围，提高生活质量，是这些患者的目标。首先要让患者认识呼吸康复的目的，导致呼吸症状（慢性咳嗽、咳痰、气短、气促或呼吸困难等）的原因，找到能引起患者共鸣的话题，才能有的放矢地开展宣教工作。

（二）常用吸入装置的规范应用与教育

药物治疗主要是指长期、规律地使用吸入剂，包括吸入激素、长效胆碱能拮抗剂、长效 β 受体激动剂或联合制剂。药物治疗不属于呼吸康复，但是最优的吸入药物治疗是改善呼吸系统症状的基石，也是呼吸康复的必要前提。为保证药物的有效性，各种吸入装置的规范应用与教育是非常重要的。

1. 加压定量吸入剂

加压定量吸入剂（pressurized metered dose inhalant，pMDI）是指将药物、辅料和抛射剂共同灌装在具有定量阀门的耐压容器中，通过揿压阀门，药物和抛射剂便以气溶胶形式喷出。其中，抛射剂提供形成和释放气溶胶所需的能量。

pMDI+储雾罐适用于手口协调性差，揿压阀门时难以同步缓慢深吸气的患者，可将pMDI连接装有单向阀的储雾罐使用。该方法可避免手口不协调影响药物气溶胶的有效吸入；可多次吸药提高药物的肺部沉积率；可减少因惯性沉积在咽喉部的药物；可减少气溶胶的制冷感提高使用舒适性。

2. 干粉吸入剂

干粉吸入剂（dry powder inhalant，DPI）是指将吸附着药物微粉的载体分装在胶囊或给药装置的储药室中，在吸气气流的作用下，药物微粉以气溶胶的形式被吸入肺内。干粉吸入剂有单剂量胶囊型、多剂量储库型和囊泡型等。

3. 软雾吸入剂

软雾吸入剂（soft mist inhalant，SMI）是一种独特的吸入制剂，是以旋转底座压缩弹簧所产生的机械能为动力提供形成和释放药物气溶胶所需能量，使气雾主动释放，药液射流在特定角度撞击形成软雾，释放运行速度慢且持续时间长的气溶胶。

4. 雾化吸入

用吸入装置来传送药物是一个有效、简单、方便的方法，它能传送正确的剂量到患者的呼吸道，但是如果患者不能正确使用吸入装置，则可使用雾化吸入（nebulizer）。常用空气压缩式雾化是根据文丘里（Venturi）喷射原理，利用压缩空气通过细小管口形成高速气流，产生的负压带动液体或其他流体一起喷射到阻挡物上，在高速撞击下向周围飞溅使液滴变成雾状微粒从出气管喷出。

5. 如何正确选择适合患者的吸入装置

临床可使用吸气流速测定器，测定患者的吸气峰流速（PIFR），同时经过适当培训后判断患者手口协调能力：

1）患者PIFR≥30L/min且手口协调好，可选用以下任一装置：pMDI、DPI、SMI。

2）患者PIFR≥30L/min，手口协调不佳，推荐次序为DPI、pMDI+储雾罐、SMI。

3）患者PIFR<30L/min且手口协调好，推荐次序为SMI、pMDI。

4）患者PIFR<30L/min，手口协调不佳且无须机械通气者，推荐次序为pMDI+储雾罐、SMI、雾化吸入。

5）患者PIFR<30L/min，手口协调不佳，需要机械通气者，推荐次序为雾化吸入、pMDI/SMI（呼吸机管路无储物罐结构者，需通过储物罐与呼吸机连接）。

6. 注意事项

1）正确选择吸入装置：不同的吸入装置因含药物成分不同，其针对人群也不同；每种吸入装置对患者吸气流速和手口协调配合程度要求也不一样，因此应教育患者在专业医疗机构进行临床检查，经过呼吸专科医师诊断，明确治疗方案后，规范使用吸入药物，进行长期治疗。

2）遵医嘱使用：部分吸入装置是长效用药，必须每日定时吸入；部分吸入装置是速效药物，仅急性发作时使用。

3）吸入后教育：某些吸入药物含有激素成分，部分药物停留在会厌部，可导致声音嘶哑、口腔黏膜真菌感染，因此在患者吸入后，嘱患者进行深部漱口，才能有效预防吸入药物带来的不良反应。

（三）非药物治疗

呼吸康复中非药物治疗包括戒烟、气道廓清、气道湿化、氧疗、呼吸锻炼等，还包括营养、心理、健康管理等方面（具体内容详见相关章节）。

（四）节能生活指导

1. 节能生活的基本步骤

当患者感觉呼吸困难和疲劳而限制自我开始、继续或完成活动的能力时，应从计划、准备、步调、暂停四个方面教育患者。

1）计划如何进行任务，是否分成几个部分完成。

2）准备完成任务所需的所有用品。

3）调慢速度并减慢操作任务时的速度。执行这些动作时，调整呼吸，进行深、慢呼吸，避免憋气，有意识地呼吸。可按照吸呼比 1∶2 或 1∶3，如吸 2 次，呼 4 次的模式。避免持续性地执行这些动作，可一边休息，一边完成动作，间断完成。

4）每当需要休息时就暂停及休息一会儿。

2. 缓解呼吸困难时的姿势

肺病患者常有呼吸困难加重的情形，为了避免恐慌，可以提前对患者进行减轻呼吸困难的姿势教育。

1）患者仰卧，抬起头部，弯曲膝盖，可以减轻呼吸困难，借助大的枕头、靠垫等抬高头部，弯曲膝盖（图 6-3）。

2）侧卧时借助枕头、靠垫，侧向不憋气的一侧，保持姿势稳定（图 6-4）。

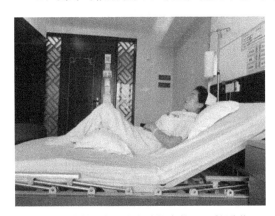 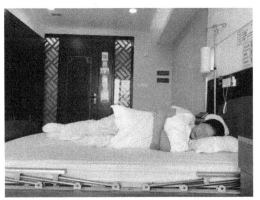

图 6-3　缓解呼吸困难时的姿势——仰卧位　　　　图 6-4　缓解呼吸困难时的姿势——侧卧位

3）有桌子坐位时将前臂放桌子上，手肘支撑保持稳定，采取趴着的姿势（图 6-5）。

4）只有椅子坐位时将双手放在两个膝盖上，双脚踩在地上，保持安静放松（图 6-6）。

5）有齐胸高度的高台时，可以将前臂放在高台上，肘部支撑保持安静（图 6-7）。

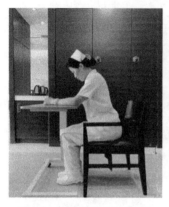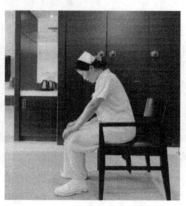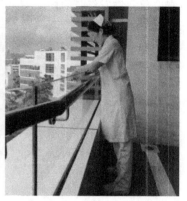

图 6-5　缓解呼吸困难时的　　　图 6-6　缓解呼吸困难时　　　图 6-7　缓解呼吸困难时的
　　　姿势——有桌子坐位　　　　　的姿势——无桌子坐位　　　　　姿势——有齐胸高度的高台

6）无高台站立时后背倚墙，低头，双手放在膝盖上，放松呼吸。或双手重叠放在墙上，保持两手臂安定，将额头、头部放在手上，倚靠着墙壁，不宜将手抵在墙上过高，会增加呼吸困难（图 6-8）。

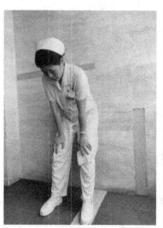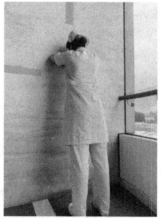

图 6-8　缓解呼吸困难时的姿势——无高台站立

第三节　心理支持

多数慢性肺部疾病不能完全治愈，症状反复迁延不愈，肺功能持续下降，造成日常功能受限、运动能力降低、生活质量下降、社会参与减少，以上共同造成生活方式改变，患者无法适应，必然出现情绪问题。另外，长期治疗不仅造成家庭经济及照料者负担，而且对患者职业发展造成严重阻碍。基于以上因素，患者在疾病管理中常出现多种社会心理问题。心理支持是结合患者社会、心理状况的个体化治疗方案，在提高患者信心和动力，减少患者痛苦并改善治疗效果等方面发挥了关键作用。

一、常见心理问题

肺部疾病患者常存在精神病学症状和心理健康水平下降的情况，常见的心理反应包括抑郁、焦虑、恐惧、多疑敏感、否认、依赖心理增强和轻视等。其中，以抑郁和焦虑症状最为常见。

（1）抑郁　因病情反复，久治不愈，患者产生抑郁悲观情绪。

（2）焦虑　因对疾病发展预期的未知，或者长期治疗造成经济负担加重，患者产生紧张、烦恼、焦虑情绪。

（3）恐惧　因住院环境时常发生改变，或者因病情加重，出现死亡的威胁，而产生恐惧心理。

（4）多疑敏感　对病情过分关注，稍有异常就反应过度，以为病情很重。

（5）否认　患者不能面对现实，忽视病情。

（6）依赖心理增强　老年人多见，生活自理能力差，甚至完全被动，事事依赖他人。

（7）轻视　知识缺乏，认为是小病，症状稍缓解就不遵医嘱，自行停药。

二、评估

心理功能的评估包括一般评估工具评估和症状特异性指标评估。用于评估心理症状的常用工具包括简明症状量表（the brief symptom inventory，BSI）和情绪状态简表（the profile of mood states-short form，POMS-SF）。简明症状量表是多维症状量表，内容包括抑郁、焦虑、敌意等，提供综合症状指数。情绪状态简表可提供整体的情绪评分及6项情绪因子评分。心理健康相关的特异性指标包括抑郁和焦虑。抑郁的常见测量工具包括贝克忧郁量表（beck depression inventory，BDI）、医院焦虑抑郁量表（Hospital Anxiety and Depression Scale，HADS）、流行病学调查用抑郁自评量表（the center for epidemiological studies depression inventory，CES-D）。焦虑的测量工具包括贝克焦虑量表（BAI）、7项广泛性焦虑障碍量表（generalized anxiety disorder 7-Item，GAD-7）、流调用抑郁自评量表（CES-D）和状态-特质焦虑问卷（STAI）。部分具体评估方法，详见第四章第五节。

三、心理干预

心理干预是指在心理学原理和有关理论指导下有计划地按步骤对患者的心理活动、个性特征或行为问题施加影响，使之发生指向预期目标变化的过程。心理障碍的治疗应建立在良好的治疗关系基础上，由经过专业训练的治疗者运用心理学理论知识与技术，帮助解决慢性肺病患者的心理问题，促进其向健康、协调的方向发展。呼吸康复的心理干预包括宣教、运动锻炼、认知行为疗法、动机性访谈、心身干预、药物治疗等几类。对存在严重心理障碍患者，应转至心理专科治疗。

（一）宣教

患者对于自身所患疾病缺乏正确的认识，会加重患者的心理问题。慢性呼吸系统疾病的患者需要了解自身疾病的病因、如何治疗及自己能做什么以尽量改善预后等。所有患者都应接受相关教育以改善肺疾病自我管理。研究显示，教育患者关于其疾病的性质和治疗的意义，可使其更好地理解、认识疾病症状，帮助患者建立健康行为模式。同时在宣教时，我们要多与患者沟通，了解其心理疑惑或障碍，有针对性地为患者宣教。

（二）运动锻炼

运动锻炼是改善慢性呼吸系统疾病患者心理状况的有效康复形式之一，2017年GOLD认识到运动锻炼可以改善抑郁。即使是短期的呼吸康复治疗也能表现出对抑郁、言语记忆和视空间功能的改善。同时，运动锻炼可以提高执行功能，如目的行为、自我控制和转移注意力的能力。此外，运动与改善睡眠，减轻压力和焦虑及降低抑郁风险有关。适度的运动尤其是游泳、音乐伴奏下的运动在提高慢性呼吸系统疾病患者身体机能的同时有效地缓解抑郁、焦虑情绪。

（三）认知行为疗法

认知行为疗法（cognitive behavioral therapy，CBT）已被证明可有效减轻焦虑和抑郁症状。认知疗法和行为治疗可单独使用，也可联用，称为认知行为治疗。在认知疗法中，治疗师帮助患者识别和纠正歪曲、适应不良的观念。行为治疗利用思维练习或真实体验来帮助患者减少症状和改善功能。

CBT常常包括教育、放松训练、应对技巧训练、压力管理或自信训练。CBT是多种精神障碍的循证治疗，包括抑郁、广泛性焦虑障碍、创伤后应激障碍、惊恐障碍、进食障碍和强迫症等。重点在于使被治疗者意识到不合理的认知，包括对自己或他人的不现实观点或期望，然后寻找方法并实践，以纠正不合理的认知。但CBT实践需要大量的培训，这超出了大多数呼吸康复专业人员的实践范围。因此如果患者症状严重，应请求心理专科医生帮助。

（四）动机性访谈

动机性访谈可被描述为一种以目标为导向的，来访者为中心的咨询方式，以此引导并帮助来访者改变行为，帮助他们发现并解决矛盾心理。动机性访谈是一类鼓励患者改变适应不良行为的心理治疗。其由认知行为模式和行为转变阶段模式衍生而来，力图帮助患者识别和改变这些行为，并根据患者所处的行为转变阶段来匹配相应策略。包含动机性访谈成分的干预措施能够增强患者积极行为的改变。

动机性访谈的要素包括表达共情、帮助患者发现其问题行为与更广泛的个人价值观之间的差异、接受患者对改变的抗拒、强化患者的自我效能（即患者对自己能克服障碍并成功改变的信心程度）。在这个过程中，应该鼓励患者表达矛盾情绪，如"我知道呼吸康复可能会帮助我走得更远，但我不想在锻炼时感到气喘吁吁"。医生的作用是澄清这种矛盾心理，并与患者合作，以饱含同情的尊重态度认真回应，以解决问题。

（五）身心干预

身心干预是一种心理治疗方法，瑜伽、太极、气功、正念冥想等皆属于身心干预疗法。

身心干预措施可以减轻患者的焦虑和抑郁，并改善其身体状况。

（六）药物治疗

药物治疗建议在精神专科医生指导下应用。有多种心理药物可治疗诸如焦虑和抑郁等心理症状。苯二氮䓬类药物是肺部疾病患者存在失眠、抑郁、焦虑和难治性呼吸困难时的一类常用精神药物，包括劳拉西泮、阿普唑仑、地西泮和氯硝西泮。呼吸康复人员需要了解此类药物的副作用，如增加呼吸不良事件和跌倒风险。如果患者社会心理筛查评分升高，除了转介给社会心理专业人员外，还应告知患者的主诊医师。患者可以与其医师讨论用药是否合适。某些患者需联合使用心理治疗和精神药物。

四、小结及展望

大量证据表明，慢性肺部疾病患者通常伴有心理不适。当考虑对患者进行心理治疗时，我们需要注意以下几个方面：一是有心理症状的患者需要一个多科学团队成员的治疗方案，来有效地满足其个体化需求。二是个体化及团体化治疗相结合，两者在呼吸康复中各有优势。需要注意每个患者的病情是不一样的，心理障碍的类型或原因并不一致，因此治疗方案也当个体化。三是医院及家庭支持。医院层面，需要认识到心理支持的重要性，及时采取针对性的措施。家庭层面，患者家人的支持、陪伴及理解非常重要。

总之，在呼吸康复期间，应该定期评估患者社会心理问题。如果症状较轻者，可以根据患者的具体情况，进行宣教，并配合运动、CBT 等治疗。如果症状严重者，需要转介给心理专科，必要时使用药物治疗。

第四节　物理治疗

物理治疗技术在增加正常黏膜纤毛清除、改善肺扩张和咳嗽方面效果较好，已经用于治疗呼吸系统疾病患者多年。近年来，新技术和更先进的技术不断涌现，使气道廓清和改善肺扩张更舒适有效。物理治疗技术中有很多种方法，如咳嗽技术、呼吸肌训练、体位引流、高频胸壁振荡等。本节仅从常用的气道廓清技术（airway clearance therapy，ACT）、咳嗽技术及呼吸肌训练三个方面进行介绍。

一、气道廓清技术

分泌物在气道聚集和滞留，为细菌定植感染提供了机会，激发炎症反应发生，造成气道及软组织损伤。因此，尽快将分泌物清除至关重要。气道廓清技术利用物理或机械方式作用于气流，旨在帮助气管支气管内的痰液排出或诱发咳嗽使痰液排出。

（一）气道廓清的机制

正常的气道廓清功能基于两个机制：黏液纤毛廓清（mucociliary clearance，MCC）和有效的咳嗽。

1. 纤毛黏液系统在气道廓清中的作用

从咽部到终末细支气管的黏膜表面存在着纤毛黏液系统，每个呼吸道纤毛细胞顶端约有200 根纤毛，这些纤毛通过动力蛋白臂和纤毛轴突微管之间的复杂相互作用以一定的频率和节律产生"鞭"样摆动，将黏液层和沉积在上面的微生物及颗粒从小气道向大气道和咽部摆动。肺泡和呼吸性细支气管内尽管没有纤毛，但其表面的黏液与传导气道内黏液相连，部分黏液也可通过传导气道内的纤毛摆动排出。

2. 气道廓清生理过程中的有效咳嗽

咳嗽是最重要的呼吸系统保护性反射之一，可清除较大气道中过多的黏液和异物，有助于正常的黏液纤毛转运清除，确保气道通畅。咳嗽分为刺激、吸气、压缩及咳出 4 个阶段。咳嗽的有效性取决于深呼吸的能力、肺弹性回缩力、呼气肌强度和气道阻力的大小。

（二）气道廓清的适应证

1. 气道相关疾病

慢性气道疾病，如 COPD、哮喘、弥漫性泛细支气管炎、支气管扩张、肺囊性纤维化等均与慢性炎症有关。此类疾病具有气道黏液高分泌的特点，大量黏液蓄积在气道管腔中，导致气道阻塞、气流受限，加速肺功能的下降。同时，炎症反应可降低纤毛清除功能、损伤肺泡表面活性物质和改变黏液性质，导致气道的反复感染、阻塞和重塑，形成恶性循环。人工气道的建立也会损伤黏液清除系统，是重症患者发生气道廓清障碍的另一原因。

2. 神经肌肉疾病

引起呼吸肌无力和咳嗽受损的原因较多，包括神经肌肉疾病（neuromuscular disease，NMD）、脊髓损伤、原发性神经疾病和全身无力等。如 NMD、ICU 获得性衰弱均可累及呼吸肌，吸气肌无力可引起肺容积减少，呼气肌无力导致胸腔内压不足从而降低咳嗽效率，即使分泌物与正常人群水平等量时，也因该类患者无效咳嗽而增加了误吸、气道阻塞和肺部感染并发症的风险。

3. 外科手术

导致外科术后患者气道廓清障碍的原因众多，主要与手术引起的肺容积减少、膈肌活动受限、黏液纤毛运动受损、畏惧咳嗽等因素相关。

4. 其他相关疾病

细菌、病毒等感染急性期患者常存在气道廓清障碍，多与黏液生成、纤毛功能受损、人工气道抑制咳嗽反射、呼吸肌衰弱降低咳嗽效率等因素相关。目前针对该类患者，是否常规应用气道廓清技术仍存在争议，还需大样本随机对照研究进一步证实。临床建议满足以下条件的感染急性期患者应使用气道廓清技术：①存在大量分泌物；②持续有痰或无效咳嗽（听诊肺存在粗湿啰音、氧合/通气下降、胸片提示肺容积减少）；③急性肺不张或通气血流比例失调。呼吸道传染类疾病，因病原体及防护的特殊性更易发生气道廓清障碍，如新型冠状病毒感染患者支气管内常见黏液及黏液栓，须规范应用气道廓清技术，并严格使用个人防护设备，实施物表及环境消毒。

（三）气道廓清的技术

1. 气道廓清的目标

减少气道阻塞，改善通气并优化气体交换。

2. 实施气道廓清前准备

1）摄入足够水分能减少分泌物的黏度，从而更容易清除。

2）管饲或饭后至少 30 分钟至 1 小时后才能执行气道廓清技术。

3）支气管扩张药物的吸入应该在执行气道廓清术前，通过扩张气道以帮助分泌物的清除。

4）为达到最佳的药物沉积，抗生素的吸入最好在气道廓清技术后。

5）为使患者尽最大努力配合治疗，应进行适当的疼痛控制。

6）任何分泌物清除技术的准备都应包括对患者肺部状况的评估，这样可进行治疗前后的对比。

7）人体基本的生理体位是与社会参与活动相关的"直立和活动"，它以保持气道交换来进行和预防并发症的发生。

3. 常见的气道廓清技术

（1）指导性咳嗽　目的是教会原发或继发咳嗽受限的患者掌握主动咳嗽的时机和技巧。一般来讲，咳嗽是排出黏液最有效的手段，因为咳嗽时有大的吸气量和高的呼气流速，可以清除第六段或第七节段支气管（肺段支气管）的分泌物。如果患者有分泌物潴留，必须使用远端气道廓清技术，如主动循环呼吸技术、震动叩击或体位引流等技术，将分泌物移动到可以将其咳出的区域。

（2）主动循环呼吸技术（active cycle of breathing technology，ACBT）由三个通气阶段的反复循环构成：呼吸控制（breathing control，BC）、胸廓扩张运动（thoracic expansion exercises，TEE）和用力呼气技术（forced expiration technique，FET）。

1）呼吸控制：在主动循环呼吸中，介于两个主动部分之间休息间歇为呼吸控制。鼓励患者放松上胸部和肩部，同时进行轻柔的潮式呼吸，尽可能多地利用下胸部，即膈肌呼吸模式来完成呼吸。它使肺部和胸壁回复至其静息位置。此周期应继续下去，直到患者开始进行胸廓扩张运动或用力呼气技术中的呵气动作。

2）胸廓扩张运动：是指着重于吸气的深呼吸运动，即深吸气。吸气是主动运动，在吸气末通常需屏气 3 秒，然后完成被动呼气动作，同时可由护理人员或患者进行叩击或振动。胸廓扩张运动有助于肺组织的重新扩张，并协助移除和清理过量的支气管分泌物。在每一主动循环呼吸中，完成 3~4 次左右的扩张运动，通常被认为是适当的，随后需暂停几秒，然后再进行呼吸控制。多而深的呼吸可能会引起通气过度，导致患者疲乏，甚至气管痉挛，同时也影响后面的呵气动作。胸廓扩张运动可被连续使用，也可以在正常呼吸之间使用。将患者或物理治疗师的手置于被鼓励进行胸部运动的那部分胸壁上，可以通过本体感受刺激进一步促进胸部扩张运动。有迹象表明，胸廓扩张运动与胸部摇动、振动、叩击等物理治疗技术合用，有助于进一步排痰。

对于手术后的患者或患有肺塌陷的患者，在吸气末屏气或用鼻吸气，能促进侧支通气，使空气重新分配进入坍塌段并协助肺复张。

3）用力呼气技术：由 1~2 次用力呼气（呵气）组成，像把窗户吹雾或像用呼气清洁眼镜一样，随后进行呼吸控制一段时间再重新开始。呵气可以使外周分泌物移动至更大或更近端的上气道。当分泌物到达更大、更近端的上气道时，在高肺容积位的呵气或咳嗽可以将这些分泌物清除。正确呵气时，发 Ho 的音，而不是 Ha 的音。He 音是喉咙发力为主，Ha 音是胸部发力为主，而 Ho 音主要发力部位是腹部。

用力呼气阶段包括穿插呼吸控制的呵气。呵气是种快速但不用最大努力的呼气。它不像咳嗽时声门闭合，呵气要求声门保持开放。在一个有效的呵气中，腹部的肌肉应该收缩以提供更大力呼气。

总之，ACBT 中的三个技术应该被灵活应用，而且，这些技术应该根据每个患者和每个治疗周期进行调整（图 6-9）。

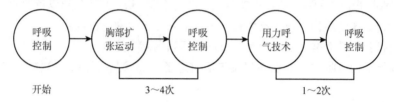

图 6-9　主动循环呼吸技术（ACBT）

（3）叩击、振动、摇动　叩击，是一种清除分泌物的传统方式。在涉及的肺段部分，治疗者双手成杯状对胸部做有节律的叩拍。振动是温和、高频的力，而摇动更有力。振动是在所涉及的肺段处，通过照顾者对胸壁施加压力时上肢的持续共同收缩传递产生的振动力。这种技术只在呼吸的呼气阶段使用，从吸气末开始到呼气末结束。

在临床上经常将体位引流、叩击、振动或摇动技术联合在一起，帮助患者清除分泌物。治疗慢性肺部疾病患者同时使用体位引流和叩击，效果良好，并容易被不愿意尝试其他气道廓清方法的患者接受。对于术后患者，振动和摇动可能比叩击更容易承受。

无论是叩击还是振动、摇动，对于术后疼痛没有充分控制、骨质疏松、凝血功能障碍或血氧饱和度下降的患者，需要特别注意。

（4）呼气正压治疗　呼气正压呼吸指通过气体流经旁系通气系统，促进分泌物向更大的气道移动，从而使塌陷的肺泡再膨胀。现在有许多设备为呼气正压提供了振荡或流畅通气的方法。振荡呼气正压提供：①呼气正压；②使气道振荡；③加快呼气流速从而起到松动并移除分泌物的作用。呼气正压治疗期间可以有效提供氧气补充和雾化吸入药物，从而湿化痰液，以利于痰液排出。

呼气正压治疗不具备体位引流和叩击等传统气道廓清技术的局限性，因此适用于更广泛的患者群体。呼气正压适用于急性发作的住院患者及慢性肺部疾病患者。该设备的花费最少，并且有能力使用这项技术的患者都能独立运用。所有的呼气正压装置都是相当便携的，使气道廓清在外出或离家时更容易进行。众多患者已经证明呼气正压治疗是种接受程度高的合适的气道廓清技术，可以使患者更好地长期坚持。

但是急性鼻窦炎，耳部感染，鼻出血，以及最近口腔或面部手术有外伤的患者在使用呼气正压前应进行仔细评估。使用呼气正压廓清气道可增加气胸的风险。呼吸气压也可能增加气道痉挛，临床或生理特征显示气道高反应的患者在使用呼气正压时应考虑前期给予支气管扩张剂。

（5）体位引流　体位引流的基本原理主要是通过对患者体位摆放，从而达到受累肺段的支气管与地面垂直，利用重力的作用将气管内多余的分泌物排出。肺囊性纤维化、支气管扩张的患者应用广泛。在体位引流的同时，可以配合叩击、振动、湿化等技术，使体位引流获益最大化。

体位引流有一定的禁忌证及注意事项（表 6-7）。体位引流有一定的风险，在决定使用前，物理治疗师、医疗团队需要讨论它的利弊，应随时了解血氧、血压及心率，如有异常，可随时停止。

表 6-7 体位引流的禁忌证和注意事项

所有体位的体位引流的禁忌证	头低脚高位体位引流的注意事项	侧卧位的注意事项
颅内压>20mmHg	循环系统：充血性心力衰竭、高血压	血管：腋股动脉搭桥术
头部和颈部受伤稳定前	肺部：肺水肿、头低位时呼吸困难加重	肌肉骨骼：关节炎、近期肋骨
活动性出血伴血流动力学不稳定	腹部：肥胖、腹部膨胀、食管裂孔疝、	骨折、肩关节滑囊炎、肌腱
最近有脊柱外科手术（如椎板切除术）或	恶心、摄食后不久或患者其他特异性	炎或患者其他特异性情况
急性脊髓损伤	情况	
活动性咯血		
脓胸		
支气管胸膜病		
与心力衰竭相关的肺水肿		
大量胸腔积液		
肺栓塞		
年老，意识不清，或焦虑者		
肋骨骨折，伴或不伴连枷胸		
手术伤口或愈合组织		

（6）运动治疗 有氧运动可提高肺功能或呼吸肌力，呼吸肌力的改善在一定程度上可以促进气道廓清。建议物理治疗师根据患者的病情有针对性地制订个体化运动计划。

二、咳嗽技术

咳嗽既是一种因某种疾病或因素导致的症状；也是一种机体保护自己的技术。当气道有堵塞、黏液难以清除时，咳嗽可以帮助机体清除异常黏液。当吞咽有障碍时，在进食、饮水或服药时也许会出现咳嗽，咳嗽即能帮助患者清除气道内的异物，预防误吸。而对特殊的患者，如不能正常咳嗽者，我们将通过一些方法来实现咳嗽。

（一）咳嗽的机理

咳嗽反射是常见的重要的防御性反射。咳嗽反射的感受器位于喉、气管和支气管的黏膜。大支气管以上部位的感受器对机械刺激敏感，二级支气管以下部位对化学刺激敏感。传入冲动经迷走神经，再传入延髓，触发咳嗽反射。一般来说，咳嗽是排出黏液最有效的手段，因为咳嗽时有大的吸气量和高的呼气流速，可以清除第六节段或第七节段支气管（肺段支气管）的分泌物。如果在较小气管里，分泌物是无法通过咳嗽清除的。因此，患者在小气道有分泌物潴留时，必须使用远端气道廓清技术，如体位引流术或 Acapella 排痰，使分泌物移动到可以将其咳出的区域。

（二）咳嗽的阶段

1. 充分吸气

一般来说，咳嗽时应充分吸气，吸气量至少要达到此人肺活量的60%。吸入足够的气体，才能为足够的咳嗽流速作准备。在吸气前，尽量调整患者的体位，尤其使躯干直立，这样才能最大限度地吸气。在整个过程中，通过言语暗示、体位、主动的手臂运动，延长屏气时间等，增加吸气量。

2. 声门闭合

声门闭合是咳嗽的前提条件。如声门闭合不全，则不会产生任何咳嗽的声音。

3. 提高胸膜腔内压和腹内压

通过腹部和肋间肌肉收缩、物理方法辅助或躯干运动尽可能增加胸腔、腹腔内压力。音调较高的咳嗽通常提示咳嗽力量不足，称为嘶哑的咳嗽。

4. 声门打开，气体排出

在适当时机指导患者声门的持续开放和有力呼出空气。在这一阶段的无力往往与脑损伤和共济失调有关。

（三）咳嗽的并发症

咳嗽有一定的并发症。例如，刺激、炎症和用力呼气时可能引起气道狭窄而致支气管痉挛。慢性咳嗽患者也可能发生应激性尿失禁。当患者持续咳嗽时，胸腔内压力升高以致静脉回流受阻，也有可能发生晕厥。心排血量下降可导致头晕，而后发展为意识丧失。

三、呼吸肌训练

呼吸肌的能力对于呼吸系统中使气体流动达到气体交换水平是至关重要的。呼吸泵的损害会使通气、气体交换和组织呼吸受到影响。在呼吸肌负荷增加或呼吸肌能力下降的疾病中，可发生肌无力。呼吸肌的无力在一定程度上影响了内呼吸及外呼吸的有效性，常见疾病有慢性呼吸系统疾病（COPD、哮喘等）、神经肌肉疾病（肌萎缩侧索硬化症、重症肌无力、多发性肌炎和吉兰-巴雷综合征等）或累及骨骼肌肌力的全身性疾病（甲状腺毒症、心力衰竭、营养不良和ICU后综合征等）等，并与临床的重要症状（呼吸困难、咳嗽障碍、运动损伤、呼吸功能不全、脱机失败等）具有相关性。呼吸肌训练是呼吸肌无力的一种较好的治疗方法。

（一）呼吸肌的组成

吸气肌主要包括肋间外肌、膈肌、胸锁乳突肌、胸骨舌骨肌、胸骨甲状肌、斜角肌、胸大肌、胸小肌等；呼气肌主要包括肋间内肌、腹肌（腹直肌、腹外/内斜肌、腹横肌）、肋下肌、腰方肌、下后锯肌。

（二）呼吸肌评估

呼吸肌肌力的评估一是可以帮助我们诊断是否存在呼吸肌无力；二是评估呼吸肌无力的严重程度；三是跟踪呼吸肌无力的病程。呼吸肌肌力可通过测量最大吸气压（最大吸气压力，MIP 或 PI_{max}）和最大呼气压（最大呼气压力，MEP 或 PE_{max}）进行评估。MIP 反映横膈和其他吸气肌的肌力。经鼻吸气压力（sniff nasal inspiratory pressure，SNIP）可作为吸气肌肌力的替代或附加测试，且已经充分验证。

1. 诊断方面

MIP、SNIP 和 MEP 测量值可定位呼吸肌无力部位。MIP、SNIP 或 MEP 明确降低，若非患者操作敷衍或技术不当导致则提示呼吸肌无力，可能有多种病因，包括神经肌肉疾病（肌萎缩侧索硬化症、重症肌无力、多发性肌炎和吉兰-巴雷综合征等）或累及骨骼肌肌力的全身性疾病（甲状腺毒症、心力衰竭、营养不良和 ICU 后综合征）。除了特定的呼吸肌无力外，MIP、SNIP 或 MEP 为正常低值或轻微降低也可与其他因素有关，包括年龄较长、握力不强、营养不良、健康不佳、体力活动少、身材矮小、吸烟和技师指导欠佳。但妊娠不会降低 MIP、SNIP 或 MEP。

2. 严重程度方面

MIP、SNIP 及 MEP 可用于模拟呼吸肌无力的严重程度，并预测临床后果。在出现呼吸肌无力的症状或体征时，MIP、SNIP 或 MEP 通常已经显著降低。这是因为呼吸肌肌力通常有富余储备，仅在肌力大量损失后才会出现症状和体征。

3. 临床病程

MIP 和 MEP 的连续测量值可用于评估呼吸肌无力是否已经改善，是保持稳定还是已经加重。但在临床上，VC 和 FVC 已广泛替代 MIP 和 MEP 用于病程监测。

（三）呼吸肌训练

呼吸肌训练是一种力量训练，它在吸气或呼气过程中施加阻力来有针对性地加强吸气肌或呼气肌，从而提高肌肉的力量和耐力。与所有力量训练一样，随着时间的推移逐渐增加训练阻力是肌肉纤维增殖和肥大的关键。

1. 吸气肌训练

吸气肌训练有多种方式，包括目标流阻负荷、机械阈值负荷、渐减式流阻负荷（电子 TMT 设备）及自主过度通气。前三者常用于提高肌肉力量，后者用于提高肌肉耐力。关于力量训练与耐力训练的具体方法，可见表 6-8。书中讨论的吸气肌训练方法并不包括早期活动、深呼吸练习、激励型肺活量计等，虽然有研究证实了它们的有效性。

2. 呼气肌训练

呼气肌耐力训练：在 15%～45%PE_{max}（最大呼气压）强度下持续训练 30 分钟。力量训练：在 60% PE_{max}（最大呼气压）强度下 15 个 Valsalva 动作（瓦尔萨尔瓦动作，即用力呼气动作）。两个训练计划都是通过口腔加载呼气阻力来实现，如阈值负荷。

表 6-8 吸气肌训练（IMT）和呼吸肌耐力训练（RMET）的方式

	IMT	RMET（自主 CO_2 过度通气）
类型	力量	耐力
持续时间	15 分钟，每日 2 次	30 分钟，6～12 周
频率	每周 5～7 次	每周 5 次
强度	根据个人情况增加的负荷为 30%～50%MIP，每周的负荷/技术管理	VE=50%～60%MVV，呼吸频率，50～60 次/分钟

[摘自（美）唐娜·弗罗恩菲尔特，（美）伊丽莎白·蒂安白著.心血管系统与呼吸系统物理治疗：证据到实践第 5 版.郭琪，曹鹏宇，喻鹏铭译.北京：北京科学技术出版社，2017：397.]

注：MIP. 最大吸气压；VE. 每分通气量；MVV. 最大分钟通气量

第五节　氧　疗

运动容易诱发慢性气道疾病患者低氧血症，影响患者的运动耐力及自信心，因此在进行呼吸康复运动训练中往往会配合氧疗，即使对于运动未诱发低氧血症的患者，在进行运动训练中采用氧疗亦可以提高其运动耐力。

一、氧疗的概念

氧疗是通过提高吸入气中的氧浓度来提高血氧含量，以纠正或缓解缺氧状态，最终目的是改善低氧血症。氧疗是预防组织低氧的一种暂时性措施，不能代替病因治疗。

二、氧疗的目标及适应证

任何可能引起低氧或组织细胞缺血缺氧的疾病均需要氧疗，平静或运动状态下存在动脉低氧血症者均为氧疗适应证。氧疗的总体目标是维持组织正常的氧合作用以减轻心肺的工作负荷，具体分为：纠正怀疑或已证实的急性缺氧，减轻慢性缺氧所引起的症状，降低急慢性缺氧所增加的心肺系统的工作负荷。

（一）长期氧疗的适应证

1）静息动脉血氧分压（PaO_2）≤55mmHg（7.32kPa），或脉搏血氧饱和度（SpO_2）≤88%。

2）如果存在肺心病、右心衰竭或红细胞增多（血细胞比容>55%）的证据，则 PaO_2≤59mmHg（7.85kPa），或 SpO_2≤89%。

3）运动或睡眠时 PaO_2≤59mmHg（7.85kPa）或 SpO_2≤88%，辅助供氧可能有益，不过获益的证据不太明确。

（二）氧疗剂量

氧疗剂量指足以将 PaO_2 提高至 60mmHg 以上，或 SpO_2 大于 90% 的氧流量大小。

（三）氧疗时间

运动和睡眠时需要吸氧，每次氧疗时间至少 15 小时。

（四）治疗的目标

SpO_2≥90% 和（或）PaO_2≥60mmHg，$PaCO_2$ 升高不超过 10mmHg，pH 不低于 7.25。

三、氧疗方法

（一）无控制性氧疗

无控制性氧疗用于无通气障碍的患者，此方法是临床上常用的吸氧方法，无须控制吸入氧浓度，可根据病情需要调整，以达到解除缺氧的目的。若要保证瞬间吸入的都是高浓度氧，可增加给氧储备腔和（或）供氧流量。利用面罩、呼吸通路中增加呼吸活瓣及储气囊等来增加氧储备腔。除非病情需要，一般均使用较为简单的吸氧疗法。

1. 鼻导管给氧法

采用带鼻塞的塑料导管插入两侧鼻孔给氧，此方法给氧较舒适，对鼻腔无刺激。吸入氧浓度与氧流量有关，见表6-9。

表 6-9　鼻导管吸氧氧流量与吸入氧浓度的关系

氧流量（L/min）	吸入气中氧浓度（FiO₂%）	氧流量（L/min）	吸入气中氧浓度（FiO₂%）
1	24	4	36
2	28	5	40
3	32	6	44

此方法简便有效，利用鼻咽腔作氧的储备腔，供氧浓度可根据患者能忍受的氧流量调整。导管可用橡胶制导管或软塑料管，导管尖端应送入鼻咽腔。常用氧流量为每分钟2～3L，吸入氧浓度在30%以下。大约氧流量每增加1L，吸入氧中氧浓度增加4%，表示为$FiO_2=21+4\times$吸入氧流量（L/min）。FiO_2受潮气量、呼吸频率等影响，且张口呼吸、咳嗽、说话、进食等情况下，FiO_2会降低。

2. 普通面罩给氧法

在防漏气条件下，面罩给氧每分钟氧流量必须在 5L 以下，否则呼出气体便积聚在面罩内而被重复吸入，导致 CO_2 蓄积。增加供氧量，FiO_2 也相应增加（表6-10）。若需增高 FiO_2 超过 60%，必须增加氧储备腔，即在面罩后安装一贮气囊，部分气体会重吸入，氧流量应调整至吸气时贮气囊不塌陷，又不胀满为度。

表 6-10　面罩吸氧时供氧流量与吸入氧浓度的关系

氧流量（L/min）	吸入气中氧浓度（FiO₂%）	氧流量（L/min）	吸入气中氧浓度（FiO₂%）
面罩吸氧		加贮气囊面罩	
5～6	40	6	60
6～7	50	7	70
7～8	60	8	80
		9	90
		10	99

（二）控制性氧疗

控制性氧疗用于患有慢性肺部疾病、呼吸衰竭的患者，患者依赖低氧的刺激来维持其通气量。若无控制地吸入高浓度氧，低氧血症虽可暂时缓解，但通气量会进一步降低，甚至有致 CO_2 麻醉的危险。

文丘里（Venturi）面罩又称可调式通气面罩，属于高流量给氧系统。可提供的氧浓度为24%、26%、28%、30%、35%、40%、50%。40%以上的氧浓度精确度明显下降，与实测值可差 10%；如氧浓度低于 40% 时，与实测值相差较小，仅差 1%～2%。

（三）经鼻高流量湿化氧疗

经鼻高流量湿化氧疗（HFNC）作为一种新的呼吸支持技术，一方面拥有鼻导管经济、简单、方便、舒适的优点；另一方面高流量湿化氧疗在满足患者吸入较高氧浓度的同时，湿化气体也能够缓解患者因为高流量氧气带来的多种不适。该治疗设备可分为两个系统，分别是高流量输出装置及加温加湿系统和鼻塞系统。主要装置有空氧混合装置、湿化治疗仪、高流量鼻塞和连接呼吸管路。

在功能方面，经鼻高流量湿化氧疗具备一定的优势：

1）经鼻高流量湿化氧疗能够为患者提供较为恒定的吸氧浓度（21%～100%）、温度（31～37℃）和湿度的高流量（8～80L/min）气体，基于经鼻高流量湿化氧疗提供的高流量氧气供应，使得供氧气流大于患者自身的吸气峰流量，以此来确保 FiO_2 的稳定性，需要注意的是，经鼻高流量湿化氧疗只有提供的气体流量大于患者的吸气峰流量时才能够提供恒定的氧浓度。

2）经鼻高流量湿化氧疗能够一定程度地减少解剖无效腔的气体量，且研究发现装置输出气体流量越高时，减少的解剖无效腔量就越多。

3）经鼻高流量湿化氧疗在输送高流量气体的同时，气道正压能够增加患者的呼气末肺容积，且具有扩张肺泡的作用，能够使肺不张患者从中受益。

4）经鼻高流量湿化氧疗采用的湿化气体模式在为机体输送氧的同时发挥保护气道黏膜的作用，在减少气道热量和水分丢失的同时提高气道的清除能力。

5）装置通过鼻导管进行氧疗，具有很好的舒适性。

在临床应用方面，经鼻高流量湿化氧疗通过以上所述的多种功能来改善患者的换气功能和部分通气功能，对单纯低氧性呼吸衰竭（Ⅰ型呼吸衰竭）患者具有积极的治疗作用，对部分轻度低氧合并高碳酸血症（Ⅱ型呼吸衰竭）患者可能也具有一定的治疗作用，但尚需要大样本的临床研究证实。

四、氧疗注意事项

（一）氧疗效果估计

氧疗效果可从两个方面予以估计：一是监测全身状况，包括收缩压、舒张压，观察心率、皮肤色泽、温度及神志。对呼吸系统还应观察潮气量、呼吸频率、呼吸做功和清醒患者呼吸困难得以改善的主观感受。二是动脉血气分析，这是估计氧疗效果最客观的方法。经普通氧疗措施不能改善的低氧血症者应当尽早采用机械通气治疗。

（二）湿化吸入气

干燥气体不经过上呼吸道生理湿化区（如鼻咽导管给氧或通过人工气道给氧），可使分泌物黏稠，呼吸道纤毛运动减弱。目前常用湿化吸入气的方式有鼓泡式湿化器（低效湿化器）、水蒸气发生器、超声雾化器等多种方法。

（三）防止并发症

1. CO₂潴留

呼吸中枢借助低氧作为兴奋刺激的患者，因氧疗致低氧血症快速纠正后，解除了低氧对呼吸中枢的驱动能力，有导致通气量进一步下降的危险，常见于 COPD 及慢性低氧血症患者，吸氧虽有潜在危险，这种情况但并不是氧疗禁忌，只是吸氧浓度应予控制。

2. 氧中毒

氧对肺的毒性作用取决于氧分压（PaO_2）而不是吸入氧浓度（FiO_2），肺损害程度与氧分压的高低及持续时间长短相关。目前认为氧中毒造成的特殊细胞损害主要是由细胞内产生的氧自由基或其他有化学活性的氧代谢产物以及超氧化物的作用引起。临床上行氧疗时，一般患者 FiO_2 不必过高，30%～50%浓度的氧足以使 PaO_2 达到 60mmHg 以上的水平。为预防肺组织氧中毒，应注意长期氧疗时，吸氧不要超过 50%。一般来讲，应避免连续使用 100%的氧气超过 24 小时，70%的氧气超过 2 天或 50%的氧气超过 5 天。严重低氧血症时，为较快纠正低氧血症，短期内可给予 60%以上氧浓度，同时积极改善肺泡气体交换条件或采用呼气末正压通气；如 PaO_2 仍在 60mmHg 以下，这时宜用更高浓度的氧，虽有肺部氧中毒损害的潜在危险，但应将确保动脉血氧合作为主要治疗目标，从而保证组织器官氧合。

第六节 家庭无创通气

氧疗可以改善患者运动耐力，但同时造成患者的活动范围明显受限等问题。而无创正压通气可通过缓解患者呼吸肌疲劳以改善其肺功能，并且能治疗夜间低通气，因此在临床上，无创正压通气在呼吸康复中的应用正逐渐受到重视。

一、无创正压通气的概念

无创正压通气（non-invasive positive ventilation，NIPV）是人工辅助通气的一种方法，指不建立人工气道的情况下，在保持上气道结构和功能完整的基础上所进行的气道内的正压通气。NIPV 包括持续气道正压、双水平气道正压及自动持续气道正压等多种通气模式，是常用于 COPD、支气管扩张症、重症肺结核、严重胸廓畸形等引起慢性呼吸衰竭及成人睡眠呼吸系统疾病包括阻塞性睡眠呼吸暂停、中枢性睡眠呼吸暂停综合征、睡眠相关低通气疾病和睡眠相关低氧血症一线的治疗方法。

二、NIPV 分类、模式和辅助功能

NIPV 呼吸机由主机、管路、人机连接界面及湿化器组成。主机中的马达通过改变速度来控制压力。管路有标准管路和加温管路两种。人机连接界面有多种样式以供选择使用。湿化器分为两种类型，常温湿化和加温湿化。而选择合适的 NIPV 模式是治疗成功的关键。

1. 持续气道正压通气

持续气道正压通气（CPAP）是指在自主呼吸状态下，吸气相和呼气相能够连续地输送一定的正向压力，从而使上气道维持开放状态的通气模式。作为一种呼吸支持模式，CPAP 通常只要设置一个固定的压力，范围多选择在 4～20cmH$_2$O（1cmH$_2$O=0.098kPa）内。作为早期开发并应用于临床治疗阻塞性睡眠呼吸暂停（OSA）的 NIPV 模式，目前仍然是大多数 OSA 患者的首选治疗模式。

除 OSA 外，CPAP 也可用于治疗中枢性睡眠呼吸暂停、潮式呼吸、部分肥胖低通气综合征（OHS）、重叠综合征患者，临床也常用于早产儿呼吸支持、儿童重症肺炎、小儿急性呼吸衰竭、新生儿呼吸窘迫综合征等危急重症的治疗。

CPAP 有简单易用、安全性良好、成本相对较低的优点，但因其为固定的压力水平及潮气量，无法根据患者的需要进行自动调整，因此对于存在 CO$_2$ 潴留较重的患者并不适用。

2. 双水平气道正压通气（bilevel positive airway pressure，BPAP）

该模式通过辅助呼吸来增加患者的肺泡通气量，分别设置和调整吸气相压力（IPAP）、呼气相压力（EPAP）以减轻上气道的阻塞和塌陷，帮助患者开放上气道，以维持必要的有效功能残气量。BPAP 以压力支持和呼气末正压作为通气方式。吸气压与呼气压之间的压力差又称为压力支持（PS），即 PS=IPAP–EPAP，压力支持也是保证潮气量的重要基础。BPAP 通过扩大压力差来加强吸气支持、提高肺泡通气量，此外还能够减轻 CO$_2$ 潴留，减少呼吸肌负荷。EPAP 模式保持了上气道的开放，极大程度地缓解了阻塞型睡眠呼吸暂停，增加了功能残气量，通过防止肺泡塌陷来发挥作用。BPAP 辅助通气治疗时具有较好的安全性，且属于无创治疗，使得患者对于该模式的治疗耐受性良好，临床工作中常用于 II 型呼吸衰竭、急性呼吸窘迫综合征、重症哮喘、急性肺水肿及阻塞性睡眠呼吸暂停综合征等。

BPAP 通常分为 3 种通气治疗模式：

1）双水平气道正压通气自主触发模式（BPAP-S）：患者的自主呼吸能够诱发 IPAP 和 EPAP 的自动转换。该模式运行前需分别设置参数 IPAP 和 EPAP 的值，在进行压力滴定时调整 IPAP 和 EPAP。

2）双水平气道正压通气自主触发时间控制模式（BPAP-ST）：是在 BPAP-S 的基础上增加了备用呼吸频率的设置。患者在触发 IPAP/EPAP 转换的同时，如果在一定时间没有自主呼吸发生，那么呼吸机将按照预设的备用呼吸频率来补足。BPAP-ST 模式在设置压力的同时，还需要设置备用呼吸频率及适当的吸气压力上升时间。

3）双水平气道正压通气时间控制模式（BPAP-T）：需设置呼吸频率和 IPAP 时间（或吸呼气时间比）及吸气、呼气压力水平。无论患者呼吸状况如何，呼吸机均以固定的呼吸频率、固定的吸呼时间比或固定的 IPAP/EPAP 切换时间输送压力。

BPAP 也可应用于阻塞性睡眠呼吸暂停，其中重要的应用指征是患者存在慢性的肺泡低通气。该类患者特点是多数存在 CO$_2$ 潴留，睡眠时更为突出。OSA 患者使用 BPAP 与 CPAP 治疗的依从性并无明显差异。因此，一些对于 CPAP 疗效不佳的患者可考虑使用 BPAP 替代。需要注意的是，BPAP-ST 模式的应用不当会引起过度通气，存在诱发中枢型呼吸暂停的风险。当应用 CPAP 设置压力超过 15cmH$_2$O 仍然不能够有效地缓解 OSA 患者的阻塞型呼吸事件或不能耐受高 CPAP 的患者，可以考虑应用 BPAP-S 模式。BPAP-ST 模式常常应用于限制性胸廓疾病、神经肌肉疾病、部分肥胖低通气综合征患者，或因呼吸中枢驱动减低需要辅助通气的患者，或合并日间呼吸衰竭的 COPD 患者，也可用于存在 CO_2 潴留的中枢性睡眠呼吸暂停综合征（CSAS）患者。当 BPAP-S 模式已达到最大压力支持仍然不能达到满足患者呼吸需要时，考虑采用 BPAP-ST 模式，但呼吸支持频率的设定应避免影响人机同步性。BPAP-T 模式常常与其他模式联合应用，很少考虑单独应用，仅治疗部分随时可能发生呼吸骤停且不适合长期插管行机械通气的患者时考虑。

3. 自动持续气道正压通气（auto-CPAP）

该模式能够根据设备探测到的气流量、气流波形、震动、气道阻力，在提前设定的压力区间中对压力进行自动调整，以确保提供上气道开放所需的最低有效治疗压。auto-CPAP 模式的特点是设备能够根据患者的实际需求调整压力，所采用的平均治疗压相对较低，具有较好的疗效，且患者依从性高。auto-CPAP 常用于无充血性心力衰竭、无明显肺疾病、无非阻塞性呼吸引起的夜间血氧饱和度降低及无中枢性睡眠呼吸暂停综合征的中重度 OSA 患者，适用于仰卧、快速眼球运动睡眠、饮酒相关 OSA 和服用影响上气道肌肉张力药物的 OSA 患者。auto-CPAP 可帮助家庭应用呼吸机患者确定其最佳的治疗压力范围，也可用于 OSA 患者的长期家庭治疗。需要注意的是，由于漏气补偿或未能准确判断中枢或阻塞性呼吸事件，auto-CPAP 可能导致过度的压力升高，导致滴定时压力调整错误，以及由于对气道阻塞或低通气反应缓慢或不当而导致治疗压力不足。研究表明了 auto-CPAP 与 CPAP 治疗的长期依从性无明显的差异，但存在一部分患者对前者有更高的耐受性，接受度也更高。

4. 容量保障压力支持通气（VAPSV）

可根据患者的实际情况对设备提供的压力水平进行自动调整，从而保证合适的潮气量或肺泡通气量。在潮气量或肺泡通气量未达到设定的目标值时进行压力支持，超过时则降低压力支持。在应用时，应提前设定目标的潮气量或肺泡通气量，预设 EPAP、IPAP 范围、备用呼吸频率及 IPAP 时间以及压力支持的区间。VAPSV 主要用于治疗 COPD、NMD 或 OHS 等慢性肺泡低通气（CAH）患者。这种模式具有较好的压力呼吸辅助同步及潮气量保障性好的特点，目标潮气量的完成不受患者的呼吸努力、气道阻力和肺顺应性的影响。与 BPAP-ST 相比，VAPS 能够更好地增加有效通气量、降低 $PaCO_2$，从而改善 CO_2 潴留，二者改善睡眠质量的作用相似。

三、人机连接界面的分类和应用

人机连接界面是指进行无创正压通气时人与呼吸机连接的界面，该装置的应用直接影响治疗的疗效和患者的依从性，当其选择或佩戴不良时，则会引起不适及漏气，造成患者出现频繁觉醒、睡眠片段化，出现治疗压力降低，甚至治疗失败。因此选择合适的人机连接界面并佩戴良好是提高疗效及增强患者依从性的重要手段。

（一）人机连接界面的类型

1）鼻罩：能够完全覆盖并且包绕整个鼻部，通过鼻腔向机体输送压力。具有操作简单、患者耐受性好的特点，但容易经口漏气，降低设备的工作效率。

2）鼻枕：将两个鼻垫插入鼻腔内并封闭鼻孔，经鼻腔输送压力。鼻枕具有接触皮肤的面积小，轻便，患者易于接受，避免漏气等优点。但鼻垫插入鼻腔内易引起鼻腔不适，且气流压力较大时直接刺激鼻黏膜，此外患者入睡后可能因鼻枕移位出现漏气的情况。

3）口鼻罩：可同时覆盖口鼻，患者可经口鼻进行呼吸，避免了鼻罩的经口漏气现象，适用于鼻腔阻塞、张口呼吸而严重漏气的患者。缺点是与皮肤接触的面积大，容易出现漏气，且易引起患者不适感，口鼻被覆盖影响患者进食及交流，因此依从性不佳。

4）全脸面罩：遮盖整个面部。通常在其他类型人机连接界面引起口鼻皮肤损伤时作为替代选择。缺点同口鼻罩，接触面积大，舒适性差，影响疗效及依从性。

5）口含罩：将蝶形软片放在唇齿之间，密封罩固定于唇外，经口腔输送气流。优势是能够防止经口漏气和面部皮肤损伤。缺点是容易引起口干，需要加强气体的湿化，此外有经鼻漏气的可能。

（二）人机连接界面的选择

人机连接界面的选择需要结合患者自身的情况，包括其面部情况、皮肤是否破损及敏感性、治疗的模式和所需的压力高低。量鼻尺有助于作出选择，但患者的试戴感受是最佳的检验方法。口鼻周围皮肤完好和上下齿列的完整性是佩戴口鼻罩的基础。对习惯张口呼吸者鼻罩也可以考虑应用，初始时可采用鼻罩加用下颌托带，待其张口改善后可调整为鼻罩。有幽闭恐惧症及胡须浓密的患者使用鼻枕更为适合。选择鼻枕时应当考虑鼻垫的尺寸，足够大的鼻垫才能确保良好的密封性。在治疗期间出现严重鼻充血或张口呼吸而经相应治疗无效时多选择口鼻罩。多个上齿缺如者须佩戴义齿使用口鼻罩。全脸面罩的应用仅限于部分特殊患者，且需要在专业医师指导下使用。一般情况下，口含罩不作为首选，只作为其他人机连接界面的补充。极少数幽闭恐惧症患者也可能选择口含罩。鼻罩容易经口漏气，使得有效通气量减少，因此在应用时应当谨慎选择。

（三）人机连接界面应用

患者必须独自掌握正确的佩戴方法，确保佩戴舒适，同时漏气的情况在可接受范围内。关键点有以下几个方面：放置鼻罩的第一落点为上唇；鼻枕的鼻垫应放在鼻孔中；全脸面罩应先放在鼻梁上，由上而下扣置。需引起注意的是，装置的佩戴过紧会引起受压部位的皮肤损伤，过松则会降低密封性，导致漏气。人机连接界面在试戴时应通过缓慢升压来考察压力增高后是否存在漏气及漏气的情况，以此来判断设备在治疗压力时人机连接界面是否合适。

（四）头带、侧带和下颌托带

头带和侧带被用来固定人机连接界面，应当具备弹性好、调节方便、易于佩戴和拆洗的特点。此外，头带、侧带的紧松与是否漏气并无直接关系，关键是头带松紧适度并且对接触点的力量均衡，才能保证良好的密闭性。下颌托带舒适性不佳，在托带移位时还容易引起吞气腹胀，故而仅在习惯性张口呼吸或确定压力足够但仍张口呼吸时选择。

四、气道管理

在选择鼻罩、鼻枕作为人机连接界面时，鼻腔为唯一的呼吸通道，因此在使用呼吸机前应当仔细检查并确保其通畅性。如存在鼻塞，可提前吸入糖皮质激素或口服抗过敏药物改善鼻塞症状后再使用。必要时可选择鼻咽镜进行检查以除外鼻息肉、鼻甲肥大等阻塞鼻腔的情况，必要时可选择外科治疗。

加温湿化器的原理是使用加热板使储水盒中水温升高，并保持吸入气体的温度和湿度适中，从而缓解因气流通过引起的黏膜干燥，提高患者的舒适度。除加温湿化器外，加温湿化管路能够优化前者的湿化效果，避免气体在输送过程中因降温而在管路中出现冷凝。在干燥环境中及经口漏气的患者中应用加温湿化能够优化患者的治疗体验，提高患者的依从性。此外，加温湿化程度的调节多依据气候、环境、室内温湿度、使用压力水平和患者的感受。将呼吸机置于患者头部水平以下可避免气体冷凝后倒灌入患者气道。

五、呼吸机的压力滴定

通过设备为患者提供适当的治疗压力是成功的关键，因此在应用 NIPV 前进行压力滴定至关重要。睡眠实验室内进行整夜值守多导睡眠监测下人工压力滴定是确定最佳治疗压力的标准程序。在进行压力滴定前应与患者充分沟通，帮助其试配人机连接界面，适应压力，并示范详细的操作过程直到其能够熟练应用。对中、重度 OSA 患者需要长期使用 CPAP 治疗的，可以先通过 APAP 自动滴定来确定适当的治疗压力。与睡眠相关的慢性肺泡低通气患者应当选择人工压力滴定。

六、治疗中的问题和解决方法

采取 NIPV 进行治疗时存在一定的风险，其中不良反应的发生率为 5%～15%，多数不良反应是短暂的、可逆的，存在影响疗效及降低患者依从性的可能，因此及时发现问题、积极进行处理对于确保无创通气治疗成功至关重要。

（一）人机连接界面相关的不良反应

（1）眼干甚至结膜炎　其中大多数是由鼻罩或口鼻罩上方的气体泄漏引起的对眼睛的直接刺激，应强调选择适当的人机连接接口，并强调上下平衡。

（2）皮肤压痕、破损和不适感　通常由太紧的头带和侧带引起，这需要将其对称地进行调节，适用于容纳一根手指在侧带的两侧，还可以尝试替换不同尺寸或类型的人机连接界面，如鼻枕，并使用皮肤保护垫或薄膜。在皮肤溃疡或严重过敏的情况下，可以暂停 NIPV 处理。

（3）人机连接界面移位　主要是由佩戴不紧引起的，可以适当地调节头带、侧带或前额垫，通过降低头部和枕头之间的摩擦阻力以防止位移。

（二）口干

口干的主要原因是鼻塞，压力设置不当或张口呼吸引起的经口漏气。这种情况下应该首先处理鼻塞，同时提高加温和加湿程度，调整压力或使用呼气压力释放技术。习惯性张口呼吸在老年人、中风后或存在假牙患者中更为常见，可以添加下颌支撑带改善，并且在少数情况下可以更换口鼻罩。

（三）鼻部症状

（1）鼻充血、鼻塞　可以通过加温湿化来减轻症状，它还可以通过经鼻吸入的糖皮质激素，使用抗过敏药物，鼻腔冲洗，更换口鼻罩或调节治疗压力来缓解。短期使用局部缩血管药物亦有效。

（2）鼻衄、鼻黏膜干燥、疼痛　用生理盐水冲洗鼻腔或使用加温湿化可改善上述症状。

（3）鼻炎、流涕　经鼻吸入糖皮质激素对缓解局部炎症有效。

（四）其他

（1）幽闭恐惧症　佩戴人机连接界面后，患者立即感到窒息，呼吸不顺畅且伴有恐惧感。通过解释、逐渐适应、使用鼻枕和打开延迟压力上升可以改善。如有必要，患者可以在短时间内服用镇静药物。

（2）吞气、腹胀　首先，找出原因，例如使用口鼻罩是否存在鼻塞。通过使用 BPAP，开放呼气压力释放或适当降低治疗压力可以缓解症状。如有必要，可以采取半卧位、口服活性炭或促进肠道蠕动药物等措施。

（3）睡眠反跳　在治疗的早期阶段，严重患者的快动眼睡眠相（REM）异常增加，对刺激的反应减少，难以醒来，也可能具有不完全的气道阻塞，导致肺泡通气不足和持续缺氧。因此，应密切观察到治疗的第一周，设定足够的治疗压力有助于改善睡眠反跳。

（4）睡眠中无意识摘除人机连接界面而中断治疗　它主要与压力过低有关，但不能排除太高的压力，也可能是由不正确的人机连接界面、鼻塞和大量漏气引起的。

（5）胸部隐痛　据推测，胸痛与呼吸机治疗期间的压力和胸部膨胀的增加有关，这种疼痛多数是自限性的，但应考虑排除严重的并发症，如气胸。

（6）压力不耐受　多表现为呼气费力，相应的对策包括设定延迟压力上升，打开呼气压力释放，改变为 BPAP 或 APAP 处理模式，并采取辅助措施，如升高床头、侧面睡眠和体重控制。

（7）噪声影响睡眠　可选用噪声相对较小的呼吸机，或在睡眠过程中选择佩戴耳塞。

（8）入睡困难　设置延时压力上升有助于入睡，短效镇静催眠药物的应用也有效。

（9）上呼吸道、中耳或鼻窦感染　在控制感染之前，不建议继续使用呼吸机。如果患者在感染期间坚持使用呼吸机，应该建议其更频繁地清洗面罩和管道，且口鼻罩的应用对疗效更有保障。

（10）残留嗜睡　可能存在的原因，如治疗压力不足，患者依从性差，睡眠时间不足，合并有其他睡眠疾病，如发作性睡病，排除以上原因后，在医生的指导下也可以使用促醒药物。

（五）禁忌证

气胸，纵隔肺气肿，颅内压高，肺部气压高和鼓膜破裂是 NIPV 的禁忌证。如果在使用 NIPV 期间发生上述症状，则应停止使用。

（六）氧疗

多数情况下氧疗与其他治疗方式互相配合，不单独应用。氧疗在 OSA 患者家庭 NIPV 治疗中地位一般，仅有很小一部分患者初始治疗时，特别是 REM 睡眠反跳期会短期配合氧疗。如果与呼吸事件无关的缺氧仍然存在，则应寻找原因，在医生指导下同时进行氧化和NIPV 治疗。COPD、OHS、CHF 和 NMD 的患者在清醒时缺氧，睡眠期间可能会加剧缺氧。应根据医生的建议进行氧疗配合 NIPV 治疗消除阻塞性呼吸事件。必须注意的是，当氧气流量固定时，由于 NIPV 压力设定、患者呼吸模式、人机界面类型、漏气位置和程度的差异，吸入的氧浓度可能不同。应全面考虑患者的病情，根据 NIPV 疗效和氧治疗模式进行辅助氧疗。

七、治疗依从性与随访

对家庭 NIPV 治疗患者长期的随访是保障疗效、改善预后的重要措施，必须由相关专业人员对患者治疗的依从性、有效性和安全性进行监测并进行实时指导。治疗后第 1 周、第 1个月和第 3 个月及时随访，此后每半年或每 1 年规律随访。通过询问原有症状的改善和存在的不良反应，以及下载 NIPV 实际使用时间、残存呼吸暂停低通气指数（AHI）、漏气量和潮气量来评价治疗效果和依从性。患者在治疗后的第 1 周、第 1 个月和第 3 个月随访，然后定期每年进行随访。通过患者症状是否改善、是否存在不良反应，以及实际使用时间、残留 AHI等对疗效及患者的依从性进行评估。

八、无创呼吸机的规范使用

（一）呼吸机的日常使用操作

1）呼吸机放置在床头的稳定平面上，略低于头部的水平。

2）将净化的水或蒸馏水加入加湿器的储水盒，不超过最大水位标记。

3）开启电源。

4）如有必要，调整延迟压力上升时间和加热加湿挡位，观察和检查压力设置。

5）佩戴时需松紧适度，同时保证舒适密封。

6）在不同体位调整管路，保证睡眠中体位变化不影响疗效。头部周围管路不宜留置过长，避免缠绕头颈。

7）断开管路连接时应握住管路的硬橡胶端，而非管体。

8）按动开关键或以吸气启动呼吸机。

9）停止治疗时关闭开关键，摘除人机连接界面。

（二）注意事项

1）确保设备无任何损坏。

2）如果在呼吸机的性能下发现任何未解释的变化，如异常噪声、特殊的气味、套管损坏、液体浸泡或磨损，请停止使用并发送维护。

3）呼吸机非平行移动之前应清空储水盒。

4）勿自行调整系统设置或开启机壳。

5）勿与他人共用或借用呼吸机。

6）在配合氧疗时，应打开呼吸机，以确保气流已递送，然后应打开氧气；在停止时，首先关闭氧气然后关闭呼吸机。

7）熟悉移出和重新插入智能卡的操作，定期下载数据，坚持随访。

8）每年校准压力。

第七节 营养支持

营养不良对肺的结构、弹性和功能，呼吸肌的收缩力和耐受性，呼吸运动的调节，呼吸系统的免疫防御功能等都具有不良影响，最终削弱肺功能，导致疾病进一步恶化。因此，营养支持也是慢性呼吸系统疾病患者实施呼吸康复计划中不可轻视的重要组成部分。

一、概述

所谓营养支持指根据患者的营养状况和代谢特点，进行合理的营养治疗，改善患者的营养状况，进而有利于代偿呼吸肌消耗，维持通气功能，增强机体免疫功能，达到促进疾病康复、改善临床结局的目的。营养评估内容详见第四章第五节。

二、营养支持

目前临床中常用的营养支持方法有肠内营养（EN）及肠外营养（PN）、重组人生长激素（rhGH）、合理饮食指导等。

（一）肠内营养

早期肠内营养支持能迅速改善行 NIPV 治疗患者的营养状态，提高脱机成功率，同时可以预防呼吸系统疾病患者体重下降和肌肉损耗的发生，改善患者的营养状况，增强肺功能，促进疾病恢复。有研究表明，口服营养液能够明显提高呼吸系统疾病患者总摄入量、人体测量指标和手握力，增加 PaO_2 和降低 $PaCO_2$ 水平，给呼吸系统疾病患者病情转归提供绝对的能量需求，从而达到理想的治疗效果。

（二）肠外营养

慢性疾病患者有明确的预后，且 3 天内肠内营养或口服饮食无法实施，或者肠内营养功能只能提供其日需要量的一半以下超过 1 周情况下需行肠内营养。

（三）重组人生长激素（rhGH）

重组人生长激素能缩短呼吸衰竭患者机械通气时间，还能改善患者的营养状况，增强免疫功能，提高临床疗效。

（四）合理饮食指导

合理饮食指导指针对每个患者不同的饮食习惯，指导饮食搭配，增加膳食纤维和谷物的摄入量，忌生冷、过咸、油腻食物，鼓励多吃蔬菜、水果，蛋白质以鱼蛋奶类为主，少食多餐，避免高碳水化合物和过高热量摄入。

三、COPD 营养方案

（一）概述

COPD 患者普遍存在体重下降、肌肉及骨骼肌损失等营养不良表现，这可能是导致 COPD 患者病情恶化或反复住院的原因之一。

营养支持可改善 COPD 患者的肺功能、血气指标、呼吸肌肌力，促进疾病痊愈以提高生活质量。通过提供均衡合理营养以满足患者对能量、蛋白质、维生素和矿物质的需要，维持患者良好的营养状态并减轻负氮平衡，可以防止肌肉及其他组织的进一步丢失，并改善呼吸肌质量与功能，维持有效呼吸通气功能；同时对于增强机体免疫力、降低感染风险、预防和减少由于营养缺乏而产生的各种并发症也有较大帮助。COPD 的肥胖患者还需通过饮食调整、运动康复适度降低体重，以降低心血管疾病的风险。

（二）COPD 营养代谢特点

1. 能量消耗增加

COPD 患者由于肺过度通气与呼吸肌额外无效做功明显增加了机体的能量消耗。气道阻力增加和肺顺应性下降使 COPD 患者呼吸功和氧耗量（VO_2）增加，每日用于呼吸的耗能达到 1799～3012kJ（430～720kcal），较正常人高 10 倍。此外，慢性炎症反应、大量炎症因子的释放及氧化应激反应进一步加重机体高代谢状态，激活蛋白质降解，引起厌食。针对 COPD 患者代谢研究显示，其基础代谢率高于哈里斯-本尼迪克特（Harris-Benedict）公式推算的能量预计值 10%～20%，而且病情越严重，代谢率增加的程度越明显，体重下降也越显著。

2. 营养物质摄取、消化、吸收和利用障碍

咀嚼、吞咽动作会改变原有的呼吸模式，以及进食后胃充盈等变化，膈肌运动受限，重度至极重度 COPD 患者进食后 SaO_2 降低、气促加重，这种进食相关的呼吸困难加重现象反过来又进一步限制了食物的摄入。低氧血症、高碳酸血症、心功能不全会引起肠道瘀血；抗生素、糖皮质激素、茶碱类药物会引起胃肠道不良反应，长期使用易导致胃黏膜受损，严重者可引起溃疡；广谱抗生素引起的肠道菌群失调，可进一步影响营养物质消化吸收及肠内黏膜屏障功能。

3. 机体分解代谢增加

反复感染、系统炎性反应、长期低氧状态、全身糖皮质激素使用等多种因素常常引起并加重 COPD 患者胰岛素抵抗及糖代谢受损；蛋白质分解代谢亢进，合成受到抑制，导致负氮平衡，蛋白质尤其是肌肉蛋白质丢失，并发肌肉衰减症、恶病质，造成恶性循环。

（三）COPD 营养评估

2014 年 ERS 发表了《ERS 声明：COPD 患者的营养评估和治疗》。该声明在 BMI＜18.5kg/m² 营养不良诊断标准的基础上，将体重改变合并 BMI 或 FFMI（无脂肪重量指数）降

低作为营养不良的诊断指标，并以 BMI 人体组成成分为评估指标，对 COPD 患者的营养代谢表型进行了分层（表 6-11）。

表 6-11　COPD 营养代谢表型

代谢表型	定义	临床风险
肥胖	BMI 30～35kg/m²	增加心血管疾病风险
病态肥胖	BMI>35kg/m²	增加心血管疾病风险，身体活动能力受损
肥胖症	①BMI 30～35kg/m²	增加心血管疾病风险，身体活动能力受损
	②SMI 小于年轻男女均值的两个标准差	增加心血管疾病风险，身体活动能力受损
肌肉减少症	SMI 小于年轻男女均值的两个标准差以下	增加死亡风险，身体活动能力受损
恶病质	①6 月内无意识体重下降>5%	增加死亡风险，身体活动能力受损
	②FFMI<17kg/m²（男）或<15kg/m²（女）	增加死亡风险，身体活动能力受损
恶病质前期	6 月内无意识体重下降>5%	增加死亡风险

注：SMI. appendicular skeletal muscle index，四肢骨骼肌指数（四肢肌肉量/身高的平方）；FFMI. fat-free mass index，去脂体重指数（去脂体重/身高的平方）

临床上 COPD 患者的营养、代谢状况表现复杂且多样，除体重不足外，超重、肥胖伴发肌肉衰减症、恶病质情况亦十分常见，因此，COPD 肥胖患者的营养评估亦应注重对代谢综合征的生物指标、并发症的评价和炎症水平的测定。2014 ERS 声明的这种营养风险分层对于指导个体化的营养管理具有重要的临床意义

COPD 的其他营养评估可参照第四章第五节。

（四）能量与营养素需求

1. 适宜能量

患者每日总能量的需求应考虑基础能量消耗、活动水平及疾病状态等因素，临床上常采用 Harris-Benedict 公式估算基础能量消耗（BEE），再依据患者的活动水平与状态进行校正，即每日能量=基础能量消耗×活动系数×应激系数×矫正系数。

男性基础能量消耗（kcal/d）=66.47+13.75×体重（kg）+5×身高（cm）−6.76×年龄（岁）/女性基础能量消耗（kcal/d）=65.51+9.56×体重（kg）+1.85×身高（cm）−4.68×年龄（岁）/活动系数：卧床 1.2，轻度活动 1.1，正常活动 1.3；应激系数：体温正常 1.0，38℃ 1.1，40℃ 1.3；矫正系数：男性 6，女性 1.19。

研究显示，COPD 患者静息能量消耗通常高于 Harris-Benedict 公式推算的能量预计值10%～20%，有研究推荐，COPD 稳定期患者，其能量供给可按照基础能量消耗×1.3 倍估算。

COPD 患者个体间能量需求差异很大，在条件允许的情况下，采用间接能量测定仪测定当前状态下实际的能量消耗，有助于更加精准确定患者尤其是超重肥胖患者的能量需求。

2. 充足蛋白质

肌肉的质量和力量与蛋白质摄入量呈正相关。一般建议 COPD 患者每日的蛋白质供给1.2～1.5g/（kg·d），占总能量的 15%～20%，其中优质蛋白质比例最好达 50%。在蛋白质来源方面，富含亮氨酸的乳清蛋白与动物蛋白具有较好促进肌肉蛋白质合成的效应。同时，将

全日蛋白质相对均衡地分配到三餐中有助于提高蛋白质利用率。目前尚无 COPD 稳定期患者蛋白质摄入量的指南推荐，期待以后会有更多的研究，为不同营养状态与分层下的 COPD 患者提供理想的蛋白质摄入推荐量与循证证据。

3. 碳水化合物与脂肪

在蛋白质充足的基础上，COPD 稳定期患者膳食中非蛋白质能量的构成比同样遵循平衡膳食的原则，碳水化合物的供能比为 50%～60%，脂肪的供能比为 25%～30%。但在需要营养支持的患者中什么样的糖脂比最合适，现在还存在不同观点。高脂肪膳食会加重饱腹感、延缓胃排空，进而干扰膈肌运动，同时增加氧和血红蛋白的饱和度，加重呼吸负荷。目前共识是对于 COPD 稳定期的患者，使用低碳水化合物高脂肪的配方与使用标准高蛋白或高能量配方相比没有额外优势。

4. 维生素

骨质疏松是 COPD 常见共患病之一；此外，低水平的 25-羟维生素 $D_3[25（OHD）_3]$ 也与肌无力和增加跌倒风险相关，因此，患者应适当增加户外活动，多晒太阳，并结合营养调查、糖皮质激素用药史及 25-OHD 监测结果综合考虑是否需要补充维生素 D 和维生素 K。COPD 患者体内抗氧化营养素水平较低，膳食中应注意多选择维生素 C、维生素 A、维生素 E 及 B 族维生素等含量丰富的食物。

5. 矿物质与微量元素

COPD 患者应特别注意对呼吸肌功能影响大的钾、镁、磷、钙等元素的补充，必要时应依据生化检验结果进行纠正。对于外周水肿的患者，应限制钠的摄入，同时结合利尿剂使用情况增加膳食中钾的摄入。持续高代谢患者和（或）已经存在营养不良的患者容易发生微量元素的缺乏，日常膳食中应注意摄入锌、铜、铁、硒、铬等微量元素含量丰富的食物。

6. 膳食纤维

膳食纤维的健康效应在疾病预防和治疗中所起的作用越来越受到重视，其生理作用除了与化学结构有关，还取决于水溶性、发酵性、持水性和黏性等理化特性。存在于全谷物和蔬菜中的不溶性膳食纤维增加了粪便体积，缩短结肠通过时间，有助于预防和改善便秘症状。抗生素的使用易导致菌群失调，引起消化不良、腹胀、腹泻等症状。而存在于燕麦、大麦、大豆和众多水果中的可溶性膳食纤维是结肠细菌发酵的底物，其发酵产物短链脂肪酸对维持肠道正常菌群生长及肠上皮细胞的结构与功能十分重要。血糖生成指数研究表明，存在于全谷物、豆类中的可溶性膳食纤维可降低碳水化合物吸收速率并对餐后血糖应答产生有利作用。

7. 液体

保证液体摄入量的充足，防止或纠正脱水。体液不足可使呼吸道分泌的黏液变稠不利于咳出。而合并肺心病、肺动脉高压和液体潴留的患者则应注意限制液体的摄入，避免加重液体潴留及水肿。

（五）口服营养补充

在 COPD 患者中的应用：口服营养补充（oral nutritional supplements，ONS）使用的是包括宏量营养素（碳水化合物、蛋白质及脂肪）和微量营养素（维生素、矿物质和微量元素）

的多种营养成分的混合配方，属肠内营养支持范畴中的一类。营养不良或存在高营养不良风险的患者应给予营养支持治疗，首先考虑膳食指导，并选择多次少量给予 ONS，与普通膳食相比，其营养成分全面、均衡、可控，且能量密度高，单位体积 ONS 可以提供更多的营养底物。气促、活动后气促的 COPD 患者，常常存在一定程度的咀嚼困难和（或）吞咽障碍，以致大多不能从食物中获得足够的能量和蛋白质。经口营养补充方式，有助于维持和改善患者的营养摄入状况。

（六）膳食计划

营养宣教对于 COPD 患者的康复具有重要意义，良好的膳食计划有助于 COPD 患者的康复，稳定期患者营养治疗应从调整饮食习惯和合理安排食谱着手。全日能量、蛋白按适宜的比例比较均匀地划分到每餐中。膳食中应包括谷类、肉类、蛋类、乳类、豆类及制品、蔬菜和水果等，并做到比例适宜和品种多样化。COPD 患者常伴有腹胀、厌食、烧心等胃肠道症状，病情较重的患者进食时可出现气促、呼吸困难加重现象，应指导这些患者采取一些特定有效的措施来提高每日摄食量，如配制营养丰富的清淡、精细、易咀嚼、易消化的食物，增加餐次安排，进餐时细嚼慢咽，避免进餐时服用祛痰药物等。通过调整食物的形式和质量，大多数患者可以有效改善摄食不足的状况。

当经过上述饮食调理措施摄食情况仍无明显改善时，建议在专业人员指导下，予以特殊医学配方食品，进行口服肠内营养支持。在使用特殊医学配方食品时，重症患者为了避免误吸，应注意调整好呼吸和吞咽的顺序与进餐体位，并控制好进餐的速度。必要时于餐前、餐后予以氧疗，以减轻因进食而引发的 SaO_2 降低，缓解进食相关呼吸困难症状。在食物选择方面，注意避免选择有刺激性的食物。当胃肠胀气时，应限制饮食中与产气相关的食物如韭菜、洋葱、大豆芽菜、芹菜等。

总之，营养状况是影响 COPD 患者预后的一个重要因素，也是呼吸康复治疗中不可或缺的一个重要环节。COPD 患者营养康复的长期目标是提供适宜的能量与充足的蛋白质，以避免和纠正体重下降、避免肌肉质量的丢失与功能的减退、改善患者的呼吸功能和免疫功能。

 个案举例

个人资料：王某，男性，58 岁。

主诉：反复咳嗽咳痰 20 余年，加重 5 天。

病史：患者 20 余年前开始出现咳嗽，伴咳痰量多，晨起为主，自行服用止咳化痰药物略有改善，未到医院就诊。近 5 天受凉后开始出现咳嗽咳痰明显，咳痰色白，并出现气喘症状，至门诊就诊，完善肺功能提示极重度阻塞性呼吸功能障碍。胸部 CT 提示右下肺炎症。患者为求系统治疗，由门诊拟"慢性阻塞性肺疾病，肺炎"收入院。

既往史：否认高血压、糖尿病、冠心病的病史，否认肝炎、肺结核等传染病病史，否认外伤、手术及输血史。否认药物及食物过敏史。

个人及家族史：长期吸烟 30 余年，每日 1 包，未戒烟，否认饮酒史，家人均体健。

体格检查：身高 172cm，体重 65.4kg，BMI 22.1kg/m²，体温 36.6℃，脉搏 80 次/分，呼吸 25 次/分，血压 126/73mmHg。

双肺呼吸音稍粗，右下肺可闻及湿啰音，心律齐，各瓣膜听诊区未闻及病理性杂音。

辅助检查：胸部 CT 提示右下肺炎症。肺功能提示极重度阻塞性肺通气功能障碍。

入院诊断：慢性阻塞性肺疾病急性加重期；右下肺肺炎。

1. 营养诉求

长期咳嗽咳痰导致食欲减退，不予进食，尤其近半年时间为甚，体重略有下降（近半年下降约 2kg）。

2. 营养需求

营养评估、加强营养。

3. 营养诊断（图 6-10）

1）人体脂肪成分分析：人体成分分析仪，结果：体重 65.4kg，骨骼肌 28.4kg，体脂肪 14kg。

2）基础代谢率测定：静息能量消耗（REE）1632kcal/d，静息能量消耗预计值（REE/Pred）114%，提示高代谢状态。

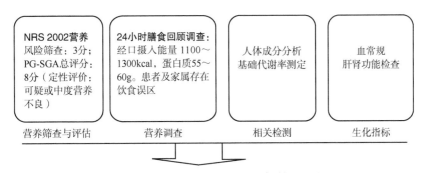

图 6-10 营养诊断

4. 营养方案

1）营养目的：治疗期间维持营养相关生化指标，保持适宜体重。

2）营养目标：短期目标，一周内，达到目标 70%～90%目标能量需求，满足 100%目标蛋白需求。长期目标，长期维持 70%～90%目标能量需求，满足 100%目标蛋白需求。

5. 营养治疗

身高 172cm；体重 65.4kg；BMI 22.1kg/m^2。

能量供给目标量的确定：

1）经验公式：25～30kcal/（kg·d）

该患者的能量需求（kcal）=65.4×（25～30）=1635～1962kcal

2）静息能量消耗×活动系数×应激系数

采用间接测热测定能量消耗（基础代谢率测定）1631×1.3=2120.3kcal

3）蛋白质供给目标量的测定：1.2～1.5g/（kg·d）=78.5～98.1g/d

6. 营养干预

1）营养学教育：纠正饮食误区；调整饮食结构。

2）营养方案：少量多餐，一日 5～6 餐；口服营养补充（ONS）。

举例：ONS 方案：可选用整蛋白型全营养配方制剂。

用法用量：ONS 制剂 74～148g/d（能量 304～608kcal，蛋白质含量 17.5～35g），温水冲服，分 2～3 次加餐口服。

住院期间：选用 148g/d。

出院居家：74～148g/d 均可。

定期随访。

7. 营养监测与效果评价

1）营养监测：体重及人体成分；摄入量；实验室检查生化指标；消化道症状；病情变化等。

2）效果评价：营养干预目标达成情况；饮食行为；营养治疗依从性等。

第七章 呼吸康复与疾病

第一节 慢性呼吸系统疾病呼吸康复

常见慢性呼吸系统疾病包括 COPD、阻塞性睡眠呼吸暂停（OSA）、支气管扩张、慢性间质性肺疾病（ILD）和支气管哮喘等，对人们的生活质量和身体功能产生重大影响。由于呼吸康复可以最大程度地帮助慢性呼吸系统疾病患者改善症状，提高运动耐量和健康相关生活质量，近年来，呼吸康复受到越来越多的关注，尤其对于 COPD 患者。目前，呼吸康复已成为 COPD 管理中的重要组成部分。

虽然呼吸康复的经验主要来源于 COPD 患者的治疗经验，但是越来越多文献支持在其他慢性呼吸系统疾病患者中使用呼吸康复来改善呼吸系统症状、功能状态、情绪和日常生活的耐受性。COPD 患者呼吸康复治疗的核心技术可用于非 COPD 患者，但是需要根据不同疾病的病理生理状态和临床表现、患者安全和患者需求进行个体化的目标设定，寻找合适的方法。康复医师应根据特定诊断作出调整，以制订疾病特异性的、个体化的、有效的呼吸康复计划。对于非 COPD 患者呼吸康复治疗的最佳方法策略、症状和健康状况评估工具及结局的评价标准，尚需要更多的临床研究来揭示。

一、COPD 的呼吸康复

（一）概述

COPD 是一种常见的、可以预防和治疗的异质性疾病。呼吸康复叫改善 COPD 患者运动能力及运动过程中的呼吸动态力学表现，还能改善健康相关生活质量的评估指标如呼吸困难和疲劳。

1. 相关指南推荐

1）对 COPD 患者应进行呼吸康复治疗，可以提高临床重要的运动能力（推荐级别：A 级）。

2）呼吸康复可以改善患者的呼吸困难和健康状况（推荐级别：A 级）。

3）呼吸康复可以提高患者心理健康水平（推荐级别：A 级）。

4）COPD 患者无论吸烟状况如何，均应转诊进行呼吸康复（推荐级别：D 级）。

5）COPD 患者无论是否有慢性呼吸衰竭，都可以转诊进行呼吸康复（推荐级别：D 级）。

6）COPD 患者共存的焦虑和（或）抑郁症状不应排除转诊呼吸康复（推荐级别：D 级）。

7）中度至重度 COPD 稳定期或急性加重出院后的患者接受呼吸康复，可减少加重住院治疗次数。轻度 COPD 患者应根据症状推荐呼吸康复。向 COPD 患者提供居家呼吸康复，以代替常规护理（无推荐级别）。

2. COPD 的管理

关于 COPD 患者管理，在 GOLD 指南（2017 年）中已经明确指出，呼吸康复是该病综合治疗的一部分。对于伴有呼吸困难或其他呼吸系统疾病症状、运动能力降低、运动受限或健康状况受损的 COPD 患者，应考虑进行呼吸康复。同时，呼吸康复还对 COPD 部分合并症有益，包括外周肌肉功能障碍、运动量减少、焦虑和抑郁等。GOLD 指南（2022 年）提出 B、C、D 组 COPD 患者治疗中应纳入呼吸康复。

COPD 患者治疗后的受益中，呼吸康复还可减少医疗资源的使用和费用支出，并且在 GOLD 指南（2018 年）中指出呼吸康复比药物经济效益更佳。

（二）呼吸训练

呼吸训练可改善 COPD 患者的运动能力，并有助于改善不能进行运动训练的 COPD 患者的运动耐受性。缩唇腹式呼吸可改善患者呼吸模式提高呼吸效率。

1. 相关的证据与推荐

1）COPD 患者存在严重呼吸困难，建议由康复治疗师制订个体化呼吸训练方案，减缓患者呼吸障碍，提高其生活和运动质量（1C）。

2）中度至重度 COPD 患者，需做好日常自我管理，减少耗氧性活动（2C）。

2. 主要内容

1）缩唇呼吸：尽量用鼻缓慢吸气，身心放松，然后缩小口唇将气体轻轻吹出；保持相同强度的缩唇呼吸训练，每次 15～30 分钟，每天 3 次。

缩唇呼吸可以有效避免呼出气体时的小气道狭窄和闭塞，让肺泡内的气体更容易排出，减少体内的残余气体量，让胸壁更具弹性和回缩力，让更多新鲜的空气可以摄入体内，以此缓解缺氧等症状；还可确保患者气道通畅，利于患者残余气体排出，将有益于改善患者呼吸功能。

2）腹式呼吸：患者取半坐位或坐位，用鼻缓慢吸气，闭口唇，腹部在吸气过程中缓慢鼓起，抬起右手；呼气时模拟吹口哨的姿势，鼓腮缩唇吹气。呼吸频率 7～8 次/分，每次 10 分钟，每天 30～40 分钟。

腹式呼吸能改变非正常的膈肌及胸壁运动，增加膈肌做功的效率，即增强呼吸肌收缩力，缓解气喘、气促、气短等呼吸困难的相关症状。

3）吸气肌训练：推荐存在吸气肌力减弱的患者进行吸气肌训练，目前训练方法尚无统一（具体详见第六章第四节）。

（三）运动训练

运动训练是根据患者自身情况，通过选择合适的部位、强度、时间等方式进行选择以达到提升自身运动耐受能力和骨骼肌力量的目的。

1. 相关的证据与推荐

1）对 COPD 稳定期者，推荐进行中等强度耐力训练，进行地面行走锻炼以改善患者肺功能、呼吸困难和运动能力。

2）对 COPD 稳定期患者，推荐进行中等强度耐力训练，进行功率自行车训练以改善患者的运动能力（1C）。

3）推荐进行抗阻训练，每周 2～3 次，改善患者呼吸困难、骨骼肌力量和肺功能；推荐联合耐力训练以更大程度地改善 COPD 患者的骨骼肌力量和生活质量（1B）。

4）对其他功能障碍并发呼吸功能障碍的 COPD 患者，如高位截瘫导致运动功能障碍并伴有呼吸功能障碍者，为了避免出现肌肉萎缩，建议采用神经肌肉电刺激；如 COPD 患者处于重症监护室中或卧床时间较长，推荐进行常规运动训练联合神经肌肉电刺激以增强患者的运动能力（1C）。

2. 主要内容

1）下肢的肢体训练：下肢训练通常可以帮助到下肢肌力较差的 COPD 患者，这些患者下肢活动常受到限制，并且伴有不同程度的肌肉萎缩，此项训练可以帮助患者减轻下肢疲劳，改善患者运动与呼吸的主观感觉，提升运动耐受能力并且改善症状。下肢运动主要包括爬山、快速行走、骑自行车等，患者可以先通过尝试功率自行车或者活动平板来确定运动强度[运动强度常用最大能量代谢当量（MET）值和最高心率来确定]，蹬踏运动可作为卧床患者的相关替代性方案。使用功率自行车或步行训练是较为常用的方式。功率自行车及步行训练都是耐力训练，具体的运动处方可根据心肺运动试验及 6MWT 结果而确定。但并不是所有患者都适合功率自行车及步行，部分病重患者只能在床上活动肢体，因此，下肢肢体训练应视病情个体化制订。

2）上肢的肢体训练：上肢训练在日常生活中较为普遍，COPD 患者在上肢运动时肩部的肌肉群对胸廓的作用是减弱的，故容易引起气短、气喘、气促等症状。提重物、手摇车等此类上肢训练用以改善 COPD 患者上肢运动能力、增加上臂运动耐受性，腰部、肩部肌肉的参与可辅助扩大胸腔，而上臂的上举可促进二氧化碳的呼出和氧气的吸入，降低对通气的要求，继而达到减轻呼吸困难程度的目的。

3）抗阻训练：患者依次完成 5 个动作的抗阻训练，包括坐位扩胸、坐位前推、坐位上举、屈膝、伸膝，每个动作重复 6～8 次，每次至少持续 3 秒，循环 4 次。

4）柔韧性运动：可以扩大关节韧带的活动范围，有利于提高身体的灵活性和协调性，减少意外的发生。可在抗阻运动和有氧运动前后进行。运动形式包括自体伸展和辅助牵伸训练两种。

5）神经肌肉电刺激：虽然目前尚不明确它在呼吸康复中的疗效，但对于不能活动的患者，可以尝试被动神经肌肉电刺激，电刺激频率通常为 15～75Hz，脉宽 300～400μs，脉冲电流 10～100mA，强度逐渐增加，直至看到强烈的肌肉收缩或达到最大耐受强度；每次 30 分钟，每天 2 次，每周 5 天，共 30 天。

（四）无创通气与氧疗

1. 无创机械通气

无创机械通气是常见的呼吸康复措施，目前已广泛应用于 COPD 患者的治疗。目前家庭无创机械通气的广泛应用为患者的呼吸康复治疗带来更大的便利（详见第六章第六节）。

2. 氧疗相关的证据与推荐

若 COPD 患者运动疗法期间发生低氧血症,推荐补充氧气以增加运动时间,减轻呼吸困难症状(1B)。

（五）排痰训练

COPD 患者呼吸康复期间,给予患者正确的排痰训练指导极为关键,排痰训练可以帮助患者及时排出气道分泌物,以减轻肺部炎症程度,间接促进患者生活质量提高,特别是 COPD 稳定期的患者,给予合理的排痰训练后可以减少患者急性发作次数,在稳定病情、改善肺功能方面有更高的收益。

1. 相关的证据与推荐

对于因痰液黏稠阻塞气道造成呼吸困难的 COPD 患者,推荐由康复治疗师行气道廓清技术,一定程度上可使患者呼吸顺畅,对呼吸功能有显著改善效果(1C)。

2. 主要内容

1）应告知患者尽可能将身体坐直,并保持深吸气,双手轻轻按压腹部,身体保持微倾,连续咳嗽并用力收腹,将肺部深处的痰液咳出。

2）可指导家属采用叩击背部等方法帮助患者排痰。

3）可以在患者接受雾化治疗之后排痰,此时患者的痰液有一定湿化,在正确的排痰指导下可及时排出。

4）气道廓清技术应用于用力呼气无效并局部黏液滞留的 COPD 患者(具体详见第六章第四节)。

3. 具体干预

1）稳定期：① 对其采用体位引流及雾化吸入；②进行呼吸肌肌力训练；③通过腹式呼吸或呼吸操改善呼吸模式；④进行有效咳嗽练习。

2）急性加重期：①进行高频胸壁振荡,震动频率 10～15Hz,强度 2～4,每次 15 分钟,每天 3 次；②体位摆放,通过雾化吸入稀释痰液,确定排痰部位,叩打和拍击,由胸至背轻轻拍击,使痰液松动排出。

（六）营养支持策略

利用 Harris-Benedict 公式对 COPD 患者休息状态时的消耗能量进行核算,根据患者的具体营养状况、病情程度、能量消耗状态,规划患者均衡饮食,确定碳水化合物、蛋白质、脂肪摄入量,制订相应食谱(详见第六章第七节)。

1. 相关的证据与推荐

1）推荐采用微型营养评定(MNA)评估营养状况(1D)。

2）对于体质量不足或过度肥胖的 COPD 患者,建议进行营养支持联合运动干预(1B)。

2. 主要内容

1）补充适量的维生素、热量、蛋白质及脂肪。

2）对于 CO_2 潴留患者，应减少碳水化合物摄入，以摄入蛋白质为主。

3）对于不能进食大量主食的患者，推荐"少食多餐"。

4）对急性加重期的患者可以实施个体差异化的肠内营养、肠外营养。

5）对于临床上病情较为危重的患者，为保证摄入的能量充足，可以肠外营养作为主要方式。

6）对于稳定期患者则要求尽可能口服进食。

7）对于胃肠道营养吸收情况不能满足机体自身需求的患者，可以在短期内通过静脉予以适当的营养补充。

（七）健康教育与心理干预

健康教育是呼吸康复的一个组成部分，包括自我管理及预防和防止疾病恶化的信息，并可提高患者的治疗依从性。COPD 稳定期患者给予健康教育有利于减轻患者不良心理反应，提升患者治疗的依从性，从而促进患者进行各项呼吸康复训练，缓解疾病进展和提升生活质量。

1. 相关证据与推荐

1）COPD 患者如果存在心理障碍、睡眠障碍，建议心理干预，减少焦虑、抑郁症状，改善睡眠质量（1C）。

2）可以借助焦虑自评量表、抑郁自评量表等工具，获得患者焦虑、抑郁等方面的信息（1C）。

3）COPD 的患者推荐进行以保持正常生活为核心的自我管理干预，自身生活质量会因此得到提升，减少呼吸系统疾病相关再入院率和住院时间（1B）。

2. 主要内容

1）疾病教育：让患者参与呼吸康复的全过程，了解自己的病情，讲解 COPD 疾病定义、病因、临床症状、治疗和预防等。

2）生活教育：劝导受试者戒烟酒，避免吸二手烟，讲解吸烟饮酒与 COPD 之间的联系，还教育患者合理饮食，预防感冒。

3）心理疏导：给予患者社会心理支持，帮助患者树立战胜疾病的信心，消除焦虑紧张情绪。对伴有焦虑症状的 COPD 患者，建议心理干预；对伴有严重焦虑、抑郁的患者，建议进行精神药物干预。心理状态欠佳的患者在进行心理疏导之后，药效持续时间及依从性也得到了相应的提升，从而改善其生活质量和生活水平，降低因消极情绪和悲观心理导致的致残率，改变患者原有错误的认知。

（八）中医呼吸康复

1. 中医辨证论治

COPD 属于中医学的"喘病"、"肺胀"等范畴。本虚标实为 COPD 的主要病理变化，正虚积损为 COPD 的主要病机。其分期主要为急性加重期及稳定期。急性加重期以痰（痰热、痰浊）、瘀及其互阻的实证为主并兼有正虚；稳定期以肺气虚、肺脾气虚、肺肾气虚、肺肾气阴两虚的虚证为主，常兼见血瘀、痰浊。

（1）痰浊壅肺证　胸膈满闷，短气喘息，稍劳即著，咳嗽痰多，色白黏腻或呈泡沫状，畏风易汗，脘痞纳少，倦怠乏力，舌暗，苔薄腻或浊腻，脉滑。

治法：化痰降气，健脾益肺。

代表方：苏子降气汤合三子养亲汤加减。

常用药：苏子、前胡、白芥、半夏、厚朴、陈皮、白术、茯苓、甘草。

加减：痰多，胸满不能平卧，加葶苈子、莱菔子泻肺祛痰平喘；肺脾气虚，易出汗，短气乏力，痰量不多，酌加党参、黄芪、防风健脾益气，补肺固表。

若属外感风寒诱发，痰从寒化为饮，喘咳，痰多黏白泡沫，见表寒里饮证者，用小青龙汤散寒化饮；饮郁而化热，烦躁而喘，脉浮，用小青龙加石膏汤兼清郁热；若痰浊夹瘀，唇甲紫暗，舌苔浊腻者，可用涤痰汤加丹参、地龙、桃仁、红花、赤芍、水蛭等。

（2）痰热郁肺证　咳逆，喘息气粗，胸满，烦躁，目胀睛突，痰黄或白，黏稠难咯，或伴身热，微恶寒，有汗不多，口渴欲饮，溲赤，便干，舌边尖红，苔黄或黄腻，脉数或滑数。

治法：清肺化痰，降逆平喘。

代表方：越婢加半夏汤或桑白皮汤加减。

常用药：麻黄、黄芩、石膏、桑白皮、杏仁、半夏、苏子。

加减：痰热内盛，胸满气逆，痰质黏稠不易咯吐者，加鱼腥草、金荞麦、瓜蒌皮、海蛤粉、大贝母、风化硝清热化痰利肺；痰鸣喘息，不得平卧，加射干、葶苈子泻肺平喘；痰热伤津，口干舌燥，加天花粉、知母、芦根生津润燥；痰热壅肺，腑气不通，胸满喘逆，大便秘结者，加大黄、芒硝通腑泄热，降肺平喘；阴伤而痰量已少者，酌减苦寒之味，加沙参、麦冬滋阴润肺；若痰热气阻，兼夹瘀血，可加桃仁、赤芍、丹参凉血化瘀。

（3）痰蒙神窍证　神志恍惚，表情淡漠，谵妄，烦躁不安，撮空理线，嗜睡，甚则昏迷，或伴肢体响动，抽搐，咳逆喘促，咳痰不爽，苔白腻或黄腻，舌质暗红或淡紫，脉细滑数。

治法：涤痰，开窍，息风。

代表方：涤痰汤加减。

常用药：半夏、茯苓、橘红、胆南星、竹茹、枳实、菖蒲、远志、郁金。另可服中成药至宝丹或安宫牛黄丸以清心开窍。

加减：若痰热内盛，身热，烦躁，谵语，神昏，苔黄舌红者，加葶苈子、天竺黄、竹沥；肝风内动，抽搐，加钩藤、全蝎，另服羚羊角粉；血瘀明显，唇甲发绀，加丹参、红花、桃仁活血通脉；如皮肤黏膜出血，咳血、便血色鲜者，配清热凉血止血药，如水牛角、生地、丹皮、紫珠草等。

（4）阳虚水泛证　心悸，喘咳，咳痰清稀，面浮，下肢浮肿，甚则一身悉肿，腹部胀满有水，脘痞，纳差，尿少，怕冷，面唇青紫，苔白滑，舌胖质暗，脉沉细。

治法：温肾健脾，化饮利水。

代表方：真武汤合五苓散加减。

常用药：附子、桂枝、茯苓、白术、猪苓、泽泻、生姜、赤芍。

加减：若水肿势剧，上凌心肺，心悸喘满，倚息不得卧者，加沉香、牵牛子、椒目、葶苈子行气逐水；血瘀甚，发绀明显者，加泽兰、红花、丹参、益母草、北五加皮化瘀行水。

（5）肺肾气虚证　呼吸浅短难续，声低气怯，甚则张口抬肩，倚息不能平卧，咳嗽，痰白如沫，咯吐不利，胸闷心慌，形寒汗出，或腰膝酸软，小便清长，或尿有余沥，舌淡或暗紫，脉沉细数无力，或有结代。

治法：补肺纳肾，降气平喘。

代表方：平喘固本汤合补肺汤加减。

常用药：党参（人参）、黄芪、炙甘草、冬虫夏草、熟地、胡桃肉、脐带、五味子、灵磁石、沉香、紫菀、款冬花、苏子、半夏、橘红。

加减：肺虚有寒，怕冷，舌质淡者，加肉桂、干姜、细辛温肺散寒；兼有阴伤，低热，舌红苔少者，加麦冬、玉竹、生地养阴清热；气虚瘀阻，面唇发绀明显者，加当归、丹参、苏木活血通脉。如见喘脱危象者，急用参附汤送服蛤蚧粉或黑锡丹补气纳肾，回阳固脱。中成药可服固本咳喘片。

2. 中医外治法

COPD 的呼吸康复中，中医外治法占有重要地位。《慢性阻塞性肺疾病中医肺康复指南》（2020 年）明确了中医外治法在 COPD 康复中的指导意见，具体的操作方法可以参考第五章第四节。

（1）针刺

推荐意见：对于 COPD 稳定期患者，考虑使用针刺联合常规治疗，有利于提高生存质量，改善肺功能，减少不良反应（2C）。

推荐意见说明：针刺疗法可改善呼吸系统症状，兴奋呼吸中枢从而增强呼吸功能。通过针刺疗法刺激相关穴位，激发人体经气，调整脏腑功能，使肺、肾、脾之气得养而气道通畅，呼吸均匀和调，从而达到宣肺定喘、运湿化痰的目的。

（2）穴位注射

推荐意见：对于 COPD 稳定期患者，考虑使用穴位注射联合常规治疗，有助于提高运动耐力，改善肺功能和生存质量（2C）。

推荐意见说明：穴位注射又称水针，是直接将药物注入经络循行线上的穴位中，通过针刺刺激和药物的性能及对穴位的渗透作用相结合，发挥综合效应，对 COPD 患者的咳、痰、喘等症状具有明显改善作用。

（3）穴位埋线

推荐意见：对于 COPD 稳定期患者，酌情考虑使用穴位埋线联合常规治疗，可能有利于改善症状，减少急性加重频次，提高运动耐力（2C）。

推荐意见说明：穴位埋线是集针刺与埋线于一体的复合型中医治疗技术，羊肠线被植入穴位，当机体吸收时对穴位产生了刺激从而疏通经络，改善循环；可改善咳嗽、咳痰、胸闷症状，缓解焦虑抑郁情绪、提高生活质量，调节机体免疫功能，减轻气道炎症反应。其选穴原则大多以补肺健脾、益肾化痰平喘为主。

（4）穴位按摩

推荐意见：对于 COPD 稳定期患者，酌情考虑使用穴位按摩联合常规治疗，可能有助于提高生存质量（2C）。

推荐意见说明：穴位按摩是传统中医特色技术之一，其无创伤性与不良反应，操作简便，患者易接受。通过在相应穴位施以按摩手法刺激，促进经络运行、调整脏腑阴阳平衡。

（5）穴位贴敷

推荐意见：对于 COPD 稳定期患者，推荐使用穴位贴敷联合常规治疗以提高运动耐力，减少急性加重频次，改善肺功能（1C）。

推荐意见说明：基于中医"冬病夏治"的理论，在夏季三伏天，通过将药物贴敷到人体一定穴位，达到 COPD 康复及预防急性加重的目的。

3. 中医传统功法

中医传统功法包括太极拳、六字诀、五禽戏、八段锦、易筋经等。对于 COPD 稳定期者，建议进行传统体育锻炼（五禽戏、太极拳、八段锦等）；患者生活质量会因采取联合呼吸康复护理而得到提升（2C）。

（1）太极拳　经简单准备活动后配合音乐进行简化二十四式太极拳锻炼，锻炼时注重意念导引呼吸，逐步做到意动身随，身动息随，意、息、气、形自然协调同步，以使呼吸逐渐变得深长均匀，拳也可以越练越慢。练拳时心率控制在 120 次/分以内，每日锻炼 1 次，每次以练习 2～3 遍为宜，练习强度由轻度逐渐向中度运动量过渡。

（2）六字诀　预备式，患者站立，全身放松，避免存在紧张的辅助呼吸肌群；采用腹式呼吸或鼻吸口呼，放松腹部肌肉，膈肌收缩，腹壁隆起，此时屏气 2～3 秒，然后改变唇形为吹口哨状，发"嘘"字音连续 6 遍，"呵"字音连续 6 遍，"呼"字音连续 12 遍，"呬"字音连续 12 遍，"吹"字音连续 12 遍，"嘻"字音连续 6 遍，每组发音完毕均进入调息、预备式。每天进行 3 次训练，每次约 20 分钟，连续训练 60 天。

（3）五禽戏　根据国家体育总局 2003 年颁布的《新编健身气功：五禽戏》，从起势调息，依虎戏、鹿戏、熊戏、猿戏、鸟戏，再重复一次鸟戏，至引气归原收功的顺序进行练习。练习 2～3 遍。每天练习 1 次，每次锻炼 45 分钟，使练习者心率达到靶心率范围，并且持续 10 分钟以上。

（4）八段锦　参照国家体育总局健身气功管理中心 2003 年制定的八段锦标准，每天练习 2 次，每次约 20 分钟，每周至少练习 5 天。

（5）易筋经　参照国家体育总局《健身气功：易筋经》，专业人员辅导，借助配套教材与视频资料进行训练，每周自主练习 4 天，每天 2 次，每次 60 分钟。鼓励患者坚持锻炼半年以上。

（九）总结

综上所述，呼吸康复的有效性在很大程度上取决于它对 COPD 全身影响的改善效力。综合性呼吸康复作为一项有效的、重要的非药物治疗措施，目前主要内容包括中医呼吸康复、运动训练、呼吸肌训练、氧疗、教育、营养支持、心理和行为干预等。在常规治疗 COPD 的基础上，选择合适的现代医学肺康复项目配合中医呼吸康复治疗（肺康复项目可参考图 7-1），通过改善患者的肺功能与临床症状，提高患者的运动耐量，最终达到提高患者生活质量的目的。

二、非 COPD 慢性呼吸系统疾病呼吸康复

（一）哮喘

哮喘是一种慢性气道炎症性疾病，以发作性支气管痉挛、气道高反应性和气流阻塞的间歇性加重为特征。哮喘为一种可逆性气流受限，且症状变化多端。

哮喘管理总的目标通过药物管理、教育和增强体力活动来实现，包括维持正常肺功能、减轻症状和减少急性发作、保持体能和降低死亡率。哮喘患者能从健康生活方式的教育和推广中获益，但是有些哮喘控制良好且无明显功能障碍的患者一般不需要呼吸康复治疗，对于那些接受了最大限度治疗仍有呼吸困难或有个体化教育需求的患者，呼吸康复治疗是必要的。

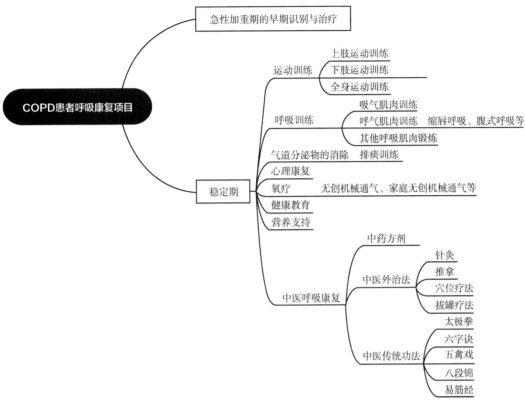

图 7-1　COPD 患者的呼吸康复项目

1. 相关指南推荐

1）哮喘患者常规转诊至呼吸康复不推荐（推荐级别：D级），但哮喘患者可根据具体情况接受呼吸康复。

2）在适当情况下观察运动性哮喘的标准预防措施，即提醒人们注意运动诱发的哮喘，并在适当情况下采取预防措施。

3）哮喘和 COPD 的诊断经常有重叠，许多诊断为哮喘的患者有固定的气流受限，并表现出与 COPD 相似的呼吸困难和运动不耐受症状。这些患者可能会从呼吸康复中受益。

2. 呼吸与运动训练

运动诱发的呼吸困难和活动受限在哮喘患者中并不少见，从而导致部分哮喘患者对运动产生恐惧，但目前证据表明，运动训练可改善哮喘患者的心肺适应能力，科学运动训练对患者的肺功能或喘息症状没有不良影响。

针对哮喘的呼吸与运动训练主要包括缩唇呼吸、腹式呼吸、有氧运动、放松和伸展练习等。具体呼吸与运动训练方法可参照本节 COPD 部分。

3. 心理教育

哮喘的慢性病程及反复发作对患者造成严重的心理负担，抑郁症被证明是哮喘发展的一个重要相关危险因素。持续的焦虑、抑郁症状与哮喘的急性加重密切相关。因此，心理治疗是哮喘呼吸康复的重要组成部分。专业评估心理状态后，对不同程度的患者进行全面"个体化"的健康心理教育训练，情绪严重恶化的患者可适当给予药物支持。

4. 营养干预

呼吸康复训练过程中，对有食物不耐受或过敏和体重过轻或肥胖的哮喘患者提供全面的营养咨询与干预，这对患者的康复治疗起着积极促进作用。同时，肥胖被证明是哮喘最常见的危险因素与合并症，因此，必要的饮食干预颇为重要，详见第六章第七节。

5. 中医呼吸康复

（1）中医辨证论治　哮喘属于中医学"哮病"范畴，临床常见证包括实证类（外寒内饮证、痰浊阻肺证、风痰阻肺证、痰热壅肺证）、虚证类（肺气虚证、肺脾气虚证、肺肾气虚证、肺肾阳虚证、阳气暴脱证）、兼证类（血瘀证）。

1）发作期——冷哮证：喉中哮鸣如水鸡声，呼吸急促，喘憋气逆，胸膈满闷如塞，咳不甚，痰少咯吐不爽，色白而多泡沫，口不渴或渴喜热饮，形寒怕冷，天冷或受寒易发，面色青晦，舌苔白滑，脉弦紧或浮紧。

治法：宣肺散寒，化痰平喘。

代表方：射干麻黄汤加减。

常用药：射干、炙麻黄、生姜、细辛、紫菀、款冬花、紫苏。

加减：表寒里饮，寒象明显者，可用小青龙汤，酌配苦杏仁、白芥子、橘红以温肺化饮，降气祛痰；痰涌气逆，不得平卧者，加葶苈子泻肺降逆，并酌加苦杏仁、白前、橘皮等化痰利气；咳逆上气，汗多加白芍以敛肺。

2）发作期——风哮证：喘憋气促，喉中鸣声如吹哨笛；咳嗽、咳痰黏腻难出，无明显寒热倾向；起病多急，常倏忽来去；发前自觉鼻、咽、眼、耳发痒；喷嚏，鼻塞，流涕。舌苔薄白，脉弦。

治法：疏风宣肺，解痉止哮。

代表方：黄龙舒喘汤加减。

常用药：炙麻黄、地龙、蝉蜕、紫苏子、石菖蒲、白芍、白果、甘草、防风。

加减：若外风引发，鼻塞、喷嚏、流涕重者，加蝉蜕、防风、白芷；若情志不遂，肝郁化风者，用过敏煎（柴胡、防风、蝉蜕、五味子、乌梅、甘草）加郁金、钩藤。

3）慢性持续期——痰哮证：喉中痰涎壅盛，声如拽锯，喘急胸满，但坐不得卧，痰多易出，面色青晦，舌苔厚浊或黄腻，脉滑实。

治法：健脾化痰，降气平喘。

代表方：三拗汤合二陈汤、三子养亲汤加减。

常用药：炙麻黄、苦杏仁、橘红、法半夏、茯苓、炒紫苏子、莱菔子、白芥子、诃子、甘草。

加减：若感受风邪，发作急骤者，加紫苏叶、防风以祛风化痰，僵蚕、蝉蜕祛风解痉；若痰壅喘急，不能平卧，加用葶苈子、猪牙皂泻肺涤痰，必要时可暂予控涎丹泻肺祛痰。

4）慢性持续期——虚哮证：气短息促，动则喘甚，发作频繁，甚则持续喘哮，口唇、爪甲青紫，咳痰无力，痰涎清稀或质黏起沫，面色苍白或颧红唇紫，口不渴或咽干口渴，形寒肢冷或烦热，舌质淡或偏红，或紫暗，脉沉。

治法：补肺纳肾，降气平喘。

代表方：平喘固本汤加减。

常用药：黄芪、胡桃肉、五味子、紫苏子、法半夏、款冬花、陈皮、地龙。

加减：肾阳虚加附子、鹿角片、补骨脂、钟乳石；肺肾阴虚，配南沙参、麦冬、生地、当归；痰气瘀阻，口唇青紫，加桃仁、苏木；气逆于上，动则气喘，加紫石英、磁石镇纳肾气。

5）缓解期——肺脾气虚证：气短声低，自汗，怕风，易感冒，倦怠无力，食少便溏，舌质淡、苔白，脉细弱。

病机：哮病日久，肺脾两虚，气不化津，痰饮蕴肺，肺气上逆。

治法：健脾益肺，培土生金。

代表方：六君子汤加减。

常用药：党参、白术、山药、薏苡仁、茯苓、法半夏、橘皮、五味子、甘草。

加减：表虚自汗者，加炙黄芪、浮小麦、大枣；怕冷，畏风，易感冒者，可加桂枝、白芍、附子；痰多者，加前胡、苦杏仁。

6）缓解期——肺肾两虚证：短气息促，动则为甚，腰膝酸软，脑转耳鸣，不耐劳累。或五心烦热，颧红，口干，舌质红、少苔，脉细数；或畏寒肢冷，面色苍白，舌淡、苔白，质胖，脉沉细。

治法：补肺益肾。

代表方：补肺散合金水六君煎加减。

常用药：桑白皮、熟地、人参、紫菀、五味子、当归、法半夏、陈皮、茯苓、炙甘草。

加减：肺气阴两虚为主者，加黄芪、沙参、百合；肾阳虚为主者，酌加补骨脂、淫羊藿、鹿角片、炮附片、肉桂；肾阴虚为主者，加生地、冬虫夏草。

（2）传统功法　有研究表明六字诀、八段锦对哮喘慢性持续期有一定康复作用，具体详见本节 COPD 相关部分。

（3）中医外治法　对哮喘作用机制有着明显的调节作用，如穴位贴敷法对哮喘的免疫调节、神经机制、炎症反应等都起到了一定的调节作用，能够明显改善哮喘患者的临床症状。在哮喘呼吸康复中，有特色的中医外治法包括针刺疗法、穴位贴敷、热敏灸法等，具体的操作方法在第五章第五节已有详细介绍，针对疾病特异性，哮喘的外治法也各有不同。

1）针刺疗法：针对慢性持续期的康复采用针刺疗法，可配合电针。

取穴：主穴取肺俞（双）、定喘（双）、风门（双）。配穴：气喘急促明显者取天突、膻中；胸闷、咳嗽、痰多者取中府（双）、尺泽（双）、列缺（双）、鱼际（双）；咳喘乏力、动则尤甚者取足三里（双）、三阴交（双）、太溪（双）。

疗程：每日 1 次或隔日 1 次，10 次为 1 个疗程，疗程之间可休息 1～3 天。

2）穴位贴敷：药物含有延胡索、白芥子、细辛、甘遂等组成（参考清代《张氏医通》的白芥子散），制备成贴剂，取双侧定喘、肺俞、膈俞、脾俞、肾俞进行贴敷治疗，每次的贴敷时间为 6～8 小时，贴敷时间从夏至开始起，间隔 5～7 天贴敷 1 次，共贴敷 6 次。

3）热敏灸法：在热敏点上进行悬灸，每次治疗时间以上述区域腧穴热敏现象消失为度（至少 30 分钟，即便热敏现象不消失也不超过 90 分钟）。患者初诊开始，每日 1 次，连续治疗 1 周，然后隔日 1 次，共治疗 3 个月。

4）自血疗法：详见第五章第四节"中医外治法"。

（二）阻塞性睡眠呼吸暂停

阻塞性睡眠呼吸暂停（OSA）又称阻塞性睡眠呼吸暂停低通气综合征（OSAHS），是指患者在睡眠过程中反复出现呼吸暂停和低通气。临床上可表现为打鼾，鼾声不规律，夜间窒息感或憋醒，睡眠紊乱，白天出现嗜睡，记忆力下降，认知功能下降，行为异常等，可导致心、脑、肺血管并发症等慢性损害，严重影响患者生活质量，甚至危及生命。在成年人群中，OSA 是一个常见的呼吸系统疾病。在欧美等发达国家，OSA 发病率为 2%～4%，国内多家医院的流行病学调查显示，有症状的 OSA 患病率约为 4%，其中男女患病率之比为 2∶1。目前 OSA 的治疗手段包括无创呼吸机、手术、口腔矫正器，近几年研究表明，呼吸康复训练可以在 OSA 的治疗中发挥作用，可以降低 OSA 并发症的发生，如心血管疾病、糖耐受紊乱和肥胖，治疗机制：①增加上气道扩张肌紧张度；②减少颈部的脂肪积累；③增加深睡眠；④减轻体重；⑤缓解系统的炎症应答。以下介绍几种常用的呼吸康复手段。

1. 口腔咽喉运动

口腔咽喉运动通过训练舌咽肌群力量，对于 OSA 上气道塌陷有一定治疗效果。美国胸腔医师学院提出口腔咽喉运动的方法如下：

1）用牙刷用力刷舌面，以及左右两边，每回 8 次。

2）用力将舌上顶前颚，再向后侧喉咙下滑。

3）再将舌用力向后卷共 8 次。

4）张开嘴，提高喉咙，同时发出"A"声音。

5）将食指放在牙齿外侧，用力将脸颊肌肉向外推，连续做 8 次。

2. 体能训练

文献报道，让患者在接受 3 个月的呼吸机治疗后，给予为期 6 个月的辅助体能训练，内容为在特定的呼吸康复老师指导下，给予患者一周一次的 2 小时有氧运动项目，包括慢跑、游戏、体操训练，有氧运动后进行 2 小时的体能训练，包括重复的举重训练，结果表明，未发现 OSA 患者出现心血管并发症，OSA 患者的体重、血氧饱和度无统计学变化，但是 OSA 患者的呼吸暂停低通气指数呈现显著下降。研究表明，体能训练是一种可以改善 OSA 呼吸功能的安全治疗手段。

另有研究报道，在有氧运动的基础上，配合呼吸训练，可改善轻中度 OSA 患者的呼吸暂停低通气指数和生活质量。目前体能训练在 OSA 的康复治疗中仍处于探索阶段，尚缺乏大样本前瞻性多中心研究去证实其疗效。

3. 中医呼吸康复

（1）中医辨证论治　鼾症是由于气道阻塞、气息出入受阻而致以睡眠中出现鼾声、气息滞涩不利，甚或呼吸时有停止为主要特征的一种疾病。从中医方面而论，鼾症的发生可由先天禀赋异常，气道不畅，呼吸不利所致；或因饮食不节，过食肥甘厚味，喜嗜酒酪，痰湿上阻于气道，壅滞不畅而发；或因外感六淫，感受风温热邪，灼津成痰，咽喉肿胀壅塞、气血痹阻，亦可感受风寒湿之邪，引动痰湿，诱发或加重本病；素体虚弱，病后体虚，劳倦内伤，脏腑功能失调，呼吸不和而致病亦多见。

1）痰湿内阻证：夜寐不实，睡则打鼾，鼾声沉闷，时断时续，反复出现呼吸暂停及憋醒，白天头晕昏沉，睡意浓浓，不分昼夜，时时欲睡，但睡不解乏，形体肥胖，身体重著，口干不欲饮，或有咳喘，或有咳白黏痰，舌体胖大，边有齿痕，舌色淡红，舌苔白厚腻，脉多濡滑。

治法：燥湿化痰，益气健脾。

代表方：二陈汤合四君子汤加减。

常用药：半夏、陈皮、茯苓、人参、白术、甘草、石菖蒲、郁金。

加减：形盛体胖者，可加莱菔子、山楂消食化痰；湿邪较甚者，可加苍术、泽泻、薏苡仁渗水利湿；若清阳不升见头晕头痛、睡不解乏者，可加黄芪、升麻、柴胡益气升清；咳嗽痰多者，加胆南星、苦杏仁、白前燥湿化痰、降逆止咳；鼻渊者，加辛夷、苍耳子通鼻窍。

2）痰瘀互结证：夜寐不宁，时时鼾醒，鼾声响亮，寐时可见张口呼吸，甚或呼吸暂停，夜间或有胸闷不适，形体肥胖，头重身困，面色晦暗，口唇青紫，或伴有头晕头痛，半身不遂，肢体疼痛或麻，或有鼻塞不适，或有咽中堵塞感，舌淡胖、有齿痕，或有舌色紫暗或见瘀点，脉弦滑或涩。

治法：化痰顺气，祛瘀开窍。

代表方：涤痰汤合血府逐瘀汤加减。

常用药：姜半夏、胆南星、陈皮、枳实、茯苓、党参、石菖蒲、竹茹、红花、桃仁、当归、郁金、桔梗、丹参、甘草。

加减：偏痰热者，酌加天竺黄、浙贝母、桑白皮、蛤壳、海浮石清热化痰；偏血瘀者，酌加苏木、川芎、路路通活血祛瘀；鼻塞不通者，可加白芷、辛夷、川芎通鼻窍；咽喉阻塞不适或喉核增生者，加用山慈菇、皂角刺软坚散结；夜寐不宁者，加酸枣仁、首乌藤、珍珠母潜镇安神。

3）痰热内蕴证：时打鼾或喘，鼾声响亮，呼吸急促，鼻息灼热，喉间气粗痰鸣，咳黄黏痰，甚者面红、憋气，胸部满闷或痛，日间口干喜饮，身热烦躁，口臭，多汗，小便短赤，大便干结，舌红，苔黄腻，脉滑数。

治法：清热化痰，醒脑开窍。

代表方：黄连温胆汤加减。

常用药：黄连、半夏、陈皮、茯苓、枳壳、竹茹、大枣、甘草。

加减：咳痰色黄量多者，可加桑白皮、鱼腥草、黄芩、鲜竹沥等清解痰热；喉核肿大疼痛，加猫爪草、牛蒡子、桔梗、胖大海清利咽喉。

4）气虚痰瘀证：睡时鼾声，时有暂停，进行性体质量增加或肥胖，晨起昏沉嗜睡，平日精神不振，健忘，甚至出现烦躁，或有行为、智力的改变，或自觉胸闷或胸痛，或有口干、口苦，舌体胖大，舌质暗，苔白厚腻，或伴有舌底络脉青紫，脉沉涩或弦滑。

治法：健脾燥湿，化痰祛瘀。

代表方：四君子汤、半夏白术天麻汤合血府逐瘀汤加减。

常用药：人参、茯苓、白术、甘草、姜半夏、天麻、川芎、桃仁、红花等。

加减：眩晕头痛、面色潮红者，可加天麻、钩藤、石决明平肝潜阳；目赤口苦者，加夏枯草、龙胆草清肝泻火；心烦不寐者，加黄连、淡竹叶清热安神除烦。

5）肺脾气虚证：眠时打鼾，甚或呼吸反复暂停，鼾声低弱，胸闷气短，动则气促，神疲乏力，嗜睡，或头晕健忘，形体虚胖，食少便溏，记忆力衰退，小儿可见发育不良，注意力不集中，舌淡，苔白，脉细弱。

治法：补脾益肺，益气升清。

代表方：补中益气汤加减。

常用药：人参、黄芪、白术、甘草、当归、陈皮、升麻、柴胡、石菖蒲。

加减：表虚自汗加浮小麦、大枣益气敛汗；恶风、易感冒者，可加桂枝、白芍、防风调和营卫、祛风散寒；脘痞纳呆可加枳壳、木香、厚朴理气运脾。

6）脾肾两虚证：鼾声轻微，呼吸浅促，甚至呼吸暂停，白天昏昏欲睡，呼之能醒，旋即复寐，神衰色悴，神情淡漠，反应迟钝，头晕健忘，喘息气促，腰膝酸软。偏阴虚者，伴颧红，口干咽燥，耳鸣耳聋，舌红少苔，脉沉细；偏阳虚者，伴畏寒肢冷，小便清长，夜尿频多或遗尿，性欲减退，肢体浮肿，舌淡苔白，脉沉无力。

治法：益气健脾，固肾培元。

代表方：四君子汤合金匮肾气丸加减。

常用药：党参、白术、茯苓、甘草、桂枝、附子、熟地、山萸肉、山药、茯苓、牡丹皮、泽泻、石菖蒲、郁金。

加减：四肢不温、阳虚明显者可加肉桂、干姜、淫羊藿、巴戟天、鹿角胶温补肾阳；头晕耳鸣、颧红咽干、肾阴亏虚者，可加女贞子、枸杞子、何首乌、黄精滋养肾阴。

（2）针刺治疗　通过刺激穴位，增强上气道扩张肌的紧张度，同时起到安神助眠作用。

具体操作：取安眠、四神聪、廉泉、旁廉泉、神门、膻中、丰隆、血海、三阴交、照海等穴位，毫针针刺或电针治疗，每日1次，10次为1个疗程，可连续应用2～4个疗程。

（3）耳穴治疗　起安神助眠作用。

具体操作：取耳穴神门、交感、皮质下、心、肺、脾、肾、垂前、咽喉，用王不留行籽贴压，每日按压3～5次，每次每穴按压10～20下，10天为1个疗程。

（4）中医传统功法　部分OSA患者存在肺功能及运动耐力的下降，同时OSA可与COPD重叠、并存。而中医传统功法在呼吸康复中的应用已得到认可，包括八段锦、易筋经、五禽戏、太极拳、六字诀等，其通过缓慢、柔和的舒展、拉伸等动作，起到调节机体脏腑经络的作用，在OSA中有广阔的应用前景。

（三）间质性肺疾病

间质性肺疾病（ILD）是一组异质性疾病，以肺间质或肺泡出现不同程度的炎症、纤维化或两者兼有为特征。ILD的常见症状包括活动后呼吸困难、干咳、运动耐量降低和疲劳。患者个体间的症状及治疗反应差异很大，并且症状的进展常可导致严重功能障碍。如果是在另一种疾病病程中继发的ILD，如结缔组织病，患者还会出现其他症状，包括关节痛、肌痛、食管反流或关节畸形。

在ILD或肺纤维化的患者中，呼吸康复有助于改善运动耐量、提高生活质量、减轻呼吸困难并且在运动中可确定补充氧气需求，获益时间可随着康复时间的延长而延长，并且目标是在出现心功能障碍表现之前应该尽早开始康复。运动训练计划应当个体化，以满足不同患者的能力和需求。

1. 相关证据及指南推荐

1）ILD患者从呼吸康复中受益，运动和生活质量的改善（证据级别：1-）。

2）与其他支持相比，ILD患者从运动训练中获益，并能改善运动耐力和生活质量（证据级别：1+）。

3）呼吸康复治疗对ILD患者的益处在6个月后不能持续（证据级别：3）。

4）ILD患者的运动训练计划的益处在6个月后不能持续（证据级别：1+）。

尽管呼吸康复治疗对 ILD 患者大有益处，但由于潜在的疾病进展，研究数据显示 ILD 患者在接受呼吸康复治疗 6 个月后并没有任何持续的益处，这也为呼吸康复提出了新的挑战。

2. 呼吸康复计划

ILD 患者的最佳运动训练方案和呼吸康复内容目前尚无定论。

1）氧疗对 ILD 患者呼吸康复疗效的影响尚不明确，但在运动训练过程中应维持足量的氧供，因为改善氧合功能有助于提高 ILD 患者的运动能力。

2）宣教　ILD 患者进行呼吸康复日常宣教非常重要，如告知症状控制方法（包括调整呼吸形式改善呼吸困难、有效咳嗽和扩胸改善胸壁顺应性）、减少呼吸做功的体位、吸氧的重要性和好处、放松的技巧，以及瑜伽、中医传统养生操太极拳、八段锦等的应用。其他重要的宣教内容还包括治疗药物的风险和益处，营养的重要性，病情加重时肺移植治疗。

3）运动训练　ILD 患者的最佳特异性的运动训练方案尚无定论，参考第六章第一节。

4）营养具体详见第六章第七节。

3. 中医呼吸康复

（1）中医辨证论治　ILD 亦称作弥漫性实质性肺疾病（DILD），其症属中医学"肺痿"、"咳嗽"、"喘症"等疾病范畴。肺痿其病位主要在肺，但与脾、胃、肾等脏密切相关。发病机理主要为热在上焦，肺燥津伤；或肺气虚冷，气不化津，以致津气亏损，肺失濡养，肺叶枯萎。辨证有肺脏虚热和虚寒两大类，以虚热证较为多见。

1）虚热证：咳吐浊唾涎沫，其质较黏稠，或咳痰带血，咳声不扬，甚则音嘶，气急喘促，口渴咽燥，午后潮热，形体消瘦，皮毛干枯，舌红而干，脉虚数。

治法：滋阴清热，润肺生津。

代表方：麦门冬汤合清燥救肺汤加减。

常用药：太子参、甘草、大枣、粳米、桑叶、石膏、阿胶、麦冬、胡麻仁、杏仁、枇杷叶、半夏。

加减：如火盛，出现虚烦、咳呛、呕逆者，则去大枣，加竹茹、竹叶清热和胃降逆；咳吐浊黏痰，口干欲饮者，加天花粉、知母、川贝母清热化痰；津伤甚者，加沙参、玉竹以养肺津；潮热者，加银柴胡、地骨皮以清虚热，退骨蒸。中成药可服麦味地黄丸或七味都气丸。

2）虚寒证：咳吐涎沫，其质清稀量多，不渴，短气不足以息，头眩，神疲乏力，食少，形寒，小便数，或遗尿，舌质淡，脉虚弱。

治法：温肺益气。

代表方：甘草干姜汤或生姜甘草汤加减。

常用药：甘草、干姜、人参、大枣、白术、茯苓。

加减：如肺虚失约，唾沫多而尿频者，加煨益智仁；肾虚不能纳气，喘息，短气者，可配磁石、五味子，另吞蛤蚧粉。

（2）中医外治法与传统功法　参考本节 COPD 相关内容。

（四）支气管扩张症

支气管扩张症（简称支扩）是一种慢性咳嗽和咳痰的疾病，与气道扩张和支气管壁增厚有关。支扩属于一种常见病，然而目前针对支扩的临床关注度和研究热度要远远低于 COPD

和支气管哮喘。近年来，国内开始逐步重视支扩的诊治和全面规范的管理。呼吸康复方面，国际和国内逐渐开展了相关研究，并逐渐形成共识或指南。虽然气道廓清技术、中医措施在治疗支扩方面有一定的疗效，但两者在支扩治疗的证据很弱，仍需要进一步多中心、严谨的RCT研究证实它们的疗效。

1. 气道廓清技术（ACT）

常见的气道廓清技术包括主动循环呼吸技术（ACBT）、自主或体位引流、胸部叩击振动等。具体的内容详见第六章第四节。

相关的证据与推荐：

1）对于稳定期支扩患者，应行气道廓清（推荐级别：D）。

2）建议为稳定期支扩患者提供主动循环呼吸技术或振荡呼气正压（推荐级别：D）。

3）考虑重力辅助定位（在没有禁忌的情况下）以提高气道廓清技术的有效性（推荐级别：D）。

4）对于痰量多或排痰困难的患者，推荐行体位引流、拍背等方法辅助排痰，每天 2～4 次，晨起，或饭前，每次 10～30 分钟，频率和时间根据自身情况调整。每 3 个月评估一次气道廓清技术治疗的效果。

5）中国支扩人群的气道廓清技术尚需更多的循证医学依据，目前也有使用支气管镜进行镜下定期廓清探索。

6）所有病情恶化[恶化频率增加和（或）症状恶化]的人都应该让呼吸物理治疗师检查他们的气道廓清技术。

7）对于咳痰困难者，可考虑使用无菌水或生理盐水加湿以促进气道清除。

8）鼓励患者定期进行体育锻炼（加上强制呼气技术）以促进气道清除。

9）初始评估时，呼吸物理治疗师应教育患者了解他们的病情，并在适当时提供有关辅助措施（吸入/口服治疗或运动）的建议，以提高他们所选择的气道清除技术的有效性。

10）在推荐气道廓清技术时考虑患者的偏好和依从性。

11）如果其他技术无效或患者无法接受，考虑自体引流、呼气正压、高频胸壁振荡和肺内撞击式通气作为替代气道清除技术。

12）在急性加重期间进行间歇正压通气或无创通气，以减轻呼吸功，使疲劳和（或）呼吸困难的患者可以忍受更长的治疗时间，并可以采用体位引流姿势。

2. 运动计划

运动计划主要通过量身定制的标准化运动方案来提高患者的运动耐量和生活质量。目前尚无专门针对支扩患者运动处方的推荐，具体运动能力的评估及训练方法详见前文。

不同指南及共识的证据与推荐：

1）建议有支扩和运动能力受损的成年患者应参加运动计划并定期锻炼。所有干预措施都应根据患者的症状、身体能力和疾病特征量身定制（强烈推荐，高质量证据）。

2）建议为因呼吸短促而功能受限的个体提供呼吸康复[改良医学研究委员会（MMRC）呼吸困难量表≥1]（推荐级别：B）。

3）考虑将吸气肌训练与常规呼吸康复结合使用，以加强训练效果的维持（推荐级别：B）。

4）在实践过程中，可教育所有支扩患者运动训练计划的重要性。

3. 中医呼吸康复

（1）中医辨证治疗　支扩属中医学"肺痈"、"咯血"、"肺络张"等疾病范畴。有证据表明，中医药在改善支扩临床症状、提高生存质量等方面具有一定优势。肺络张是因邪气犯肺，肺气痹阻，痰浊内蕴，导致肺络扩张，主要表现为慢性咳嗽、咯吐大量黏液痰或脓痰、伴或不伴咳血。肺络张可分为急性加重期与缓解期，急性加重期又分为外感和内伤两类。

1）急性加重期

A. 外感——风邪袭肺：咳嗽，咳痰色白质稀，咽痒，恶风，可伴鼻塞流涕，舌苔薄白，脉浮。

治法：疏风解表，宣肺化痰。

代表方：止嗽散加减。

常用药：桔梗、荆芥、紫菀、百部、白前、甘草、陈皮。

加减：若夹湿，咳痰不爽，不易咯出，头困重，胸闷，大便黏腻，舌苔厚腻，加羌活、藿香等化湿解表；若夹热，咳痰黏白或黄，咽痛，加桑叶、芦根、蜜枇杷叶等清热化痰；若夹寒，咯白痰质稀，头痛，肌肉酸痛，恶寒，加紫苏叶、防风、生姜等疏风散寒。

B. 外感——燥邪伤肺：干咳少痰，咯吐不爽，或伴痰中夹带血丝，鼻咽干燥，口渴喜饮，舌红，苔薄黄少津，脉细数。

治法：清肺润燥，宣肺化痰。

代表方：桑杏汤加减。

常用药：桑叶、杏仁、沙参、浙贝母、香豉、栀皮、梨皮。

加减：津伤较甚，口干，咽干等，加麦冬、玉竹滋养肺阴；痰中带血者，加生地、藕节、仙鹤草清热凉血止血。

C. 内伤——痰热壅肺：咳嗽，咯吐脓痰，痰中带血或大量咯血，或伴有发热，咯脓臭痰，胸痛胸闷，口干口苦，大便难解，舌暗红，苔黄腻，脉滑数。

治法：清热化痰，宣肺止咳。

代表方：千金苇茎汤加减。

常用药：苇茎、冬瓜仁、薏苡仁、桃仁、金荞麦。

加减：若咳痰黄如脓腥臭，加鱼腥草、贝母清热解毒化痰；伴咯血者，加桑白皮、黄芩、藕节等清热化痰，凉血止血。

D. 内伤——肝火犯肺：平素易急躁，咳嗽，痰黄黏难咯，夹带血丝，或少量咯血，颜色鲜红，烦躁易怒或情绪低落，口苦，咽干，胸胁胀闷，舌尖红，苔薄黄或少津，脉弦。

治法：清热疏肝，润肺止咳。

代表方：丹栀逍遥散加减。

常用方药：柴胡、丹皮、栀子、甘草、当归、茯苓、白芍、白术。

加减：若气滞甚者，见胸胁胀痛，胸闷不舒，加郁金、丝瓜络、枳壳和络止痛，利肺降逆；火郁伤津，夹阴虚者，加沙参、天花粉养阴生津；咯血酌加藕节、白茅根等清热凉血止血。

E. 内伤——痰湿蕴肺：咳声重浊，痰多，色白或黄白，晨起或进食后为甚，常伴胸闷脘痞，纳呆便溏，或大便不爽，舌苔白腻，脉滑。

治法：宣肺理气，燥湿化痰。

代表方：二陈汤合止嗽散加减。

常用药：法半夏、陈皮、茯苓、甘草、桔梗、荆芥、紫菀、百部、白前。

加减：若痰湿化热加蜜枇杷叶、浙贝母等清热化痰；若湿困胃脘，积滞于内，可酌加焦三仙、布渣叶等健胃消食；若胃脘部胀满不舒、嗳气等，加藿香、砂仁等化湿醒脾和胃。

2）缓解期

A. 肺脾两虚：面色无华，少气懒言，纳差，神疲乏力，胸闷气短，咳嗽，痰量较少，或痰中带血，大便偏烂，舌暗淡，苔白，脉沉细。

治法：补肺健脾，润肺止咳。

代表方：补中益气汤合玉屏风散加减。

常用药：法半夏、陈皮、茯苓、甘草、桔梗、荆芥、紫菀、百部、白前。

加减：若脾气虚甚而食纳不佳，加党参、白术、麦芽、陈皮等补气健脾化痰；若兼阳虚可酌情添加高良姜、砂仁以温脾散寒行气；若见胃热脾寒，中焦气机不畅者，合泻心汤加减，以平调寒热。

B. 阴虚火旺：咳嗽，多有咯血，量较多，血色鲜红，痰少黄黏，口干咽燥，常伴低热，汗出，五心烦热，颧红等表现，舌红少津，苔薄黄，脉弦细数。

治法：滋阴润肺，清热凉血。

代表方：百合固金汤加减。

常用药：熟地、生地、当归身、白芍、甘草、桔梗、玄参、贝母、麦冬、百合。

加减：咳痰黄稠，加桑白皮、鱼腥草、金荞麦清热化痰；热势明显者，加醋鳖甲、黄芩、黄柏等泻火软坚。

C. 气阴两虚：咳痰短促无力，甚则咳而伴喘，痰少质黏或干咳，痰中带血，血色鲜红，或伴有低热，自汗，神倦，纳少口干，舌红少苔，脉细。

治法：滋阴养肺，化痰止血。

代表方：参苓白术散合左归丸加减。

常用药：白扁豆、白术、茯苓、甘草、桔梗、莲子、人参、砂仁、山药、薏苡仁、熟地、枸杞、山萸肉、牛膝、菟丝子、鹿角胶、龟甲胶。

加减：阴虚内热，加知母、生地滋阴清热，养阴生津；当归、白芍柔润养血。热伤血络而咯血者，加丹皮、藕节、仙鹤草、白及清热凉血止血。

（2）中医外治法

1）灸法——隔物灸

选穴：肺俞、大椎、天突、定喘、膻中。可选择隔姜灸、隔盐灸或隔附子饼灸。将艾炷置于灸物上，放在以上腧穴，点燃施灸。每天灸9～12壮，2周为一个疗程。

2）针刺

选穴：风门、肺俞、厥阴俞，或华盖、玉堂、膻中。配穴中痰湿犯肺加阴陵泉、公孙、丰隆；痰热壅肺加鱼际、合谷，脾肾阳虚加肾俞、脾俞、足三里等。每日1次，均采用泻法进行，针刺以1寸为准，留针15分钟。

3）穴位敷贴法

药膏制法：天花粉、大黄、黄柏、姜黄、白芷、制南星、陈皮、苍术、厚朴、甘草按10：5：5：5：5：1：1：1：1：1比例混合后磨粉过筛，将药粉与凡士林按1：4的比例调匀，合成药膏，即可运用。取天突、膻中穴。用碘酊擦拭穴位皮肤，将药膏放入专制穴位摊平，贴敷到穴位上，每天贴敷 1 次。

4）穴位埋线

选穴：肺阴亏虚型取足三里、脾俞、肾俞、肺俞、定喘；肺脾两虚型取丰隆、足三里、肾俞、脾俞、肺俞、定喘、膻中。

（3）传统功法　目前有八段锦、太极拳等干预措施对支扩康复的报道，但尚无统一标准或共识。研究表明，以上措施干预支扩有效，但由于目前文献的总体质量不高，偏倚风险不能明确，存在临床异质性。传统功法的实施可参照本节 COPD 部分。

（五）肺动脉高压

肺动脉高压（PAH）是一组严重的疾病，其定义是小肺动脉和小动脉的肺血管阻力进行性升高，导致进行性呼吸困难、严重的活动受限，最终因右心衰竭而死亡。与 COPD 患者相似，PAH 患者（由于原发性或继发性原因造成）会出现运动不耐受和呼吸困难，以及健康相关生存质量的下降。多项研究证实，定期、低水平的运动方案对 PAH 患者既安全又有益。同样，呼吸康复计划可以通过多种教育和综合管理策略使 PAH 患者获益。

1. 相关证据及指南推荐

1）对于稳定期且接受优化药物治疗的 PAH 合并体能下降的患者，应考虑监督下的运动训练（证据级别：Ⅱa，推荐水平：B）。

2）呼吸康复中的运动训练可以通过增强体适能来提高运动耐量，同时发现经过呼吸康复治疗，患者的 WHO 心功能分级没有继续下降，但是对于肺动脉压力或心排血量的改善均未提及，仍需要进一步研究。

3）对于 PAH 患者，运用心肺运动测试来评估结果发现，亚极量运动测试更为安全，特别是对运动性晕厥、先兆晕厥或心律失常的患者，应避免极量递增的运动测试。

2. 中医呼吸康复

PAH 属于中医学"肺胀"、"喘证"、"痰饮"、"心悸"、"胸痹"、"水气病"等疾病范畴。中医药在改善 PAH 临床症状、提高生存质量等方面具有一定优势，但缺乏统一、客观的中医证候诊断标准。

中医康复方法除中药内服外，还有针灸、穴位贴敷等干预措施，具体可参考本节 COPD 相关内容。

（六）肺癌

原发性支气管肺癌（以下简称肺癌）是指起源于支气管黏膜或腺体的恶性肿瘤。吸烟是肺癌的主要原因，女性比男性更容易受烟草致癌物的影响。其他病因包括石棉、被动吸烟等环境暴露。肺癌可导致高症状负担、生活质量下降、高医疗费用，以及仅约 14% 的 5 年生存率。

目前，呼吸康复训练是对肺癌患者有益的辅助治疗，但未制订出标准的呼吸康复方案，需要在临床应用中不断完善和规范呼吸康复训练方法，并进行多中心、大样本的临床研究，从而使广大的肺癌患者获益。

1. 呼吸康复计划

肺癌呼吸康复的主要目标是提高运动能力，改善功能状态，调整心理素质，促进积极的生活方式。目前关于肺癌患者呼吸康复训练的研究相对缺乏，但康复治疗的内容可以借鉴较成熟的 COPD 患者呼吸康复治疗方案，以运动训练为主，还包括中医呼吸康复、营养支持、健康教育和心理干预等。

（1）运动训练的方式

1）下肢运动训练：如步行、蹬车、爬楼梯、游泳、跑步等，是呼吸康复治疗的关键性核心内容，能增强患者心肺运动功能和运动能力。

2）上肢运动训练：如两上肢绕圈、重复提举重物平肩等形式，上肢运动训练可增加前臂运动能力，减少通气需求。

3）呼吸肌训练：包括缩唇呼吸和腹式呼吸，临床上常用的还有吹气球练习等，可改善患者呼吸肌功能，减轻呼吸困难的症状。

（2）运动训练的强度

1）有氧运动强度多采用心肺运动试验评定，达到最大摄氧量（VO_{2max}）20%～40%的运动量为低强度，60%～80%的运动量为高强度。患者下肢高强度训练比低强度训练产生更大的生理学获益，且低强度和高强度训练均产生临床获益。

2）耐力训练强度通常使用 1RM 的百分比表示，60%～70%的 1RM 为低强度，70%～80%的 1RM 为中强度，80%～100%的 1RM 为高强度。

3）推荐肺癌患者肺康复治疗的运动处方是从每周 2 天、每天 10 分钟、中低强度的运动训练开始，逐步达到每周 3～5 天、每天 30 分钟、中高强度的运动训练。

2. 中医呼吸康复

历代医家对肺癌的命名都有其独到的见解，纵观医术古籍，肺癌可归属于中医学"息贲"、"肺积"、"肺花疮"、"肺痿"、"肺胀"、"虚劳"等范畴。许多研究表明，中医药现代化治疗在肺癌患者的长期管理中具有明显优势，可有效延长患者生存期，提高患者生活质量，实现"带瘤生存"。中医外治法与传统功法康复可参考本节 COPD 相关内容。

第二节　围手术期呼吸康复

一、概述

围手术期呼吸康复是指从患者决定需要手术治疗开始，为患者术前作准备到促进术后康复的过程中通过指导患者进行一系列的呼吸训练和有氧运动，从而提高患者围手术期心肺耐力和身体状况的治疗项目，其主要内容包括：予以患者腹式呼吸训练，以改善肺通气，并增强呼吸肌肌力、有助于术后咳痰和咳嗽；予以患者跑步、爬楼梯等下肢耐力训练，以增强心力储备，并有助于术后早期下床活动；予以患者教育、心理和健康行为干预，以减轻患者对手术的恐惧和担忧等。为合并慢性呼吸系统疾病患者行大手术时，医疗人员必须评估患者是否有足够的呼吸储备来耐受手术并预估术后发生并发症的风险。所有慢性呼吸系统疾病患者，在胸部或上腹部手术之前都需要进行肺功能检测，通过进一步的工作来评估术前和术后呼吸康复对围手术期并发症和生存的影响。需要行手术治疗的呼吸系统疾病患者，其术前和术后呼吸康复（包括运动训练）原则与一般康复原则相同。但是，准备手术或术后恢复期的患者需考虑某些特定注意事项。

（一）术前呼吸康复策略

通常，任何接受胸部、上腹部或腹主动脉瘤手术的患者都有发生术后呼吸系统并发症的风险，特别是术前2个月内吸烟、合并慢性呼吸系统疾病或总体健康状况不佳的患者，加之术前常规胸外科护理缺少对患者进行呼吸功能训练的指导和其重要性的宣传教育，术后常见的呼吸系统合并症通常有感染、肺不张、气体交换功能恶化、支气管痉挛、血栓栓塞性疾病、需要长期机械通气的呼吸衰竭等，直接影响患者肺功能的康复和预后。因此，对患者围手术期采取有效的呼吸康复训练，可以大大提高患者的手术耐受性和改善患者肺功能，增强呼吸肌力，减少术后并发症的发生。

对于肺功能结果处于正常边缘的患者，术前评估中采用综合运动测试能够提供有用的信息。低运动耐量与手术结局差及生存率下降有关，呼吸康复可提高运动能力，有些曾被认为无法手术的患者可能经过呼吸康复后又能实施根治性手术。

术前需要呼吸康复训练的人群主要为需进行手术的同时合并高危因素的患者，高危因素主要包括两类：一是患者合并伴随疾病，如COPD、高血压等，而伴随疾病主要与其年龄、生活习惯（如吸烟等）有关；二是由外科手术引起的高危因素，如麻醉时间过长（包括手术时间长）和手术创伤（术中肺挫裂伤、失血或输液过多等），尤其是医疗危险因素常易被忽视。随着人口老龄化的发展和医疗手段的进步，高龄和需要进行二次手术的肺癌患者逐渐增多，尤其是合并不同程度COPD的肺癌患者显著增多，这些均会增加患者围手术期伴发肺部并发症的可能，尤其是肺部感染。在大手术前进行呼吸康复能够优化呼吸系统疾病患者的健康和功能状况，帮助预防术后并发症，并加快功能恢复。

术前呼吸康复能有效提高患者的心肺功能，在术前应对患者进行全面评估，有助于为患者制订个性化的呼吸康复方案。

1. 呼吸训练

术前肺康复锻炼的措施主要是吸气肌训练，包括呼吸和咳嗽训练、人工阻力肺训练、鼓励进行肺容量扩张练习等。呼吸训练包括缩唇呼吸、腹式呼吸及深慢呼吸。深慢呼吸能增加气体在肺泡与血液之间的交换能力，改善肺弥散功能，促进呼吸功能恢复。人工阻力呼吸训练最常见的为气球吹气，相当于人工呼气末正压。肺容量扩张练习在国内主要采用呼吸功能训练器，国外较多使用吸气阻力训练器和吸气阈值训练器。

2. 运动训练

根据患者的具体情况，还可增加一些较高水平的有氧训练，如跑步、游泳和骑自行车等。运动训练的持续时间应该根据医疗需要并以手术时间为基础，对于即将接受大手术的呼吸系统疾病患者，术前短期（2~4周）呼吸康复是可行的。

3. 戒烟

吸烟是术后肺部感染的重要危险因素，不仅显著增加术后心肺并发症发生率，还会增加围手术期死亡风险。如果可以（即行非紧急手术），患者应在术前戒烟至少2个月，在这方面可能需要制订个体化戒烟计划或咨询。

4. 营养评估

营养不良是术后肺部并发症的风险因素。营养不良会使呼吸肌收缩力下降，加重呼吸困难，还会导致免疫功能和防御机制减弱，引起疲劳、咳嗽、咳痰无力，影响患者术后恢复。大量证据表明，术前或术后给予营养不良患者口服营养补充剂，可以改善患者的营养状况和肌力，从而减少术后肺部并发症的发生。因此术前必须对患者进行营养评估。

5. 教育与健康行为干预

围手术期患者教育与健康行为干预旨在减轻患者对手术及预后的恐惧，帮助患者自我管理，通过科学指导促进健康行为，包括戒烟、注意营养和锻炼等。教育患者了解疾病性质和治疗意义，可以提高其健康意识和自我管理能力。术前的放松技巧练习和健康教育也有助于增加患者术后配合程度，同时焦虑管理也很重要。

综合的多学科护理管理还应包括术前的药物干预和氧疗，以及慢性疾病的优化治疗等。患者还应熟悉择期手术的过程和术后胸部引流管的情况，并培训节奏控制、能量节省、疼痛管理、预防静脉血栓形成、床上移动和转移方法。

研究表明，术前呼吸康复具有降低术后并发症、促进术后快速康复的作用。尽管通过围手术期呼吸康复训练可以显著降低术后并发症的发生率，但还需要更多的随机对照试验来验证其安全性和获益，这些研究中的患者已经成功使用了各种类型的运动训练计划。

（二）术后呼吸康复策略

术后推荐即刻行呼吸康复锻炼，旨在减少术后期间发生的肺部并发症及其导致的显著功能障碍，防止功能失调，促进早期安全出院。术后患者身体较虚弱，故呼吸康复训练应循序渐进。

1. 呼吸训练

术后呼吸康复锻炼的程序包括激励肺功能的胸部扩张运动、呼吸肌训练、持续最大吸气及分段呼吸技术、呼吸和咳嗽练习、胸壁振荡和肩/胸椎运动。胸部扩张锻炼及呼吸肌训练可增加吸气时胸廓前后径尺寸，增加肺容积；分段呼吸技术是患者将手放在切除肺叶对应胸部表面施加阻力，以减轻术后疼痛，扩张目标肺叶，避免术后肺不张。

2. 运动训练

患者术后应尽早开始活动，术前学习疼痛控制方法和增加肺容量策略，对减少肺不张和清除呼吸道分泌物至关重要。在临床情况允许的条件下，应尽快开始牵伸训练、ROM 训练和离床活动。

3. 氧疗

密切监测气体交换功能，必要时应使用无创正压通气。有证据表明，持续气道正压通气（≥6 小时）能够改善患者氧合状态并降低术后肺炎发生率、重插管率和入住 ICU 率。

4. 营养支持

患者术后应保证充足的营养。

5. 术后镇痛

术后镇痛可以避免患者因不耐受疼痛引起的训练依从性降低，可使患者更早下床活动，减少术后肺部并发症的发生。

6. 胸腔引流管管理

胸腔引流管留置主要作用是维持胸腔负压，引流术后胸腔积气、积液。术后常规需留置引流管，应在无漏气、肺复张良好的情况下早期拔除引流管。患者应熟悉术后胸部引流管的情况。

7. 患者教育与心理干预

个体化的健康教育干预措施和常规教育均能够更好地帮助患者认识疾病，为术后恢复提供帮助，更好地帮助患者认识术后恢复相关知识。适当心理干预能够缓解患者焦虑、心理压力，鼓励家属与患者交流，有效地增加患者对生活环境的适应能力和适应速度，促成患者对各种治疗的配合。轻度焦虑和抑郁症状可以通过呼吸康复来改善，对于出现严重焦虑和抑郁的患者需要考虑心理治疗。

出院后，可以在规范的门诊呼吸康复机构继续进行运动训练，尽管一些无对照组的临床研究表明，肺癌切除术后呼吸康复可改善步行耐力、增加峰值运动能力和减轻呼吸困难，但仍需要更进一步的研究来评估术后呼吸康复对围手术期并发症和生存率的影响。

（三）中医呼吸康复策略

中医呼吸康复在围手术期治疗过程中有着自身独特的优势，在临床值得推广应用，具有调节机体内环境，恢复人体阴阳、气血、脏腑、经络的平衡稳定，从而增强机体抗病能力，减少并发症，提高患者生存质量，促进术后康复的作用。

围手术期中医呼吸康复内容包括中药汤剂与饮食调养、针刺、穴位疗法、中医传统功法等。

1. 中药汤剂与饮食调养

在肺癌围手术期康复计划中，均衡、充足的营养是疾病预后与创伤修复的基础。中医药汤剂在这方面发挥了重要作用，根据个体化差异，辨证地进行中医饮食调养，能有效地促进围手术期肺癌患者康复。同理，这种中医饮食与汤药调理的呼吸康复手段同样也适用于其他围手术期患者进行呼吸康复。

2. 针刺

在肺癌围手术期康复中，对于吸烟的患者，针刺可以帮助患者戒烟，穴位处方：合谷穴，联合耳穴的神门、交感、肺、肾、肝。

3. 穴位疗法

在肺俞、心俞、膈俞、肝俞等穴位上进行中药敷贴或按摩，可以改善围手术期患者的呼吸功能。

4. 中医传统功法

中医传统功法的习练常用于各类康复计划，其有有氧运动和肢体躯干整体运动的训练效果，如可以改善心肺功能、提高运动耐力和生活质量，能从多个角度改善患者的功能障碍，从而促进患者呼吸功能康复。

二、肺减容术

肺减容术（lung volume reduction surgery，LVRS）是通过胸骨切开术或视频辅助胸腔镜手术切除严重的肺气肿组织，以改善某些经过精心选择的合适的严重肺气肿患者的肺功能、呼吸力学和运动耐量。尽管采取了最佳的内科治疗方法但仍有严重呼吸困难和运动耐量降低而其他身体状况稳定的患者，可考虑行肺减容术。肺减容术后，FEV_1、肺容量、气体交换功能、运动耐量、呼吸困难、生活质量和生存率均得到改善，最显著的获益部分是提高弹性回缩力、减少过度通气、改善呼吸肌功能和心脏功能，并减少中枢呼吸驱动。

（一）肺减容术术前行呼吸康复

1. 术前呼吸康复的获益

肺减容术术前行呼吸康复已被证明是安全且有效的，呼吸康复可显著改善峰值运动负荷（功率自行车）、步行耐力（6MWT）、呼吸困难和生活质量。肺减容术术前呼吸康复也可改善VO_{2max}和肌肉力量。

2. 呼吸康复计划

准备接受肺减容术的患者，其呼吸康复计划内容通常遵循现有的COPD患者的呼吸康复指南，教育内容包括详细解释手术过程、胸管、肺扩张和分泌物清除技术，以及术后活动过程。相较于病情严重程度较轻的患者，准备行肺减容术的重度COPD患者在呼吸康复治疗中未见不良事件发生率的增加。

（二）肺减容术术后呼吸康复

1. 术后呼吸康复的获益

肺减容术术后呼吸康复有助于逆转病情及体适能下降，改善运动能力，监测氧合和药物治疗的需要，并可能潜在地减少一些术后并发症。

2. 术后呼吸康复的实施

运动训练和呼吸训练能够减少一些术后并发症，肺减容术患者的呼吸康复原则与慢性呼吸系统疾病患者相似，可参照本章COPD相关内容。

（三）多方协作利于呼吸康复开展

患者和家属、呼吸康复专业人员及呼吸内外科转诊医师的良好沟通是制订最佳康复方案以获取最佳结果的关键。协作包括为患者制订康复目标并设计运动训练方案（运动方式、强度和持续时间）。应根据综合心肺运动测试的结果制订个体化的运动处方。

关于制订肺减容术患者合适的现代医学呼吸康复项目要体现个体化（图7-2），中医呼吸康复治疗可参考围手术期中医呼吸康复相关内容。

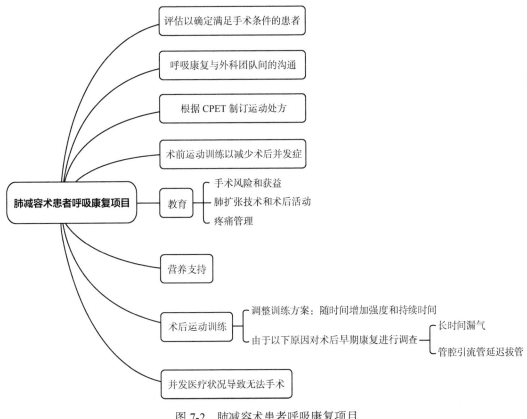

图 7-2 肺减容术患者呼吸康复项目

三、肺移植术

呼吸康复在肺移植患者的管理中起着至关重要的作用，移植前后呼吸康复的目的不同，但接受肺移植的患者都能从中获益，考虑进行肺移植的慢性呼吸系统疾病患者应在移植手术前后进行呼吸康复治疗。

（一）肺移植术前呼吸康复策略

1. 肺移植前呼吸康复的获益

肺移植术前，患者均应进行全面的呼吸康复训练。移植前行肺康复治疗可以帮助患者优化并维持手术前的功能状态，并为患者提供关于即将进行的手术、术后药物、监测要求和潜在并发症的全面知识基础。尽管患者的呼吸困难和功能状态可能有显著改善，但由于基础疾病的渐进性发展，这种改善通常不会改变移植手术的必要性。呼吸康复后运动耐量的增加可提高生存率。呼吸康复提供了一个理想的环境，帮助临床医师识别那些由于各种原因可能不适合手术的患者。移植前的呼吸康复能够降低围手术期呼吸系统并发症的风险，甚至缩短移植后的住院时间。

2. 肺移植前的呼吸康复相关的教育

1）要求患者了解疾病及其治疗方案的益处和可能的副作用、吸氧的正确使用、如何处理症状，以及如何识别和管理疾病的急性加重。

2）要了解肺移植术是一项具有发生围手术期并发症和死亡重大风险的大型外科手术，而且需要终身治疗。

3）呼吸康复能使患者了解移植术的获益及风险，从而有助于知情同意程序的开展。

4）了解移植前呼吸康复的主要目的：①在持续严密监测原发病的同时获得心理和社会的支持，使患者保持一个最佳的功能状态。②提高移植后的依从性、降低并发症、缩短住院时间，甚至可能降低死亡率。

5）为患者及家属提供应对终末期肺部疾病的心理支持，并且帮助他们调节手术前的心理、生理压力，同时也为他们提供有关营养、压力调整和放松技术的学习等。

3. 肺移植术前呼吸康复策略

1）针对肺部基础疾病的呼吸康复：肺移植前的患者通常存在严重的肺部基础疾病，需要降低运动训练的强度。但是，患者又必须在呼吸康复过程中保持所能达到的运动强度，直到进行手术。总之，训练过程既要保证患者足够的强度以达到训练效果，又要保证其能安全地耐受预定的工作负荷。

2）由于肺移植前患者的特殊性，最好能在呼吸康复中心训练，并辅以居家训练。

3）患者需要反复间断地进行呼吸康复治疗，需呼吸康复工作人员指导。

4）在患者等待移植的期间，疾病可能会进展，这时需要重新评估和调整患者的运动计划、药物治疗和氧疗。

5）患者应积极参与呼吸康复的维持训练项目和定期检查居家运动处方，使呼吸康复团队有机会经常再评估，同时能够改善患者的依从性，并将肺移植前并发症的严重程度降到最低。

（二）肺移植术后呼吸康复策略

1. 肺移植术后呼吸康复的目的与获益

肺移植术后早期呼吸康复的主要目的是减少肺不张和清除气道分泌物，术后康复最早可在术后 24 小时开始，这一阶段的目标包括优化拔管后的气道廓清和肺扩张，减少对辅助供氧的需求及改善直立体位的稳定性。

肺移植术后，尽管肺功能和气体交换恢复到接近正常的水平，但运动不耐受和功能障碍往往持续存在，骨骼肌功能障碍是运动功能受损的主要原因。肺移植术后，肌力下降可持续 3 年，峰值运动能力将降低至预测值的 40%～60% 并持续 2 年。免疫抑制剂会加重肌肉功能障碍，而呼吸康复中的运动训练能够改善肌肉功能，有氧耐力运动训练可以提高肺移植术后患者的运动能力。

2. 肺移植术后早期的呼吸康复策略

1）呼吸康复包括基本的周期活动（例如，坐着到站着，站着到坐着）、高效的呼吸模式、上下肢力量训练、功能性活动（如下地活动）和气道廓清技术，指导咳嗽尤为重要，原因是供体肺的失神经支配损伤了咳嗽反射。

2）患者被确定为稳定状态就可使用恢复器自行车和早期下床活动的锻炼方法。当胸腔引流管尚未拔除时，还可以使用特殊的助行器来辅助行走，除做简单的下地活动外，还可以同时进行上下肢抗阻训练。

3）对于切口和胸腔引流管引起疼痛的患者，可调整镇痛方案，在不加重切口疼痛的情况下进行运动，不良的姿势也可能是由切口不适引起的，疼痛可以通过药物、热疗或冷疗、按摩和经皮神经电刺激来缓解。

4）采取了胸骨正中切开术或前外侧胸廓切开术后，应休养足够的时间（即 4～6 周）后再进行剧烈的上肢运动，如上肢功率自行车和高强度力量训练。

（三）出院前后呼吸康复策略

1. 评估

出院时，要注意检查患者的步态是否稳定，是否有足够的下肢力量完成，如移到床上和爬楼梯等独立活动，以降低跌倒风险。

2. 教育

教会患者如何记录自己每天的肺活量、监测并发现诸如急性排斥反应和感染等事件。在不同程度用力时监测血氧饱和度水平，使患者及其家属了解日常生活能力和在家运动期间的氧气需求，必要时，需提供特殊的辅助医疗设备。对肺移植术后的患者宣教应注重保持规律的运动，适当的营养摄入，能识别出感染或器官排异的症状和体征及认识免疫抑制药物的远期副作用，如神经病变、步态异常或骨质疏松症。

3. 出院后的呼吸康复策略

1）出院后康复的主要目标是提高日常活动耐力，最大程度地提高他们的肌力和耐力。可采用居家康复与门诊康复相结合方式进行呼吸康复。

2）避免影响伤口与骨折：肺移植受者由于长期使用免疫抑制药物有很高的骨质疏松风险，故训练姿势意识，保持良好姿势，使用背部保护措施，避免旋转和屈曲运动有助于保障切口的完整性，可降低因潜在骨质疏松症而引起脊柱压缩性骨折的风险。

3）定期进行步行测试（如移植后 3、6 或 12 个月进行 6MWT）有助于监测进展情况，运动耐量降低可能是感染或排斥的早期指标。

4）一些肺移植术后无并发症的患者，不再面临严重的通气限制，可以逐步提高训练强度、延长训练时间或同时加强这两个方面的训练。若患者可以安全地进行比移植前更为激烈的活动，需得到一再确认。

（四）小结

虽然只有少数研究关注呼吸康复对肺移植的影响，但有证据表明，通过呼吸康复，患者运动耐受性和移植后的生活质量得到了改善。因此，呼吸康复已经被普遍接受，其对肺移植前后起到桥梁性的作用，并且对受体移植前、后的诸多方面都有积极影响，使患者从中获益。对肺移植术的患者，可在围手术期时制订合适的个体化呼吸康复计划（呼吸康复项目参考图7-3，中医呼吸康复方面参考围手术期中医呼吸康复相关内容）。

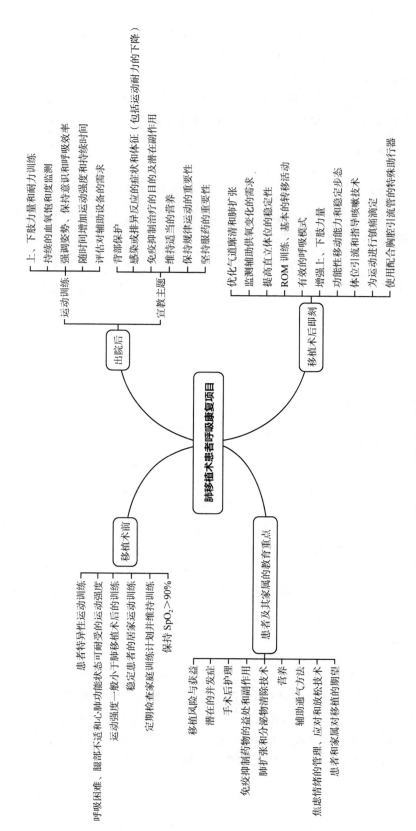

图7-3　肺移植术患者呼吸康复项目

第三节　危重症的早期呼吸康复

危重症呼吸康复是基于全面评估而制订的个性化治疗方案，包括但不限于锻炼、教育和行为改变，旨在改善呼吸道疾病、患者的生理和心理状况，并促进健康的行为。常见呼吸系统疾病危重症包括重症肺炎、急性呼吸窘迫综合征（ARDS）、AECOPD、呼吸机相关性肺炎、肺栓塞、胸部外科手术等。对于上述危重症患者，目前更强调早期康复。早期康复的理想状态是患者入住 ICU 后，在保证安全的前提下，尽快（最好在入住 ICU 后 72 小时之内）选择合适的康复运动方式以达到最佳的治疗剂量和强度，从而维持患者肌肉、骨骼和神经的功能，最终延缓或避免制动相关的并发症。

一、早期呼吸康复原因

ICU 收治的患者病情危重，主要为各种感染引起的感染性休克、重症肺炎、呼吸衰竭（Ⅰ型或Ⅱ型）、多器官功能衰竭、需要循环支持的患者，部分患者在 ICU 逗留时间非常漫长。这些患者大多需要在卧床和制动状态下进行生命支持治疗，而较长时间的卧床制动可以导致肌肉的萎缩甚至病情恶化。

（一）ICU 获得性无力（ICU-AW）

ICU-AW 指的是 ICU 重症患者除危重疾病外无明确原因而继发的广泛的肌肉质量减少、肌无力，常常伴随认知功能障碍和精神症状，其临床表现为：①近端肌肉的对称性和弛缓性虚弱，尤其是双下肢，而后波及呼吸肌。②以长时期的肌肉消耗与衰弱无力为主，出院后数年仍存在功能降低或障碍。③多见于严重疾病状态如脓毒症、呼吸衰竭、ARDS；伴随机械通气时间和 ICU 住院天数的延长。ICU-AW 对 ICU 患者的全面康复十分不利，有些患者ICU-AW 的影响可持续至出院后数月甚至数年。所以预防 ICU 患者肌肉萎缩，尤其是机械通气患者肌肉萎缩，减少 ICU-AW 对于救治气管插管的危重症患者具有重要意义。

（二）ICU 不良事件

随着对 ICU-AW 和卧床导致的一系列机体变化的认识，人们对于危重症患者早期活动和康复训练越来越重视。机械通气患者早期活动也在逐步开展，而且已有很多文献证明了它的有效性、安全性和可行性。目前认为，机械通气患者早期下床活动是安全可行的，不良事件的发生率小于 1%，主要不良事件为拔除胃管后，血压升高或降低，脉氧饱和度下降，没有出现气管插管意外拔管所致严重后果。

（三）ICU 相关功能减退

在 ICU 经过培训的医护人员可以很安全地完成机械通气患者的早期活动，包括主被动肢体活动训练、床上翻身、床上坐起来和下床到训练器上参加训练，这些活动可以减轻 ICU 患者功能的减退。对于机械通气延迟撤机患者，在进行上述活动的基础上可以进行呼吸训练和气道廓清技能训练。因此，整体来说，对于 ICU 的危重症患者，只要原发病得到控制或好转，生命体征平稳（用或不用血管活性药物），都可以在密切监测下实施早期康复训练，且是安全可行的。

二、危重症患者早期呼吸康复实施

危重症早期呼吸康复是非常重要的，特别是早期活动。但是，对于机械通气的危重症患者来说，康复的整个过程，都要严密监测患者的生命体征，所以危重症的早期康复不只是始于评估，终于评估，而是全程动态评估，把握好介入时机及暂停时机，安全第一。

（一）呼吸康复介入时机

1）循环系统：无新近心肌梗死、无须大剂量正性肌力药物，65mmHg≤平均动脉压（MAP）≤110mmHg，40次/分≤心率（HR）≤130次/分。

2）呼吸系统：SaO_2≥90%，FiO_2<60%，呼气末正压（PEEP）≤10cmH$_2$O，训练前无明显呼吸窘迫表现。

3）患者36℃<体温（T）<38.5℃，颅内压（ICP）<20mmHg，无不稳定性骨折。

4）主动训练需要配合，需在患者清醒状态下实施。康复训练过程中需严密监测患者生命体征变化，发现异常及时中止训练。

（二）呼吸康复暂停时机

生命体征明显波动，有可能进一步恶化危及生命时宜暂停康复治疗。包括：

1）心率：不低于年龄最高心率预计值的70%；静息心率的基础上下降>20%；心率<40次/分或>130次/分；出现新的心律失常；急性心肌梗死；急性心力衰竭。

2）血压：收缩压（SBP）>180mmHg或舒张压（DBP）>110mmHg，或有直立性低血压；MAP<65mmHg；新使用血管活性药物或使用血管活性药物剂量增加。

3）呼吸频率：呼吸频率<5次/分或>30次/分，或出现呼吸困难，SpO_2<88%，FiO_2≥60%，PEEP≥10cmH$_2$O；人机对抗。

4）神经功能：镇静或昏迷；患者明显躁动，需要加强镇静剂量，Richmond躁动-镇静评分量表（RASS）>2分。

5）其他：患者不能耐受活动方案或拒绝活动；存在其他预后险恶的因素；或有明显胸闷痛、气急、眩晕、显著乏力等不适症状；或有未经处理的不稳定性骨折等；当生命体征明显波动，有可能进一步恶化危及生命时宜暂停康复治疗。

（三）呼吸康复的评估

1. ICU 相关评估

如急性生理和慢性健康状态评估表（APACHE Ⅱ），Richmond躁动-镇静评分量表（RASS），ICU患者意识模糊评估单（CAM-ICU），心理评估（SAS/SDS）。

2. 常规检查结果

生命体征监测（心率、血压、呼吸、血氧饱和度、体温），生化检查（血常规、尿常规、便常规、肝功能、肾功能等），影像学（胸片、CT、彩超等），血气分析，肺功能。

3. 关节活动度及肌力评估

功能状态评估：Barthel 指数；功能独立性测定（FIM）；6 分钟步行试验（6MWT）。

（四）预防 ICU 后综合征的方案——ABCDEF 束集化干预方案

A—Assessing Pain（疼痛评估）：VAS 疼痛评估。

B—Both Spontaneous Awakening and Breathing Trials（自主觉醒试验和自主呼吸试验）：在患者有意识，能自主觉醒的状态下进行早期呼吸康复；进行呼吸训练，训练患者的呼吸功能，帮助患者尽早拔除气管插管，脱离呼吸机。

C—Choice of Drugs（镇静镇痛药物的选择）：危重患者往往需要机械通气和普遍接受镇静剂，确保舒适，减轻痛苦和拯救生命，但在康复过程中，应该根据患者的康复情况，减少镇痛镇静药物的使用。

D—Delirium Monitoring/Management（谵妄的监测和管理）：在进行患者肢体及呼吸功能锻炼的同时，要注意患者的心理状况，保证睡眠，给予心理安慰和鼓励，减少谵妄的发生。

E—Early Exercise/Mobility（早期的锻炼和活动）：早期给予患者床旁康复锻炼，如被动活动等；如果患者有意识则需要根据其肌力及肌张力等状况进行适合的肢体康复训练。早期活动的时间、剂量和频率没有固定模式，根据患者情况，在严密监测的基础上，建议对无禁忌证的危重患者尽早进行训练。但是在运动过程中要监测呼吸机各参数。

F—Family Empowerment（家庭管理和支持）：危重症患者在实施呼吸康复的过程中，需要家庭的理解和支持，帮助其积极配合物理治疗师，主动地参与到康复过程中来，另外，在患者出院后家庭需要提供长期的康复支持和环境改造支持，帮助患者提高生活质量。

（五）早期呼吸康复方案

重症患者呼吸康复方案的实施根据患者疾病发展变化特点可以实施早期分阶段、个体化康复方案，主要的呼吸康复内容包括医生根据患者病情行呼吸机通气策略的同时，护理人员和康复治疗师共同进行气道管理、体位治疗、呼吸功能训练并结合患者被动/主动运动训练等。

1. 被动/主动运动训练

早期训练可缩短重症监护和住院时间，减少再入院次数、机械通气时间、有害卧床天数和不良事件。

1）安全性指标：危重症患者运动训练需要评估患者早期活动的安全性，提出呼吸系统、心血管系统、神经系统及其他因素这 4 个主要安全性项目来做运动决策，有助于识别不良事件发生的可能性。

2）运动训练的方式及强度：早期活动的时间、剂量和频率没有固定模式，根据患者情况，在严密监测的基础上，建议对无禁忌证的危重症患者尽早进行训练。

3）运动训练中的监测：在运动过程中都要监测呼吸机各参数。

2. 呼吸肌训练

呼吸肌无力在 ICU 患者中非常普遍，同时存在很多不良的预后。从理论上，我们可以预见呼吸肌训练的重要性。虽然呼吸肌训练最佳的处方、呼吸肌训练对临床结局的影响及心理因素对呼吸肌训练的贡献尚无统一的意见，需要进一步研究明确，但是近年来呼吸肌训练的处方逐渐规范，特别是吸气肌训练（IMT）。

IMT 方式方面，目前最常见的是阈值负荷、阻力负荷，近年来很多专家推荐渐减式流阻负荷设备；IMT 的强度方面，若有 MIP，强度设定在大于等于 50% MIP，视情况调整强度；若无 MIP，从低水平（9～15cmH$_2$O）尝试，并逐渐增加强度。进阶的方案：经过训练患者的力量会逐渐改善，强度应该逐渐增加，通常每 1～2 天可增加 1～2cmH$_2$O。同时，使用限制症状的方法来指导训练负荷，即感知用力等级（RPE）量表上的 12～14 分；IMT 的时间与频率方面，可尝试每组 6 次呼吸，共 5 组（1 天），每周 5 天，培训应持续至少 2 周。以上所有的方案都需要视患者病情而定，而不是固定不变。IMT 的时机，可安排在呼吸机依赖期或自主呼吸试验（SBT）结束时、早期活动前。MIP 恢复正常值可以停止训练。

3. 气道管理

机械通气重症患者往往存在气道分泌物增多且清除能力下降的表现，可以根据患者的情况选择：

（1）咳嗽　咳嗽技巧的指导及辅助咳嗽，对患者咳嗽的有效性起到关键作用。

1）咳嗽技巧：控制咳嗽法、连续三次咳嗽。

2）辅助咳嗽：海姆利希（Heimlich）手法、前胸壁压迫法。

（2）体位引流　将患者摆在支气管出口垂直朝下的体位，使各大支气管中的痰液移动到中心气道，排出体外。

（3）主动循环呼吸技术　可有效帮助体能较差，或有气道狭窄的患者排痰，主要由呼吸控制（breathing control）、深呼吸（deep breathing）和用力呼气技术（huff-ing）组成。

（4）振动排痰　通过振动，使胸壁产生机械性振动，震动气道，使附着在气道内的分泌物脱落。

（5）气道内吸引　无意识或咳痰能力差的患者需用气道锐减吸痰管吸引保持气道通畅。

4. 心理治疗

（1）支持性心理治疗　从患者的病情和心理状态出发，用理解、同情、共情等方法，与患者及其家属形成同盟，针对患者的心理和情绪问题寻找解决方法，提高患者自尊和自信，减轻焦虑改善症状。

（2）生物反馈放松训练　利用生物反馈治疗仪帮助患者有意识地控制全身不同部位的肌肉由紧张到松弛的过程，1 次/天，15～25 分/次。

（3）认知行为疗法　由心理治疗师帮助患者认识产生痛苦的原因，有针对性地改变错误认知，打破思维恶性循环，按照医生的指导配合治疗。由治疗师采用强化疗法或系统脱敏疗法帮助患者纠正异常行为，建立新的反射模式。

5. 注意事项

1）ICU 重症患者由于病情需要往往接受镇静药物治疗，在进行康复训练时要协调好"动"与"静"的矛盾，提倡早期活动、能动就动。

2）康复训练过程中，对于清醒合作的患者需要遵循教育在先、自愿和循序渐进原则，以取得患者的配合。

3）对于意识障碍的患者则需采取被动运动训练，包括神经肌肉电刺激等借助仪器的康复方式。

4）为了保证患者的治疗安全，康复训练前、中、后都要对患者进行全面评估，这些评估内容需包括生命体征、基础疾病恢复状况、营养情况、意识状态、心理状态、气道功能、困难撤机原因及家庭社会支持功能等。

三、早期中医呼吸康复

危重症患者在机械通气状态或脱机状态均可使用中医呼吸康复技术，推荐针灸疗法、中药内服等。

（一）机械通气状态

1. 针灸疗法

危重症患者机械通气状态下，常并发呼吸肌无力和气道引流不畅等情况，其中医病机为肺脾虚弱，机体运化无力，导致痰湿内蕴，痰液郁而化热，壅阻气道，引起肺失清肃，呼吸不畅，治疗以"培土生金"为原则给予针灸辨证施治。

推荐方案

主穴：中府、膻中、气海、关元、中脘、足三里。

配穴：高热不退者，加曲池、大椎或合谷、风门，同时可以选择大椎、井穴、十宣点刺放血（每次选择一穴）；胸闷气短者，加内关、列缺、孔最、定喘；排痰不畅者，加丰隆；便溏腹泻者，加天枢、上巨虚；便秘者，加支沟、天枢、丰隆；低热、潮热者，加肺俞、天枢、内关、太溪、复溜；呃逆、呕吐者，加内关。留针 20 分/次，1~2 次/天。

2. 中药内服

危重症患者多见高热、喘促、腹胀、大便不畅等症状，可结合"肺与大肠相表里"的理论，运用清热通腑类中药。热毒闭肺证可用宣白承气汤、凉膈散、升降散等；内闭外脱证可用参附汤、苏合香丸、安宫牛黄丸等。

（二）恢复期（脱机状态）

1. 针灸疗法

推荐主穴：太渊、膻中、肺俞、足三里、阴陵泉、关元、气海。

配穴：乏力、恶寒、气短、喘息者，加膈俞、肾俞、脾俞、孔最、定喘；纳差、便溏者，加大肠俞、中脘、天枢；恶心者，加内关；咳嗽、咳痰者，加大椎、定喘、膏肓、中府；气阴两虚者，加太溪、复溜、心俞、厥阴俞。留针 30 分/次，1~2 次/天。

2. 艾灸

取肺俞、膈俞、大椎、关元、气海、足三里、三阴交等穴，10 分/次，1 次/天。

3. 拔罐

选择肺俞、膈俞、脾俞、肾俞、膏肓、大椎等穴，5 分/次，1 次/天。

4. 耳穴

选择支气管、肺、内分泌、神门、脾、肾、交感、角窝中、肾上腺等穴，每次按揉 15

分钟，以酸胀为宜。3～4 次/天，2～3 天后取下，隔日再贴敷。

5. 穴位按摩

选择中府、膻中、中脘、天枢、关元、足三里、三阴交、内关、百会等穴。每次按摩 50～100 次，2 次/天。

6. 中医传统养生操

坐式八段锦对于危重症恢复期患者心理衰弱、焦虑恐惧情绪、整体衰弱状态都有改善作用。坐式八段锦简单易学，动作柔缓、坐卧位即可完成，安全性高。评估患者整体情况，每日 1～2 次，约 15 分/次。

7. 中药内服

危重症患者恢复期（脱机状态）的中药治疗当以"瘥后防复"理念为指导，益气健脾、补益肺气，推荐以参苓白术散调理中州、培土生金，玉屏风散补脾肺之气而固表。

展望篇

第八章 从中医角度谈呼吸康复特色与展望

中医历经 2000 多年历史，博大精深，在整体观念、辨证论治等理论的指导下，中医药对呼吸系统疾病的康复有着丰富的手段和经验。目前已证实，运用方药、食疗、针刺、艾灸、功法、导引、拔罐、刮痧、调神等康复手段，对改善患者呼吸困难、提高运动耐量、改善生活质量有着独特疗效。亦有证据表明，通过利用现代康复学的方法与技术，与中医特色的康复手段相结合，比单一康复方法更能提高呼吸康复患者的肺功能水平和改善其临床症状。由于中医呼吸康复起步较晚，还有许多中医理论与方法尚待挖掘及临床循证医学验证，广大从事中医康复的人员仍在不断探索。相信以整体观念为基石、阴阳气血理论为辨证之纲、治未病理论为指导的中医学参与到呼吸康复治疗中，对提高呼吸康复的疗效有着无可比拟的特色与优势，其前景光明，未来可期。

一、中医呼吸康复特色与优势

（一）整体康复观（形与神俱，天人合一）

整体观念是中医学重要特征。宇宙万物形成于气，人体的生理功能也依赖于气的运行，无论宇宙万物还是人体内在筋肉皮骨，均是高度统一的整体，这是中医整体观与"天人合一"理念的基础。人与自然、社会环境相统一。同时，自然、社会环境的各种变化，对人体的生理病理则产生一定影响。中医学的整体观念，强调从宏观上、从自然与社会的不同角度，全方位研究人体的生理病理及疾病的防治。人除了在形体上是一个有机的密不可分的整体外，人的精神要与身体密不可分，否则就会"阴阳离决，精神乃绝"。正常人体形与神是相互依附，不可分离的，精、气、神为人身"三宝"，精为基础，气为动力，神为主宰，构成"形与神俱"的有机整体。因此，整体观无论是在人体的生理病理反应方面，还是指导疾病诊治与康复方面均具有重要作用。

对于疾病的呼吸康复，同样也强调整体观。中医理论认为，肺朝百脉、心主血脉、肾主纳气，故呼吸在生理状态下及病理状态下，均与心、肺、肾等脏的参与和调节相关。因此，呼吸康复不只是针对肺脏一脏的康复治疗，而是一项需要整体性、系统性的康复治疗组合。同时，呼吸康复中应重视"形与神俱"，在身体康复的同时，还要注重"心神"的康复。在康复过程中，还要注意社会因素与自然气候等因素对人体的影响，这都是康复整体观的体现。同时，人与自然、人与社会的高度统一，要求中医呼吸康复应将提升患者生活质量、促进患者回归日常生活作为远期康复目标。

（二）综合康复观（杂合以治）

中医呼吸康复技术手段多种多样，如口服中药、针灸、拔罐、耳穴、穴位贴敷、推拿按摩、中医健身功法等已在临床上广泛应用。临床上疾病复杂多变，单一康复方法很难使患者得到满意的康复效果。疾病的康复应根据具体的病情、体质等确定治则，选用多种适宜的康复方法。如《素问·异法方宜论》云："故圣人杂合以治，各得其所宜。"杂合以治的康复思想，在临床呼吸康复治疗中起着重要的指导作用。如有学者应用"杂合以治"的观念，以多元康复方法（贴敷疗法、穴位注射、食疗等杂合以治）可以改善 COPD 患者肺功能，提高患者生活质量，加速疾病康复。亦有学者将中医康复手段与现代医学康复手段有机结合，如将呼吸操及呼吸功能训练、骨骼肌训练、运动康复训练、中药制剂、穴位贴敷、艾灸、耳穴压豆及中医健身功法等多元化呼吸康复手段序贯治疗，可以减轻 COPD 患者的咳痰喘等临床症状，提高生活质量与运动耐力，减少急性加重次数。

（三）预防康复观（既病防变）

"治未病"理论是中医学独特的创新理念，源于《素问·四气调神大论》，其曰："是故圣人不治已病，治未病，不治已乱，治未乱，此之谓也。"

对于许多慢性呼吸系统疾病，是可以预防、治疗的。这与治未病理论不谋而合，通过尽早呼吸康复治疗，对延缓肺功能下降、提高患者生活质量很有益处。治未病理论在呼吸康复上，主要体现在：

1. 调神调体，未病先防

《素问·上古天真论》曰："上古之人，其知道者，法于阴阳，和于术数，食饮有节，起居有常，不妄作劳，故能形与神俱，而尽终其天年，度百岁乃去。"中医通过顺应自然，调理饮食，起居有常，动静结合，适当锻炼，可以改善患者体质即能保持健康，增强体内正气，达到"正气存内，邪不可干"的目的，从而可预防疾病的发生。在形体锻炼上，一般认为五禽戏、太极拳、八段锦、易筋经等传统功法锻炼可促进气血流畅、强筋健骨、预防疾病、益寿延年，这些功法也是现代中医呼吸康复的主要手段。

2. 辨证论治，既病防变

既病防变理论强调在疾病的早期阶段，不仅要早期诊治，还强调"务在先安未受邪之地"，阻断其传变，即当断则断。中医学认为呼吸康复重点首先在治肺，同时重视调理心、脾、肾。脾肺为母子之脏，通过培补脾气达到补益肺气，脾气旺则肺气充，正气充足，机体抵御外邪能力增强，可以减少肺病的发作，进一步降低其肺功能过快下降的风险；肺气久虚，易累及其子，金不生水，致肾气亏损，肺不主气，肾不纳气，致金水两亏，症状日剧加重，故肺病日久，肾不纳气，故应肺肾双补；肺朝百脉，主一身之气，肺病继则影响脾、肾，后期病及于心，肺气虚弱，导致血行无力，易致心血瘀阻，此时当益气活血化瘀。

3. 培本固标，瘥后防复

瘥后防复是指疾病治愈初期阶段或疾病稳定状态的康复，防止疾病复发。在疾病初愈，正气无力祛邪，当此之际，宜扶助正气，培元固本，静养调理，防止疾病的复发及加重。正如目前的新型冠状病毒感染患者初愈，对其进行中医呼吸康复治疗，对于改善肺功能，增强体质，改善遗留不适症状，促进疾病向愈具有重要作用。

（四）辨证康复观（三因制宜）

1. 因人制宜

康复方案的制订，要根据患者年龄、性别、体质、生活习惯等个体差异，即为因人制宜。

2. 因时制宜

人禀天地之气而生，机体的一切身心活动、新陈代谢等均接受着一年四季春温、夏热、秋凉、冬寒的气候变化，以及节气改变所调控。此即《灵枢·邪客》所强调的"人与天地相应者也"。康复实施时，应根据四季的特点（春生、夏长、秋收、冬藏），选择不同的起居调理、饮食调理，以及冬病夏治，夏病冬治等措施。

3. 因地制宜

按照地域环境的不同，而制订适宜的治疗康复方案，即因地制宜。不同地区的自然环境，如气候、水土及生活习惯，对人体的生理活动和病理变化有着不同的影响，治疗康复也有所差异。《素问·异法方宜论》记载了康复治疗的五种方法，砭石、毒药、灸焫、九针、导引按跷。其中砭石是从东方来，毒药从西方来，灸焫从北方来，九针从南方来，导引按跷从中央来，这充分显示了"因地制宜"的康复治疗原则。

（五）功能康复观（平衡阴阳，疏通经络）

现代康复学将功能康复作为主要目标之一，而中医康复学也重视机体功能的康复。中医的功能康复观是在中医理论指导下，辨证应用各种中医康复手段，对功能损伤或减退患者起到平衡阴阳、调和气血、疏通经络等作用，以恢复患者功能，回归正常生活。

阴阳理论为中医学辨证的基本，中医治病康复追求"阴平阳秘，精神乃治"，阴和阳相对平衡则病消体健。《素问·至真要大论》言："谨察阴阳所在而调之，以平为期。"康复以"平调阴阳"为目的，在呼吸康复过程中注重阴阳的主导作用，强调阴阳自和及其转化条件。作为中医呼吸康复主要功法之一的太极拳，也起源于阴阳理论。王宗岳的《太极拳论》提到"太极者，无极而生，动静之机，阴阳之母也"，"阴不离阳，阳不离阴，阴阳相济，方为懂劲"。太极拳深受阴阳学说的影响，如动静、虚实、快慢等矛盾关系都是阴阳在太极拳中的体现。

经络理论是导引能够达到呼吸康复功效的核心机制。古人基于长期的临床实践与参悟天地之道而创立系统的经络学说，使其成为解释人体生理、病理、治疗、康复等现象的依据，进而依此创作出导引、药物、针灸、推拿等多种康复疗法。从中医角度来讲，以上各种疗法其关键作用是疏通经络。

（六）中医呼吸康复方法简便易廉，群众基础好，适合居家或社区康复

中医康复手段较西医康复手段，有副作用小、安全性好的特点。在肢体运动、心理干预方面，中医具有更深的文化背景和具体实践经验，群众基础好，从而更容易为患者所接受。再如传统功法中的太极拳及八段锦，因易教易学、不受场地限制、有强身健体的功效，在呼吸康复治疗中备受青睐。

中医数千年丰富的养生保健康复理论实践为中医呼吸康复的发挥及充实提供了深厚的滋

养，有广泛的临床应用前景，更适合长期居家或社区呼吸康复。

二、中医呼吸康复的未来展望

随着与呼吸康复相关中医理论与方法研究的不断深入，中医呼吸康复学体系逐渐完善，将为整个呼吸康复学的发展注入无限动力。尽管中医呼吸康复仍存在种种问题，但中医作为一门古老学科能流传至今，靠的是兼容并蓄的优秀品质和完美的自洽体系，以及良好的临床疗效。作为与现代医学技术相融合的产物，中医呼吸康复仍有着光明的发展前景。

（一）中医呼吸康复理论与技术标准化、规范化

为了克服中医呼吸康复医疗服务主观性和随意性，需使其理论与技术标准化、规范化。在未来，中医呼吸康复相关名词术语、定义、源流、内涵，以及中医证候分型、治则治法、功能障碍评定标准、康复技术、康复疗效评定标准、康复方案内容的标准化，有利于促进中医呼吸康复临床诊疗活动规范化，有利于将中医药历经千年积累的养生康复理论精华沉淀固定下来，为现代医学模式下中医康复理论与技术提供创新和发展空间。

中医呼吸康复并不是各种康复法的杂乱堆砌，而应是在常规用药的基础上，以运动训练为核心，再根据患者的病症辅以中医针灸、按摩、熨烫、导引、功法、食疗法等特色康复疗法，遵循标本兼顾，形神兼养，综合调护的整体康复原则。这就要规范中医康复技术如太极拳、气功等功法锻炼的运动时间、频率、强度等，规范中医特色疗法的操作、适应证、疗程等，建立最优组合方案。这需要通过大样本及严格的临床试验——探索及确定。

（二）中医呼吸康复在社区将更具优势

社区支持性干预是指有效利用社区卫生资源，为患者提供支持性药物治疗和依从性干预，长期氧疗、戒烟干预、呼吸康复干预等非药物干预及认知心理行为干预，可改善患者的症状，促进肺功能改善，提高患者活动耐力和生活质量。

目前我国部分地区社区卫生服务资源不能满足社会的需求，社区医疗管理尚处于探索阶段，社区开展支持性干预和健康管理的系统性不强，社区医护人员对慢性病的控制信心不足，社区健康管理现状与管理目标要求还有一定的差距。应该进一步探讨和研究社区支持性干预的内容、形式和方法，为患者的社区干预和管理提出有效的干预策略和途径。

中医康复方法操作简便，易为患者所接受，但目前中医康复治疗只选择了其中一种或两种方法，没有形成系统的综合性的中医康复治疗计划，制订一套适合社区或家庭开展的中医综合康复治疗方案应该有良好的应用前景。要积极调动社区、家庭和个体的积极因素，从生物、心理、社会层面对患者进行健康管理，增加支持性干预的依从性和干预效果。

（三）老龄化社会及慢性病增多必将促进中医呼吸康复的发展

随着经济的发展，生活质量的提升及医疗技术的进步，老年人拥有更好的养老条件，其平均寿命也有了较大幅度的提升。随着其年龄的不断增长，他们的生理功能逐渐退化，患各种疾病的风险也增加，他们之中的部分人可因患病而生活不能自理，心肺功能减退，此时更需要中医康复的介入，尤其是中医呼吸康复的参与。老年人需要社会更多的关心与帮助，他

们对中医康复（包括呼吸康复）的需求也是巨大的。《中国防治慢性病中长期规划（2017—2025年）》中指出："到2025年，慢性病危险因素得到有效控制，实现全人群全生命周期健康管理，力争30—70岁人群因心脑血管疾病、癌症、慢性呼吸系统疾病和糖尿病导致的过早死亡率较2015年降低20%。"要达到这一预期目标，需要中医康复作出其贡献。

因此，伴随人口老龄化日益加重、慢性病患者增加，整个社会对中医康复（包括呼吸康复）的需求极大，也必将促进中医呼吸康复事业的长足发展，并促进中医康复学与现代呼吸康复学的融合与发展。

（四）中医政策更有利于具有中医特色的呼吸康复学的发展

《"健康中国2030"规划纲要》（以下简称《纲要》）遵循"科学发展"原则，提到"把握健康领域发展规律，坚持预防为主、防治结合、中西医并重……推动中医药和西医药相互补充、协调发展，提升健康服务水平"。《纲要》还提到，"发展中医特色康复服务，充分发挥中医药在疾病康复中的核心作用"为我们指明了方向。从国家政策来讲，国家要求积极发展中医预防保健服务，充分发挥中医康复特色优势。国家相关政策的落实，迫切需要众多通晓中医药理论、康复知识及有实践能力的复合型人才。在国家政策的支持下，在广大中医人的不懈努力下，中国的呼吸康复事业必将走出一条中医康复学与现代呼吸康复学相结合的具有中国特色的康复之路。

第九章　从现代医学角度谈呼吸康复的特色与展望

呼吸康复是慢性呼吸系统疾病患者综合治疗中不可或缺的组成部分。呼吸康复可以最大程度地帮助 COPD 患者改善症状，提高运动耐量和健康相关生活质量。目前，呼吸康复已成为 COPD 指南中的重要组成部分，而在其他呼吸系统疾病中的用途和有效性，也有很强的理论依据和越来越多的证据。相比中医呼吸康复，现代医学呼吸康复中的益处是有更多的循证医学证据。下面将从呼吸康复的循证指南的角度探讨呼吸康复方案的整体效益、各种治疗措施的益处及特色，并以此展望呼吸康复学的光明未来。

一、现代呼吸康复学的特色与优势

（一）具有较为充足的循证医学的依据

近年来，世界各地制定了许多指南及推荐意见。虽然各个指南采用了不同的方式进行证据评估和相关推荐，但是总的来说，对于有症状的慢性呼吸系统疾病，呼吸康复是有一定价值的。

1997 年，ACCP/ACCVP 联合发表了第一个呼吸康复的循证指南，随着呼吸康复研究的深入，世界许多国家发布了呼吸康复指南。除 COPD 的呼吸康复外，其他疾病的呼吸康复证据也渐渐增多（参见附录 3）。

以 COPD 为例，目前的主要循证医学证据有：步行所需肌肉的运动训练应作为 COPD 患者呼吸康复的必要组成部分来推荐（1A）；呼吸康复可改善 COPD 患者呼吸困难症状（1A）；呼吸康复可改善 COPD 患者的健康相关生活质量（1A）；呼吸康复可减少 COPD 患者住院天数和其他保健利用措施（2B），呼吸康复在 COPD 患者中具有成本效益（2C）；COPD 患者的综合呼吸康复计划有社会心理效益（2B）；6~12 周的呼吸康复可产生多种益处，但这些益处会在 12~18 个月内逐渐下降（1A）；一些益处如与健康有关的生活质量，在 12~18 个月仍然高于对照组（1C）；较长的呼吸康复计划（12 周）比较短的计划产生更大的持续效益（2C）；呼吸康复后的维持策略对长期预后的影响不大（2C）；较高运动强度下的下肢运动训练比低强度训练对 COPD 患者产生更大的生理益处（1B）；低强度和高强度的运动训练对 COPD 患者都可产生临床获益；在呼吸康复计划中加入力量训练成分可以增加肌肉力量和肌肉质量（1A）等。

（二）多学科协作

综合性干预措施被认为是治疗慢性呼吸系统疾病的最佳途径。多学科共同参与的呼吸康复能更便利而有效地对患者进行评估和目标设定、运动训练、自我管理教育、社会心理支持和结局评估。多年来，呼吸康复采用综合的、多学科的方法管理慢性呼吸系统疾病，是慢性疾病管理的范例。综合管理是治疗慢性呼吸系统疾病患者的重要组成部分，因为这些患者同时有多种严重合并症，包括心血管疾病、骨质疏松。

（三）个体化康复

疾病不仅影响患者，还会影响家庭、朋友、社会及其他利益相关者、卫生服务系统、法律、宗教及道德习惯，同时也反过来被它们所影响。个体之间的生物学特性（如性别、人种、民族）和疾病状态对其生活影响各不相同：性格、恢复能力和资源可及性的差异会影响个人对疾病及其管理的适应性。

正是由于这种复杂性，个体化的干预措施在现代医学的呼吸康复中也是一个特色。针对特定疾病的指南通常无法满足每位患者的个体需求，甚至可能产生不良影响。慢性呼吸系统疾病急性加重可能是破坏性的，可进一步导致肺功能损害，外周肌肉功能障碍，运动能力、活动水平和生活质量下降，以及医疗资源使用率和死亡风险增加。对于急性加重期患者的正确处理需要综合管理方法，也需要医院和社区医疗专业人员之间的合作。患者这时可能处于更易接受的"教育时机"，会采用自我管理策略，并参与到康复治疗中。在呼吸系统疾病急性加重时引入呼吸康复对于综合管理非常重要，包括促进多学科的临床交流和定期随访，以及为无缝过渡回社区提供重要手段。鉴于这种复杂性，对慢性呼吸系统疾病患者的正确治疗是包括患者、家庭和所有医疗人员在内的有效协作和综合服务。最佳的医疗方式需要跨环境、人员和时间的整合，而对患者的教育及其主动性是这一过程的主要"催化剂"。呼吸康复既可以解决单个患者的复杂需求，又可以协调多种服务和干预措施以提供有效的治疗。

2013 年 ATS/ERS 呼吸康复指南中提出，所有呼吸康复项目的核心都应该是基于一套个体化的评估提供量身定制的、个体化、全面的干预措施。但是，许多常规呼吸康复项目将这种全面的、综合的、个体化方法仅仅局限于运动训练。个体化管理强调并依靠患者的主导作用，他们必须成为自己疾病的主人。因此，呼吸康复是基于以患者为中心的结局评估，对患者进行个体化全面管理的方法。

（四）重视评估

评估是呼吸康复项目的重要组成部分，没有经过初次全面且个体化评估，就无法为患者量身定制合适的呼吸康复方案。呼吸康复计划中全面的评估是确定个体化干预和治疗方法的基础。同时，呼吸康复过程中的评估，对于评价康复疗效及制订下一步康复方案极为重要。

（五）身心并重

心理问题在慢性呼吸系统疾病患者的疾病管理中经常出现，如心理痛苦、治疗依从性差、不健康的生活方式及认知功能障碍等。这些问题常常出现，并影响呼吸康复疗效。呼吸康复是设计并实施结合患者社会、心理状况的个体化治疗方案，以减少患者痛苦并改善治疗效果的理想方式。因此，慢性呼吸系统疾病管理需要呼吸治疗师与社会心理专业人员通力合作。

二、现代呼吸康复学未来展望

（一）由多学科合作向交叉学科方向发展

康复并非简单的"按摩、理疗"，其涉及的知识面包括解剖学、生理学、病理学、药物学、护理学、运动学、医学物理学、营养学、精神心理学等学科，还涉及社会、经济、伦理等知识，呼吸康复也是如此，其知识面广，涉及问题复杂。借用其他学科的知识理论与实践技能，尝试去理解同一问题的复杂性与多样性，这是多学科合作的观点。

现代医学的特征是越来越专业化，医学分割成无数专科，它们又不断产生新的亚专科。过分专业化却使各专科研究的范围日益狭小，也使医学进步的步伐放慢。而交叉学科合作是从研究对象本身具体的丰富性出发，立足于问题，采用一切有利于解决问题的策略，并根据解决问题的需要，将原生并分散于其他各学科的方法、技术和手段组织成有机的方法体系来解决问题。从崭新的呼吸康复学科来说，以 COPD 患者为例，该病常常合并严重虚弱、疲乏等症状，单纯的药物治疗、常规内科护理未必有效，但从运动生理学、营养学的角度，深入理解制动或活动量下降对肌肉蛋白、心肺适能的影响，以及全身慢性炎症反应对蛋白质合成与消耗平衡的影响，就不难得出此类患者在常规药物治疗基础上仍需进行科学规律的主动/被动运动训练，并给予充分的营养支持。

（二）呼吸康复的形式与内容不断丰富，循证证据逐年提高

长期以来，运动都被看作呼吸康复治疗的基石。但是，目前仍没有关于呼吸功能障碍疾病患者特有的运动训练处方指南，大部分研究仍是基于美国运动医学学会的推荐为患者定制处方，多年的临床实践也证实这一方案的可行性与有效性。总体而言，就其训练强度来说，在确保患者安全的前提下，运动训练负荷越高，改善越明显。但改善并不一定体现在患者的最大输出功率或摄氧量上，恒定功率下运动耐受时间似乎是更敏感的指标。

在有氧训练方面，步行与踏车运动均可作为患者的耐力运动形式。若以提高步行能力为目的，步行训练更为合适；而踏车运动更多地激活股四头肌，训练时血氧饱和度下降较轻微，适用于病情较重的患者。对于运动耐受性差的患者，间歇高强度运动训练通过短时间高负荷与低负荷或无负荷相间的运动形式，在患者耐受范围内显著提高运动耐受时间，令部分重症患者能重新接受有效的运动训练。而短的间歇运动期（小于 1 分钟）可使患者的相关症状控制在较低的水平；在实践中，间歇运动可看作相应代谢负荷的自定节奏的家务劳作。

神经肌肉功能性电刺激已被证实，可作为病情严重患者肌肉训练的一种替代性治疗。目前尚无统一的治疗处方，其中小于 10Hz 的电刺激有助于激活 I 型纤维，增强耐疲劳性，而大于 30Hz 的电刺激可激活两种纤维，或选择性激活 II 型纤维，使用 35～50Hz 电刺激有助于激活两种肌纤维，改善其肌力与耐力。

在抗阻训练方面，其改善心肺适能的效果虽然不及有氧训练，但科学规律的训练能显著提高肌肉体积与力量，对减轻患者疲劳无力感、降低体重、改善身体构成成分等都有显著作用。而将肌肉力量的改善转化为运动能力的改善的过程似乎依赖于力量训练负荷，大部分高强度抗阻训练能够改善患者的亚极量运动能力，而大部分中强度抗阻训练似乎没有显著改善作用。另外，平衡性训练和柔韧性训练的重要性也逐渐受到重视。

呼吸肌出现收缩力与耐力下降是慢性呼吸系统疾病患者常见现象。针对这一情况，选择性使用呼吸肌训练将有助于改善患者的气促症状与运动耐受性。虽然目前还没有广受认可的处方原则，但在患者的选择方面，有限的证据提示已经出现最大吸气压显著下降的患者更易从呼吸肌训练中获益。

（三）自我管理意识不断提高

我国中老年人最常见并且是最难治的慢性呼吸系统疾病，具有病情反复和不易根治的特点。随着慢性病患病率急剧上升，全球卫生保健系统面临着巨大挑战，需要积极应对。必须培养患者主动管理自己的意识，从内心上主动接受并积极地去实施。改变患者不良生活方式，提高患者对自身疾病的认识是患者自我管理的重要内容，不仅可减轻其焦虑抑郁情绪，还能提高患者参与治疗的依从性，令治疗方案得到更积极的响应。康复治疗团队可通过小组活动、病友会等形式，普及相关知识，还可以指导患者将其自身经验进行分享，让更多的患者以第一人称视觉角度更深入地了解疾病的发生、发展与治疗细节，这对患者来说比医务人员的说教更具感染力。

近年来，认知疗法已经开始试用于患者自我管理项目中。其核心措施包括操作性反射、认知变换、自我效能强化与激励机制的应用等。这些措施能有效改变患者的行为模式，诱导更积极的心态，显著提高治疗的依从性与戒烟成功率。

另外，终末期患者的管理也是近年研究的新热点。在国外，这又被称为提前护理计划，主要针对的是终末期患者在生命最后阶段的愿望。通过患者本人与专业照料者进行商讨，决定其终末期护理选择与实施方案。后者是指当患者提前决定当其因疾病或其他原因导致丧失判断能力时，应使用何种护理、措施对其进行照料，虽然国内尚缺乏相关的法律基础，但国外少量的研究已经发现，这种措施能有效改变患者结局，并为其提供证据支持。

（四）体医融合度更加提高

体医融合既是体育与医疗康复的整合，也是健康理念和健康服务模式革新的融合，它包括了体育健身理念和医疗健康理念的融合、体质健康测试和临床健康体检的融合、运动干预手段和医疗治疗技术的融合、体育产业和医疗产业的融合等。未来体医融合的模式将不断创新，大数据等手段将助力体医融合，相关专业人才队伍建设也更加健全。

（五）医院-社区-家庭一体化呼吸康复模式更加完善

鉴于多数患者需要长期呼吸康复治疗，因此充分利用社区方便、快捷、价廉的特点，不断优化社区/基层康复环境、培养基层康复人才，开展"以医院为骨干、以社区为基本、以家庭为依托"的康复模式，实现长期康复指导和支持，对于保障"人人享有康复服务"、帮助患者快速重返社会生活具有重要意义。

（六）现代信息技术与互联网技术促进呼吸康复的发展

随着"互联网+呼吸康复"的广泛推广，必将促进中西医结合呼吸康复技术不断创新。基于"互联网+"技术可以实现呼吸康复患者康复效果的全流程管理，对患者的依从性、康复训练状况和康复效果进行远程监控及精密管理。对于居家康复患者，医务人员可以开展上门康复指导，充分利用适合居家康复的各种传感设备、可穿戴设备，对于促进呼吸康复事业发展具有重要意义。

第十章 体医融合在呼吸康复中的展望与未来

运动是良医,已被证实是解决 21 世纪人体体力活动不足的最有效方式,在欧美等国家已经将体力活动评价与呼吸、体温、脉搏和血压四大生命体征共同用于诊断患者病情轻重和危急程度的指征,融入医疗临床诊断系统。近年来,我国同样高度重视公民健康问题,积极推进医疗卫生体制改革,全面实施健康中国战略和全民健身战略,大力推进体医融合,构建大健康格局。

一、我国体医融合运行模式

实施健康中国战略行动,体医融合是未来发展的新领域。目前我国的体医融合已探索出以医院为平台的医院健康指导中心模式、以健身场所为平台的体育俱乐部健康指导模式、以社区为平台的健康监测中心模式和以体医融合健康产业为平台的产学研合作模式等四种运行模式。但总体来说,我国体医融合尚处起步阶段,体医融合在呼吸康复领域的发展任重道远。

我国已探索出的四种具有代表性的体医融合运行模式:第一种是以医院为平台的医院健康指导中心模式。医院通过开设运动处方门诊,开展慢性病运动治疗、健康管理等业务。其典型代表有体育医院(如国家体育总局运动医学研究所体育医院、黑龙江体育医院等)、综合医院慢病康复中心(如中日友好医院呼吸中心、阜外医院心脏康复中心等)。运动处方门诊在科室人员设置上基本上涵盖了临床医生和运动康复师,都兼有临床医学和体育学教育背景。第二种是以健身场所为平台的体育俱乐部健康指导模式。该模式主要是体育俱乐部通过与政府、医院等合作促使体医融合实施落地。目前该模式在我国主要体现在体育俱乐部与政府的合作方面,如苏州的"阳光健身卡",参加职工医疗保险的参保人员往年账户结余金额超过3000 元的,按规定可根据自愿原则,向市社会保险基金管理中心提出申请,可将一定额度的医保个人账户金额划转入"阳光健身卡"健身专用账户,此卡可在全民健身活动中心指定的场馆内使用。但在国外,体育俱乐部指导模式更多体现在体育俱乐部与医院的合作方面。如英国的运动转介计划,医院或卫生专业人员将患者或客户通过运动转介计划介绍给符合资质的体育俱乐部或运动专业人士,体育俱乐部根据卫生专业人士提供的医疗资料,制订慢性病运动治疗方案和运动处方等。第三种是以社区为平台的健康监测中心模式。该模式通过体质健康监测中心、体检中心在对社区居民进行健康体检和体质监测的基础上由体育专家和医生共同开具运动处方,指导居民进行科学健身锻炼。其典型代表有上海徐汇区康健街道社区卫生服务中心、温州市国民体质监测中心等。第四种是以体医融合健康产业为平台的产学研合作模式。该模式联合政府部门、学术科研机构、医疗健康管理机构、智能科技公司等资源,打造体医融合中心和健康管理服务平台,真正实现体医融合,催生健康服务新产业、新业态、新模式。其典型代表有库珀有氧中心、奥美健康(北京)和尚体健康(上海)等。

二、体医融合的发展与展望

体医融合是一场关于健康理念和健康服务模式革新的融合，它包括体育健身理念和医疗健康理念的融合、体质健康测试和临床健康体检的融合、运动干预手段和医疗治疗技术的融合、体育产业和医疗产业的融合等。

（一）创新体制机制，构建"体医融合"健康服务模式

体医融合涉及"体"、"医"观念理念的融合，政策资源的融合，服务模式的融合，是一个系统工程，需要有一个清晰的顶层设计，应在国家层面作出制度安排，包括体育、卫生健康和其他相关部门联合制定政策，并要设立专门部门负责"体医融合"健康服务工作的方案制订、工作协调、相关政策法规和保障机制的制定等。同时，围绕"体医融合"工作的重点、难点、焦点确定目标，精准发力，探索建立有效的"体医融合"管理体制、运行机制、激励机制、监管和评价体系。最后，及时分析存在的问题，总结各地方的成功经验，宣传推广成熟的做法，以点带面形成体育与医疗齐抓共管、相互依存、共同保障人民健康的新局面。

（二）搭建体医融合健康服务大数据平台

体医融合健康服务大数据平台（图 10-1）的建设是落实"体医融合"的抓手和落脚点。推动移动互联网、云计算、大数据、物联网等现代信息技术手段与慢性病防控相结合，建设不同人群个性化健康需求和慢性病单病种干预的运动处方库，将被服务对象的基本信息、健康检查、体质测试、健康状态监测和评估、干预指导、方案实施、诊疗安排、费用支付等数据，纳入到国民慢性病防治大数据平台，为推动全民健身与全民健康深度融合提供有效、精准服务。以人工智能为基本理论，设计开发智能化运动处方和手机 APP，为运动处方执行者提供实时数据对照，让他们随时了解运动周期内身体健康指标的动态变化和运动干预效果。

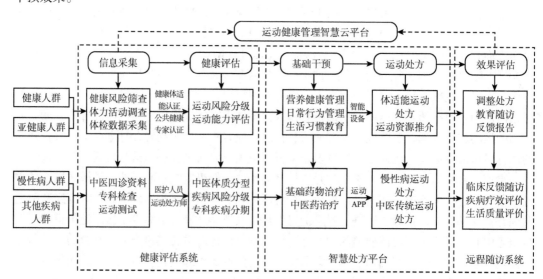

图 10-1　体医融合健康服务大数据平台

（三）夯实"体医融合"专门人才培养体系

优化体医融合专门人才培养模式是体医深度融合发展的关键。目前，我国体医融合人才现行培养模式主要以在职培训为主，存在专门人才缺失严重、认证体系有待完善和人才培养模式单一等现实困境，应该着重加强顶层设计，夯实体医融合人才培养体系，精心布局优化体医融合人才培养课程体系，强化引导完善体医融合舆论宣传体系，标准引领健全体医融合职业标准等优化路径，以期实现体医融合专门人才队伍的科学化和可持续化发展（图 10-2）。

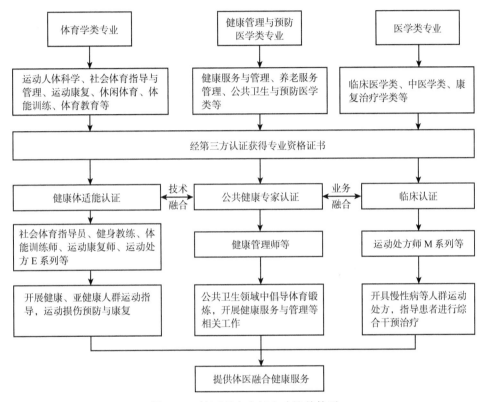

图 10-2　体医融合专门人才培养体系

第十一章　医院-社区-家庭一体化呼吸康复体系建设

呼吸康复学是一门新的、独立规范的学科，属于康复医学的一部分。作为一门学科，其体系亦为现代医疗卫生服务体系中的重要组成部分，以服务于呼吸系统疾病与围手术期等患者呼吸功能恢复，生活质量的改善，最终回归生活。对于呼吸康复体系的建设来讲，包括了很多内容，如中西医融合体系、多学科参与、跨学科合作体系、临床-教学-科研一体化体系、医院-社区-家庭一体化体系等。其中构建医院-社区-家庭一体化的呼吸康复医疗服务体系对于呼吸康复学的发展最为重要。

一、医院-社区-家庭呼吸康复体系建设现状

总体来看，我国康复医疗资源严重不足，发展不均衡，服务水平也参差不齐。优质康复医疗资源多集中在大型综合医院，且各级康复医疗机构之间缺乏有效联系和转诊渠道，容易造成大医院拥挤不堪，而基层医院医务人员很少有康复相关知识，康复患者寥寥无几。呼吸康复更是如此，我国在呼吸康复方面的发展相对国外滞后，医生与患者均对呼吸康复的理论知识与技术方法认识不足，很难形成不同层级、不同功能的医疗机构之间的沟通与流动，造成康复医疗机构效率低下和康复医疗资源的浪费。因此，对于呼吸康复的体系建设，目前需按照康复医学体系的整体构建进行规划。

目前，在我国各级医疗机构康复医学部门构建大致分为三级医院的康复科和大、中型的康复中心（康复医院），其康复医学多学科团队一般配备有康复医师、康复护士、物理治疗师、作业治疗师和语言治疗师等。专门的呼吸康复团队一般隶属于康复科（中心）或呼吸科、老年病科等；一级医院多是基层医院或社区医院，其可以提供社区康复服务，但一般因各种因素不可能分工太细，需配备一专多能的康复治疗师（士），按照物理治疗师（士）的要求培养；二级医院康复团队多介于三级与一级之间，也很难链接各类康复患者的需求。基于以上现状，应该发挥各级医院的特长，构建一个医院-社区-家庭一体化呼吸康复体系，做到全病程康复管理，不同专业人员与不同层次人员负责其相关内容，并建立互通联运机制是相当重要的。

二、呼吸康复多学科团队机构设置

（一）呼吸康复团队人员组成

在康复诊疗工作中，通常康复医学多学科以康复治疗组的方式对患者进行康复诊断、功

能测评、治疗、训练和教育，其他相关专业人员配合实施工作。

呼吸康复团队必须具备提供综合呼吸康复的能力。呼吸康复亦应采取多学科综合康复模式，康复团队中应包括呼吸医师、康复医师、物理治疗师、运动治疗师、营养师、护理团队人员等，另外又出现了一些新的专业技术人员，比如音乐治疗师、舞蹈治疗师等，必要时还要配备言语吞咽治疗师、护工并邀请家属共同参与，从而为患者提供全方位、最大化的康复服务。因此，真正的团队应将患者的家属及陪护人员也纳入其中。

我国与国外康复专业人员构成不同之处主要有两个方面：①需配备有专业的传统医学康复医疗人员，即中医师（或中西医结合医师）、针灸师（士）、推拿按摩师（士），为患者提供有中国特色的传统康复医疗；②一般不设分科过细的治疗师（士），提倡培训和使用一专多能的康复治疗师（士）。

（二）呼吸康复团队工作人员职责

1）首先要负责对患者进行全面的评估，判断是否适合康复，有无康复的禁忌证，初始的评估可以作为之后疗效评价的重要组成部分。

2）根据患者情况及基础疾病，多学科合作制订与患者目标协作的个体化治疗计划。

3）团队应确保其医疗水平，以提供熟练的治疗和服务。

4）做好各种安全措施，制订安全预案，确保患者康复时的安全。

5）能为患者及家属、陪护人员提供互动教育和康复技能培训课程。

6）对患者家属进行教育，能确保让患者的家庭成员随时参与进来。

7）监测患者各项生理病理功能，做好再评估和调整治疗，以配合患者的康复。

8）呼吸康复团队应定期召开病例讨论、工作人员会议和在职培训等。

9）团队应将每位患者康复的结局指标、主要指标、次要指标进行及时跟踪收集，以判定康复疗效。

10）团队应与社区医护人员建立沟通机制，保证患者社区康复的进行，并为患者制订家庭康复计划，以利于提高长期生活方式改变的依从性。

11）应提前预判康复过程中出现的安全问题，配备急救应急处置流程，必要时启动。

12）团队中每位成员应掌握呼吸康复的适应证与禁忌证，能准确对有适应证的患者进行宣教与管理。

三、医院-社区-家庭呼吸康复医疗体系的构建

（一）呼吸康复医疗服务体系的初步建设

可以参照目前医联体模式进行构建。以三级甲等医院康复医学科为龙头和主体，以二级医院医联体为纽带，以强化社区服务中心康复诊疗能力为目标，构建一套分层级、分阶段、互通互联、急慢分治"三级综合医院-社区卫生服务机构-家庭"的康复医疗服务体系。其基本构建模式为：具备能力的三级医院作为牵头单位，成立呼吸康复中心，其中二级医院作为分中心，分中心下联社区卫生服务中心及护理院、养老院等延续性医疗机构建立稳定、密切合作关系的联合体，逐步建立分层级、分阶段的从以三级医院为总中心到二级分中心、再到覆盖相关基层医疗卫生机构的三级康复医疗服务体系，即医院-社区-家庭一体化服务体系。

该体系的主要优势在于：一是有利于发挥三级医院优质医疗资源对二级医院和社区卫生服务中心、养老机构的全面辐射和支持效应；二是以三级医院作为支撑，有利于提高居民对社区卫生服务中心医疗水平的信任度；三是有利于实现疾病全程康复，以保障医疗服务的完整性和连续性。

医院-社区-家庭一体化的呼吸康复医疗服务体系各级职责分工如下（图 11-1）：

1. 三级医院

三级医院是该体系的核心与龙头，其主要职责为：制订呼吸康复行业标准，康复质量控制，制订康复流程与方案，建立一支能具体实施与培训的团队，培训自身团队与基层、社区医院的相关医务人员，三级医院主要处理疾病急性期、病情不稳定、共病多的复杂性疾病患者的呼吸康复工作，可将经康复治疗后疾病恢复期或稳定期的患者转至二级医院或一级医院，带动下级医院人员对患者进行全程康复，可培训患者的家属及防护人员开展家庭康复。在目前"互联网+"的时代，可以借助该技术开展对社区的培训，康复质量监督，对家庭康复指导等工作。

2. 二级医院、一级医院、医养结合机构

一级医院主要作为社区康复的主力军，其主要职责为：实施社区基本康复，与三级医院及家庭互联互通，遇到病情加重或病情复杂患者及时向上级医院转诊，上级医院上门指导家庭康复等。二级医院是联系一级医院与三级医院的纽带，既可从事社区康复，又可指导一级医院的康复治疗，若为条件具备的二级医院，亦可执行三级医院在呼吸康复体系的职能。医养结合机构是近年来蓬勃发展的一种既具备养老功能，又能实施基本医疗服务的机构，在此类机构中进行基本康复服务是完全可行的，其在体系中等同于一级医院功能。

3. 家庭

根据目前国情与患者的需求，家庭康复应用占有更重要的地位。其主要职能为：接受三级医院或社区医院的医务人员的康复培训，掌握适合家庭康复的康复方法，开展居家康复，及时与家庭医生沟通，报告康复进程与效果，或与三级医院以"互联网+"进行联系。

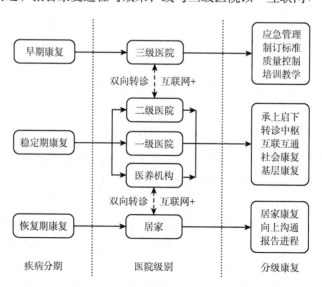

图 11-1　康复医疗服务体系示意图

（二）逐步建立通畅的康复患者双向转诊制度

合理的分级医疗体系及通畅的双向转诊制度是优化医疗卫生资源配置及利用的关键。双向转诊制度是根据患者病情需要而设立的上、下级医疗机构间或综合医院与专科医院间的转院诊疗制度，其以分级诊疗为基础，明确各级医疗机构的职责与功能，确保医疗资源被充分、合理、有效地利用。

（三）体系中各级人员服务能力的提升

1. 建立行业标准，实施质量控制，提高康复医疗服务能力

首先，三级医院负责建立和完善呼吸康复治疗的行业标准，开展有效的质量控制及管理工作，是保障医疗安全、提高医疗质量的基础；其次，建立规范的三级医院呼吸康复多学科合作与会诊制度，通过建立规范的联合会议制度、会诊制度、帮扶制度等，可使三级医院实施呼吸康复的患者尽早接受系统的康复治疗，更快地改善相关功能，提高日常生活活动能力和生存质量，缩短住院天数，减少医疗费用。出院前能制订完善的社区或居家康复方案，并能保证其质量监控与指导。

2. 提升社区医生呼吸康复医疗服务能力

社区医院逐渐推广康复技术，配备相关设备，引进新技术；结合基层患者康复需求，三甲医院呼吸康复相关科室在社区医院开展不同层次、不同形式的专业培训，逐步提高基层呼吸康复专业技术人员的专业水平，达到"康复回社区"的服务功能；也可通过开展呼吸康复医师进修培训与反复实践，提高呼吸康复医疗技术水平。

3. 建立康复医学专业医师、治疗师的规范化培训制度

首先，明确规范的三级医院康复培训基地，制订相关康复治疗培训规则，实施对在岗的康复治疗师（士）分期、分批集中进行系统的理论和技能培训。为确保康复治疗技能培训质量，可设定规范的实践基地，并制订严格的理论考试和治疗技能考核制度，向合格者颁发合格证，持证上岗；其次，在康复医疗机构快速增加的背景下，康复医学人才紧缺，扩大康复医学教育覆盖面势在必行。全日制高等学校应逐渐开展康复医学学历和学位教育，增设康复医学专业必修课教育课程，力图培养高层次康复医疗人才。

4. 充分利用家庭医生责任体系，使居家康复落到实处

家庭医生责任体系是以社区卫生服务中心为平台、以家庭为单位、以服务承诺相互约定为基础、以家庭医生为核心提供基本医疗卫生服务的体系。借鉴国外经验，建立完善的家庭医生责任体系，是落实分级诊疗制度、强化基层医疗卫生服务、实现医防结合的基本途径。这种责任体系的服务对象由关注疾病转向关注人，服务目标由预防和治疗疾病转变为全面满足人们对健康维护的需求，服务方式由"被动诊治服务"转变为"主动健康管理"，服务模式由"划片分治"演进为"以人为本的整合医疗服务"，所以，家庭医生责任体系对分级诊疗起着重要的承接作用。对家庭医生进行呼吸康复培训，对于需要居家康复的患者，家庭医生可以指导、督促居家康复方案的实施。

（四）充分利用"互联网+"技术，促进呼吸康复体系建设

近期国家明确提出各省（区、市）要加快建立互联网医疗服务监管平台，优先建设具备监管和服务功能的平台，并依法依规加快对互联网诊疗和互联网医院的准入，推动互联网诊疗服务和互联网医院健康、快速、高质量发展。建立远程医疗服务信息共享平台，实现医疗资源互联互通，能够极大减少基层医疗服务机构搭建优质医疗资源平台的投入，基层医疗服务机构的患者通过对接远程医疗信息共享平台，"足不出户"就能享受优质医疗资源，实现优质医疗资源下沉共享。

"互联网+"技术为医院-社区-家庭一体化的呼吸康复医疗服务体系的建设注入了方法与动力，使过去的三级医院不能互通互联、医院与患者不能互通等瓶颈问题得到有效的解决。越来越多的研究表明，使用"互联网+"技术进行的远程呼吸康复也会带来类似于门诊康复的生活质量、运动能力及呼吸功能的改善。

附录 1 评 估 量 表

附录 1-1 健康调查量表 36（SF-36）

1. 总的来说，您的健康状况是：①非常好 ②很好 ③好 ④一般 ⑤差

2. 与一年前相比，您觉得您现在的健康状况是：

①比一年前好多了 ②比一年前好一些 ③跟一年前差不多 ④比一年前差一些 ⑤比一年前差多了（得分依次为 1，2，3，4，5）

健康和日常活动

3. 以下这些问题都和日常活动相关。请您想一想，您的健康状况是否限制了这些活动？如果有限制，程度如何？

（1）重体力活动：如跑步、举重、参加剧烈运动等 ①限制很大 ②有些限制 ③毫无限制（得分分别为 1，2，3，下同）

（2）适度的活动：如移动一张桌子、扫地、打太极拳、做简单体操 ①限制很大 ②有些限制 ③毫无限制

（3）手提日用品：如买菜、购物等 ①限制很大 ②有些限制 ③毫无限制

（4）上几层楼梯 ①限制很大 ②有些限制 ③毫无限制

（5）上一层楼梯 ①限制很大 ②有些限制 ③毫无限制

（6）弯腰、屈膝、下蹲 ①限制很大 ②有些限制 ③毫无限制

（7）步行 1500m 以上的路程 ①限制很大 ②有些限制 ③毫无限制

（8）步行 1000m 的路程 ①限制很大 ②有些限制 ③毫无限制

（9）步行 100m 的路程 ①限制很大 ②有些限制 ③毫无限制

（10）自己洗澡、穿衣 ①限制很大 ②有些限制 ③毫无限制

4. 在过去四个星期，您工作和日常活动有无因为身体健康的原因而出现以下这些问题？

（1）减少了工作或其他活动时间 ①是 ②不是（得分分别为 1，2，下同）

（2）本来想做的事情只能完成一部分 ①是 ②不是

（3）想要干的工作和活动的种类受到限制 ①是 ②不是

（4）完成工作或其他活动困难增加（比如需要额外的努力） ①是 ②不是

5. 在过去的 4 个星期里，您的工作和日常活动有没有因为情绪的原因（如压抑或忧虑）而出现以下问题？

（1）减少了工作或其他活动时间 ①是 ②不是（得分分别为 1，2，下同）

（2）本来想要做的事情只能完成一部分 ①是 ②不是

（3）干事情不如平时仔细 ①是 ②不是

6. 在过去的 4 个星期里，您的健康或情绪不好在多大程度上影响了您的家人、朋友、邻居或集体的正常社会交往？

①完全没有影响 ②有一点影响 ③中等影响 ④影响很大 ⑤影响非常大（得分分别为 5，4，3，2，1）

7. 在过去的 4 个星期里，您有身体疼痛吗？

①完全没有疼痛 ②稍微有一点疼痛 ③有一点疼痛 ④中等疼痛 ⑤严重疼痛 ⑥很严重疼痛（得分分别为 6，5.4，4.2，3.1，2.2，1）

8. 在过去的 4 个星期里，身体疼痛影响到您的工作和家务吗？

①完全没有影响 ②有一点影响 ③中等影响 ④影响很大 ⑤影响非常大（得分分别为 5，4，3，2，1）

您的感觉：

9. 以下这些问题是有关过去一个月内您自己的感觉，对每一条问题所说的事情，您的情况是怎么样的？

（1）您觉得生活充实 ①所有时间 ②大部分时间 ③比较多时间 ④一部分时间 ⑤一小部分时间 ⑥没有这种感觉

（得分分别为 6，5，4，3，2，1）

续表

（2）您是一个敏感的人　①所有时间　②大部分时间　③比较多时间　④一部分时间　⑤一小部分时间　⑥没有这种感觉（得分分别为1，2，3，4，5，6）

（3）您是个快乐的人　①所有时间　②大部分时间　③比较多时间　④一部分时间　⑤一小部分时间　⑥没有这种感觉（得分分别为6，5，4，3，2，1）

（4）您感到厌烦　①所有时间　②大部分时间　③比较多时间　④一部分时间　⑤一小部分时间　⑥没有这种感觉（得分分别为1，2，3，4，5，6）

10. 不健康影响了您的社会活动（如走访亲友）

①所有时间　②大部分时间　③比较多时间　④一部分时间　⑤一小部分时间　⑥没有这种感觉（得分分别为1，2，3，4，5，6）

总体健康状况

11. 请看下列每一条问题，哪一种答案最符合您的情况？

（1）我好像比别人容易生病　①绝对正确　②大部分正确　③不能肯定　④大部分错误　⑤绝对错误（得分分别为1，2，3，4，5）

（2）我跟周围人一样健康　①绝对正确　②大部分正确　③不能肯定　④大部分错误　⑤绝对错误（得分分别为5，4，3，2，1）

（3）我认为我的健康状况在变坏　①绝对正确　②大部分正确　③不能肯定　④大部分错误　⑤绝对错误（得分分别为1，2，3，4，5）

（4）我的健康状况非常好　①绝对正确　②大部分正确　③不能肯定　④大部分错误　⑤绝对错误（得分分别为5，4，3，2，1）

附录1-2　圣乔治呼吸疾病问卷（SGRQ）

这份问卷是用来帮助我们更进一步了解你的呼吸问题是如何正在困扰你的，以及它是如何影响你的生活的。我们通过它发现疾病在哪一方面对你的影响最大。请仔细阅读下列指导性语句，若有不明显之处请提问。不要花费太长的时间来决定你的答案。

在完成余下的问卷前，请选择一个能体现你目前健康状况的描述在小框中打"√"：

很好（1）□　好（2）□　一般（3）□　不好（4）□　很差（5）□

第一部分

以下问题是关于你在过去4周曾有过怎样的呼吸困难，每个问题只能选择一个答案在小框中打"√"

1. 在过去三个月内，咳嗽情况。

□1周内绝大多数时间　　□1周中有几天　　□1个月中有几天

□仅在肺部有感染时　　□没有

2. 在过去三个月内，咳痰情况。

□1周内绝大多数时间　　□1周有中几天　　□1个月中有几天

□仅在肺部有感染时　　□没有

3. 在过去三个月内，呼吸急促发生的情况。

□1周内绝大多数时间　　□1周中有几天　　□1个月中有几天

□仅在肺部有感染时　　□没有

4. 在过去三个月内，我曾出现过几次严重或极不舒服的呼吸困难。

□超过3次　　□3次发作　　□2次发作

□1次发作　　□没有发作

5. 最严重一次呼吸困难发作持续多长时间。

□一周或更长时间　　□3天或更长时间　　□1～2天

□不超过1天　　□没有发作

续表

6. 在过去三个月内，平均每周有几天呼吸是正常的（没有呼吸困难）。

□没有一天正常   □1～2 天正常   □3～4 天正常

□几乎每一天都正常   □每一天都正常

7. 如果有喘息，是否在清晨时加重？ □是 □否

第二部分

一、你如何描述现在的呼吸困难？选择一个答案并在小框中打"√"

□呼吸困难严重影响我的全部生活   □呼吸困难影响了我的全部生活

□呼吸困难没有影响我的生活   □呼吸困难影响了我的部分生活

关于呼吸对工作影响，请从中选择一项：

□我的呼吸问题使我完全终止工作   □我的呼吸问题影响我的工作或使我改变工作

□我的呼吸问题不影响我的工作   □我没有工作

二、下面问题是关于这些天来哪些活动让你喘不过气来。对每个问题，请根据你这些天的情况在合适的框中打"√"

静坐或静躺	□是	□否
洗漱或穿衣	□是	□否
在室内走动	□是	□否
在户外平台上走动	□是	□否
爬坡	□是	□否
运动性体育活动或运动性游戏	□是	□否

三、下面这些问题是关于这些天来你的咳嗽和气喘问题。对每个问题，请根据你这些天的情况在合适的框中打"√"

咳嗽使我感到痛苦	□是	□否
咳嗽使我感到疲倦	□是	□否
谈话时，我会感到喘不过气来	□是	□否
弯腰时，我觉得喘不过气来	□是	□否
咳嗽或呼吸困难影响我的睡眠	□是	□否
我经常疲惫不堪	□是	□否

四、下面这些问题是关于这些天来你的呼吸困难可能对你的其他方面的影响。对每个问题，请根据你这些天的情况在合适的框中打"√"

咳嗽及呼吸困难使我心情不愉快	□是	□否
我的呼吸问题令我的家人担心	□是	□否
当我喘不上气时，我感到害怕和恐惧	□是	□否
我觉得我的呼吸问题很严重	□是	□否
我觉得我的呼吸问题不能好转	□是	□否
我的呼吸问题使我变得虚弱、活动不便	□是	□否
体育运动对我来说是不安全的	□是	□否
做任何事情都很吃力	□是	□否

五、下列问题是关于你的治疗问题

我接受过治疗	□是	□否

六、下列是关于你的治疗问题（如果没有经过治疗可以不填此项）

治疗对我来说没有多大帮助	□是	□否
在他人面前用药让我感到难堪	□是	□否
治疗引起了不良的药物副作用	□是	□否
治疗严重干扰了我的生活	□是	□否

七、你的呼吸困难是否会影响你的下列活动。对每个问题，请根据你这些天的情况在合适的框中打"√"

我洗脸刷牙或穿衣时感到费力	□是	□否
我不能洗澡或沐浴，或需要很长时间	□是	□否
我走路比别人慢，或常常停下来休息	□是	□否

续表

我做家务事非常慢，或常常停下来休息	□是	□否	
上一层楼时，我得慢慢走或停下来休息	□是	□否	
如果赶时间或快走，我不得不休息或放慢速度	□是	□否	
呼吸困难使我在诸如上坡、提东西上楼、在花园中除草、跳舞、练气功或做操等活动时感到困难	□是	□否	
呼吸问题使我在诸如搬运重物、在花园中挖土、铲雪、慢跑或快走、舞剑或游泳时感到困难	□是	□否	
呼吸问题使我在诸如重体力活、跑步、骑自行车、快速游泳、进行剧烈的体育运动时感到困难	□是	□否	

八、你的呼吸问题是否会影响到你生活中的下述活动。对每个问题，请根据你这些天的情况在合适的框中打"√"

我不能进行体育运动或运动性活动	□是	□否
我不能外出娱乐或消遣	□是	□否
我不能外出购物	□是	□否
我不能做家务	□是	□否
我不能走得离床或椅子太远	□是	□否

九、以下列举了一些由于你的呼吸问题而无法进行的其他活动项目（你不必选择是与否，他们只是提醒你气喘对你的影响）

1. 散步或遛狗；2. 在家干活；3. 性生活；4. 上商场、菜市场或进行娱乐活动；5. 在天气不好时外出或进入有烟味的房间；6. 探亲访友或与孩子玩耍

其他受到影响的重要活动：＿＿＿＿＿＿＿＿＿＿＿＿＿＿＿＿＿＿＿＿＿＿

现在，请选择一项最能反映你呼吸问题对你的影响的项目，并在框中打"√"：

□不影响我想做的任何事情

□影响我想做的1～2件事情

□影响我想做的太多事情

□影响我想做的所有事情

附录 1-3　功能独立性评定量表（FIM）

姓名　　　年龄　　　病区　　　住院号　　　利手　　　诊断

评分标准：（7）完全独立；（6）有条件的独立：活动能独立完成，但活动中需要辅助设备；（5）监护或示范：患者基本上能独立，帮助者与患者没有身体接触；（4）需最少量接触性身体的帮助：给患者的帮助限于辅助，或患者在活动中本人用力程度大于75%者；（3）中等帮助：给患者稍多辅助，但完成活动的50%～75%仍由本人主动用力完成；（2）最大帮助：活动中的25%～50%为主动用力完成；（1）完全依赖：活动中的0～25%为主动用力完成。

项目	内容	得分
1. 自我料理	①进食	
	②梳洗（刷牙、梳理头发、洗头、洗手、洗脸、刮胡须或化妆）	
	③洗澡	
	④穿上衣（根据是否能穿一件或几件上衣来评定）	
	⑤穿下衣（根据是否能穿一件或几件下衣来评定）	
	⑥排便处理（包括清洁卫生及衣服的整理）	

续表

项目		内容	得分
2. 括约肌的控制	①膀胱控制	无尿失禁 6~7分	
		尿失禁每月少于1次 5分	
		尿失禁每周少于1次 4分	
		经常尿失禁，但每天少于1次 3分	
		每天不止1次尿失禁 1~2分	
	②直肠控制（评分原则基本与膀胱控制相同）		
3. 转移能力	①床-椅-轮椅间转移		
	②转移至厕所（是否独立转移，自己坐厕）		
	③转移至浴室（是否独立转移，进浴室）		
4. 运动能力	①步行或轮椅	对步行者观察能否独立步行	
		对用轮椅者观察能否独立操作	
	②上下楼梯（能否独立上下一层楼梯12级台阶）		
5. 交流	①理解		
	②表达		
6. 社会认知	①社会交往		
	②解决问题		
	③记忆		

总分

评定者

评定时间

结果分析：总积分最高126分，最低18分，得分越高，独立性越好

108~126分相对独立　54~90分部分依赖　18~36分完全依赖

附录 1-4　医院焦虑抑郁量表（HAD）

姓名：　　　性别：　　　年龄：　　　职业：　　　时间：

本测量表是为帮助医生了解患者情绪而设，请详细阅读，尽量在较短的时间内对答案作出选择。

1. 我感到紧张或痛苦（　　）
   A. 几乎所有时候（3分）　　　　　　　　B. 大多数时候（2分）
   C. 有时（1分）　　　　　　　　　　　　D. 根本没有（0分）
2. 我对以往感兴趣的事情还是感兴趣（　　）
   A. 肯定一样（0分）　　　　　　　　　　B. 不像以前那么多（1分）
   C. 只有一点（2分）　　　　　　　　　　D. 基本没有（3分）
3. 我感到有些害怕，好像预感到有什么可怕的事情要发生（　　）
   A. 非常肯定和非常严重（3分）　　　　　B. 是的，但并不太严重（2分）
   C. 有一点，但并不使我苦恼（1分）　　　D. 根本没有（0分）
4. 我能够哈哈大笑，并看到事物有趣的一面（　　）
   A. 我经常这样（0分）　　　　　　　　　B. 我现在已经不大这样了（1分）
   C. 现在肯定不太多了（2分）　　　　　　D. 根本没有（3分）

5. 我心中充满烦恼（　　）

    A. 大多数时间（3分）　　　　　　　　　B. 常常如此（2分）

    C. 时时，但并不经常（1分）　　　　　　D. 偶尔如此（0分）

6. 我感到愉快（　　）

    A. 根本没（3分）　　　　　　　　　　　B. 并不经常这样（2分）

    C. 有时（1分）　　　　　　　　　　　　D. 大多数时间（0分）

7. 我能够安闲而轻松地坐着（　　）

    A. 肯定（0分）　　　　　　　　　　　　B. 经常（1分）

    C. 并不经常（2分）　　　　　　　　　　D. 根本没有（3分）

8. 我感到人好像变迟钝了（　　）

    A. 几乎所有时间（3分）　　　　　　　　B. 很经常（2分）

    C. 有时（1分）　　　　　　　　　　　　D. 根本没有（0分）

9. 我感到一种令人发抖的恐惧（　　）

    A. 根本没有（0分）　　　　　　　　　　B. 很正常（1分）

    C. 有时（2分）　　　　　　　　　　　　D. 非常经常（3分）

10. 我对自己的外表（打扮自己）失去了兴趣（　　）

    A. 肯定（3分）　　　　　　　　　　　　B. 经常（2分）

    C. 并不经常（1分）　　　　　　　　　　D. 根本没有（0分）

11. 我有点坐立不安，好像感到非要活动不可（　　）

    A. 确实非常多（3分）　　　　　　　　　B. 是不少（2分）

    C. 并不多（1分）　　　　　　　　　　　D. 根本没有（0分）

12. 我怀着愉快的心情憧憬未来（　　）

    A. 差不多是这样做（0分）　　　　　　　B. 并不完全是这样做（1分）

    C. 很少这样做（2分）　　　　　　　　　D. 几乎从来不这样做（3分）

13. 我突然有点恐惧感（　　）

    A. 确实很经常（3分）　　　　　　　　　B. 时常（2分）

    C. 并不经常（1分）　　　　　　　　　　D. 根本没有（0分）

14. 我能欣赏一本好书或一项好的广播或电视节目（　　）

    A. 常常（0分）　　　　　　　　　　　　B. 有时（1分）

    C. 并非经常（2分）　　　　　　　　　　D. 很少（3分）

A. 因子总分：

D. 因子总分：

总评分：

    HAD 代表可评定抑郁与焦虑的状况。D 代表抑郁，A 代表焦虑，每个项目均分为 4 级评分。总分 0～7 分代表无抑郁或焦虑；总分 8～10 分代表可能或"临界"抑郁或焦虑；总分 11～13 分代表可能有明显抑郁或焦虑。诊断抑郁时需要将所有双号项目评分叠加总分；诊断焦虑时需要将所有单号项目评分总分叠加总分。

附录 1-5 Barthel 指数

改良版 Barthel ADL 指数（MBI）是 1987 年修订的。它评定简单，可信度高，灵敏度也高，是目前临床应用最广、研究最多的一种 ADL 能力的评定方法，它不仅可以用来评定治疗前后的功能状况，而且可以预测治疗效果、住院时间及预后。通过 MBI 分数判定 ADL 自理程度。

项目	分数	内容	评定
一、进食	10	自己在合理的时间内（约 10 秒吃一口）可用筷子取食眼前的食物	
	5	需部分帮助（切面包、抹黄油、夹菜、盛饭等）	
	0	依赖	
二、转移	15	自理	
	10	需要少量帮助（1 人）或语言指导	
	5	需两人或 1 个强壮、动作娴熟的人帮助	
	0	完全依赖别人	
三、修饰	5	可独立完成洗脸、洗手、刷牙及梳头	
	0	需要别人帮忙	
四、上厕所	10	可自行进出厕所，不会弄脏衣物，并能穿好衣服。使用便盆者，可自行清理便盆	
	5	需帮忙保持姿势的平衡，整理衣物或使用卫生纸。使用便盆者，可自行取放便盆，但需依赖他人清理	
	0	需他人帮忙	
五、洗澡	5	可独立完成（不论是盆浴或淋浴）	
	0	需别人帮忙	
六、行走	15	使用或不使用辅具皆可独立行走 50 米以上	
（平地 45m）	10	需要稍微扶持或口头指导方可行走 50 米以上	
	5	虽无法行走，但可独立操纵轮椅（包括转弯、进门，以及接近桌子、前沿）并可推行轮椅 50 米以上	
	0	需要别人帮忙	
七、上下楼梯	10	可自行上下楼梯（允许抓扶手、用拐杖）	
	5	需要稍微帮忙或口头指导	
	0	无法上下楼梯	
八、穿脱衣服	10	可自行穿脱衣服、鞋子及辅具	
	5	在别人帮忙下可自行完成一半以上的动作	
	0	需别人帮忙	
九、大便控制	10	能控制	
	5	偶尔失禁（每周<1 次）	
	0	失禁或昏迷	
十、小便控制	10	能控制	
	5	偶尔失禁（每周<1 次）或尿急（无法等待便盆或无法及时赶到厕所）或需别人帮忙处理	
	0	失禁、昏迷或需要他人导尿	
总分			

附录 1-6　6 分钟步行试验记录及处方表

姓名:	性别:	年龄:	住院号:

试验日期:　年　月　日				
试验前 (静息 10 分钟后)	心率:　　　　(次/分)		血压:　　　　(mmHg)	
	血氧饱和度:　　(%)			
	Borg①气促评分:　　②用力评分:			
试验 6 分钟时 (终点测量)	心率:　　　　(次/分)		血压:　　　　(mmHg)	
	血氧饱和度:　　(%)			
	Borg①气促评分:　　②用力评分:			
试验后 (休息 1 分钟后)	心率:　　　　(次/分)		血压:　　　　(mmHg)	
	血氧饱和度:　　(%)			
	Borg①气促评分:　　②用力评分:			

6 分钟步行距离:　　(米)	试验中是否需要吸氧: □是　□否
是否完成试验: □是　　　□否	不能完成的原因: □气促　□低血氧 □双腿无力　□其他:
自我感觉是否能走得更远: □是　□否	限制原因: □无　□气促　□肌肉酸痛 □双腿无力　□其他:

6 分钟步行试验评级: □1 级　□2 级　□3 级　□4 级

预计峰值代谢当量(peakMET):

结果提示: 心功能　　　级

处方建议:

运动方式: _____[根据代谢当量(MET)推荐]

强度: 靶心率___～___次/分, Borg 气促评分: _____; 用力评分: _____

时间: 20～30 分/次

频率: 3～5 次/周

30 分钟建议步行距离: ___～_____m

注意事项: □运动中吸氧　□携带脉氧夹, 全程监测心率、血氧等　□防跌倒
□其他:

附录 1-7　慢性阻塞性肺疾病自我效能问卷

1. 当我感到太疲劳时
    A. 非常有信心　　B. 相当有信心　　C. 有少许信心　　D. 无信心　　E. 非常无信心
2. 当四周的空气潮湿时
    A. 非常有信心　　B. 相当有信心　　C. 有少许信心　　D. 无信心　　E. 非常无信心
3. 当我从温暖的环境, 进入寒冷的环境时
    A. 非常有信心　　B. 相当有信心　　C. 有少许信心　　D. 无信心　　E. 非常无信心
4. 当我觉得情绪紧张或不开心时
    A. 非常有信心　　B. 相当有信心　　C. 有少许信心　　D. 无信心　　E. 非常无信心
5. 当我上楼梯上得太快时
    A. 非常有信心　　B. 相当有信心　　C. 有少许信心　　D. 无信心　　E. 非常无信心
6. 当我否认我有呼吸困难时
    A. 非常有信心　　B. 相当有信心　　C. 有少许信心　　D. 无信心　　E. 非常无信心

续表

7. 当我周围都有香烟的烟雾时

    A. 非常有信心   B. 相当有信心   C. 有少许信心   D. 无信心   E. 非常无信心

8. 当我生气时

    A. 非常有信心   B. 相当有信心   C. 有少许信心   D. 无信心   E. 非常无信心

9. 当我运动或付出很大的气力时

    A. 非常有信心   B. 相当有信心   C. 有少许信心   D. 无信心   E. 非常无信心

10. 当我为我的生活而感到苦恼时

    A. 非常有信心   B. 相当有信心   C. 有少许信心   D. 无信心   E. 非常无信心

11. 当我感到精力不足或不举时

    A. 非常有信心   B. 相当有信心   C. 有少许信心   D. 无信心   E. 非常无信心

12. 当我感到无奈时

    A. 非常有信心   B. 相当有信心   C. 有少许信心   D. 无信心   E. 非常无信心

13. 当我举起重的物件时

    A. 非常有信心   B. 相当有信心   C. 有少许信心   D. 无信心   E. 非常无信心

14. 当我叫喊或大声说话时

    A. 非常有信心   B. 相当有信心   C. 有少许信心   D. 无信心   E. 非常无信心

15. 当我躺床上休息时

    A. 非常有信心   B. 相当有信心   C. 有少许信心   D. 无信心   E. 非常无信心

16. 在非常炎热或寒冷天气里

    A. 非常有信心   B. 相当有信心   C. 有少许信心   D. 无信心   E. 非常无信心

17. 当我笑得很多时

    A. 非常有信心   B. 相当有信心   C. 有少许信心   D. 无信心   E. 非常无信心

18. 当我没有跟随恰当的日常饮食时

    A. 非常有信心   B. 相当有信心   C. 有少许信心   D. 无信心   E. 非常无信心

19. 当我感到无助时

    A. 非常有信心   B. 相当有信心   C. 有少许信心   D. 无信心   E. 非常无信心

20. 当我受到污染时（如喉咙、鼻窦感染、伤风感冒等）

    A. 非常有信心   B. 相当有信心   C. 有少许信心   D. 无信心   E. 非常无信心

21. 当我感到孤立而不想理会所有人或所有事时

    A. 非常有信心   B. 相当有信心   C. 有少许信心   D. 无信心   E. 非常无信心

22. 当我觉得焦虑时

    A. 非常有信心   B. 相当有信心   C. 有少许信心   D. 无信心   E. 非常无信心

23. 当我在污染的环境中

    A. 非常有信心   B. 相当有信心   C. 有少许信心   D. 无信心   E. 非常无信心

24. 当我吃得过多时

    A. 非常有信心   B. 相当有信心   C. 有少许信心   D. 无信心   E. 非常无信心

25. 当我感到沮丧或意志消沉时

    A. 非常有信心   B. 相当有信心   C. 有少许信心   D. 无信心   E. 非常无信心

26. 当我在空气不流通的房间运动时

    A. 非常有信心   B. 相当有信心   C. 有少许信心   D. 无信心   E. 非常无信心

27. 当我害怕时

    A. 非常有信心   B. 相当有信心   C. 有少许信心   D. 无信心   E. 非常无信心

28. 当我经历到失去重要的物件或挚爱时

    A. 非常有信心   B. 相当有信心   C. 有少许信心   D. 无信心   E. 非常无信心

29. 当我家中有问题时

    A. 非常有信心   B. 相当有信心   C. 有少许信心   D. 无信心   E. 非常无信心

续表

30. 当我感到不能胜任时
    A. 非常有信心   B. 相当有信心   C. 有少许信心   D. 无信心   E. 非常无信心

31. 当我匆忙时
    A. 非常有信心   B. 相当有信心   C. 有少许信心   D. 无信心   E. 非常无信心

附录 1-8　布里斯托慢性阻塞性肺疾病知识问卷
（Bristol COPD knowledge questionnaire，BCKQ）

该量表于 2006 年由英国布里斯托尔弗兰查依医院呼吸科的 White 等及其同事通过对 79 例 COPD 患者进行调查研究开发编制的。该量表包括 13 个部分，分别为流行病学、病因学、症状、呼吸困难、咳痰、感染、运动、抽烟、疫苗接种、吸入支气管扩张剂、抗生素、口服类固醇类药物、吸入类固醇类药物，每个部分包括 5 个条目，共 65 个条目，为了避免调查对象随意猜测答案，每个问题答案选项均包括"是"、"否"、"不知道"，选择正确计为 1 分，选择错误或不知道计为 0 分，满分为 65 分，得分越高说明对 COPD 疾病的认知程度越高，完成问卷通常需要 20 分钟，但调查中发现大多数的调查对象在 15 分钟内即可完成调查。

1. 您的年龄：≤30 岁　31～40 岁　41～50 岁　51～60 岁　61～70 岁　71～80 岁　80 岁以上
2. 您的文化程度：文盲　小学　初中　高中　大学　研究生

慢性阻塞性肺疾病，简称慢阻肺

3. 在慢阻肺中，"慢性"一词意味着它是严重的。（　　）　　A. 是　B. 否　C. 不知道
4. 慢阻肺只能通过肺功能来确诊。（　　）　　A. 是　B. 否　C. 不知道
5. 对于慢阻肺，病情会随时间推移逐渐恶化（　　）　　A. 是　B. 否　C. 不知道
6. 慢阻肺患者血液中的氧气水平总是低于正常水平（　　）　　A. 是　B. 否　C. 不知道
7. 40 岁以下的人也容易患慢阻肺（　　）　　A. 是　B. 否　C. 不知道

慢阻肺病因

8. 大多数的慢阻肺病例是由吸烟引起的。（　　）　　A. 是　B. 否　C. 不知道
9. 因职业关系，长期暴露在粉尘环境可能引起慢阻肺（　　）　　A. 是　B. 否　C. 不知道
10. 长期哮喘可能发展成慢阻肺。（　　）　　A. 是　B. 否　C. 不知道
11. 慢阻肺通常是遗传性疾病。（　　）　　A. 是　B. 否　C. 不知道
12. 女性受到吸烟的影响比男性小。（　　）　　A. 是　B. 否　C. 不知道

以下症状在慢阻肺中很常见

13. 脚踝肿胀（　　）　　A. 是　B. 否　C. 不知道
14. 疲劳（疲倦）（　　）　　A. 是　B. 否　C. 不知道
15. 喘鸣（　　）　　A. 是　B. 否　C. 不知道
16. 难以忍受的胸痛（　　）　　A. 是　B. 否　C. 不知道
17. 体重快速下降（　　）　　A. 是　B. 否　C. 不知道

慢阻肺的气喘

18. 严重的气喘会导致无法坐飞机。（　　）　　A. 是　B. 否　C. 不知道
19. 大量进食会导致气喘症状的加重。（　　）　　A. 是　B. 否　C. 不知道
20. 气喘意味着血氧水平较低。（　　）　　A. 是　B. 否　C. 不知道
21. 气喘是身体运动后的正常反应。（　　）　　A. 是　B. 否　C. 不知道
22. 气喘主要是由支气管变窄引起的。（　　）　　A. 是　B. 否　C. 不知道

咳痰

23. 咳痰是慢阻肺的常见症状。（　　）　　A. 是　B. 否　C. 不知道
24. 如果脱水，痰更难咳出。（　　）　　A. 是　B. 否　C. 不知道

续表

25. 吸入性支气管扩张剂有助于排痰。（　　）	A. 是　B. 否　C. 不知道
26. 把痰吞下去对身体有害。（　　）	A. 是　B. 否　C. 不知道
27. 通过呼吸练习可以帮助排痰。（　　）	A. 是　B. 否　C. 不知道

肺部感染/急性发作

28. 肺部感染经常引起咯血。（　　）	A. 是　B. 否　C. 不知道
29. 肺部感染时痰液会变色（黄色或绿色）。（　　）	A. 是　B. 否　C. 不知道
30. 在没有肺部感染的情况下可发生恶化（AE）。（　　）	A. 是　B. 否　C. 不知道
31. 肺部感染总是与发热有关。（　　）	A. 是　B. 否　C. 不知道
32. 当病情急性加重时，应服用激素。（　　）	A. 是　B. 否　C. 不知道

慢阻肺运动

33. 步行锻炼比呼吸运动更好，有利于健康。（　　）	A. 是　B. 否　C. 不知道
34. 应该避免运动，因为它损伤肺部。（　　）	A. 是　B. 否　C. 不知道
35. 运动有利于预防骨质疏松。（　　）	A. 是　B. 否　C. 不知道
36. 运动有助于减轻抑郁症状。（　　）	A. 是　B. 否　C. 不知道
37. 如果运动导致了气喘应该立刻停止。（　　）	A. 是　B. 否　C. 不知道

吸烟

38. 戒烟可降低患心脏病的风险。（　　）	A. 是　B. 否　C. 不知道
39. 戒烟可以减少肺部进一步损害。（　　）	A. 是　B. 否　C. 不知道
40. 如果已经出现肺部损伤，戒烟就没有意义了。（　　）	A. 是　B. 否　C. 不知道
41. 戒烟可以改善肺功能。（　　）	A. 是　B. 否　C. 不知道
42. 尼古丁替代疗法只有医生开处方才能应用。（　　）	A. 是　B. 否　C. 不知道

疫苗接种

43. 每年都建议接种流感疫苗。（　　）	A. 是　B. 否　C. 不知道
44. 接种流感疫苗可能会感染流感。（　　）	A. 是　B. 否　C. 不知道
45. 年满 65 岁或以上，只能接种一种流感疫苗。（　　）	A. 是　B. 否　C. 不知道
46. 一种肺炎疫苗可以预防所有类型的肺炎。（　　）	A. 是　B. 否　C. 不知道
47. 肺炎疫苗和流感疫苗可以在同一天接种。（　　）	A. 是　B. 否　C. 不知道

吸入支气管扩张剂

48. 所有扩张支气管药物都能迅速起作用（10 分钟内）（　　）	A. 是　B. 否　C. 不知道
49. 短效和长效支气管扩张剂可在同一天内使用。（　　）	A. 是　B. 否　C. 不知道
50. 带储雾罐的吸入器（如雾化器）应在洗涤后用毛巾擦干。（　　）	A. 是　B. 否　C. 不知道
51. 使用吸入器储物罐将增加沉积在肺中的药物量。（　　）	A. 是　B. 否　C. 不知道
52. 肌肉震颤可能是支气管扩张剂的副作用。（　　）	A. 是　B. 否　C. 不知道

慢阻肺的抗生素治疗

53. 为确保疗效抗生素治疗疗程应至少 10 天。（　　）	A. 是　B. 否　C. 不知道
54. 过量使用抗生素会导致细菌耐药。（　　）	A. 是　B. 否　C. 不知道
55. 抗生素可以治愈所有的肺部感染。（　　）	A. 是　B. 否　C. 不知道
56. 抗生素治疗对于急性加重期是必要的，但效果是温和的。（　　）	A. 是　B. 否　C. 不知道
57. 如果抗生素导致严重腹泻，应该及时就医。（　　）	A. 是　B. 否　C. 不知道

口服激素类药物（如泼尼松龙）

58. 激素类药物有助于强化肌肉。（　　）	A. 是　B. 否　C. 不知道
59. 如果有肺部感染，应避免使用激素类药物。（　　）	A. 是　B. 否　C. 不知道
60. 短疗程使用激素类药物比长期使用引起的副作用要小。（　　）	A. 是　B. 否　C. 不知道
61. 消化不良是使用激素类药物的常见副作用。（　　）	A. 是　B. 否　C. 不知道
62. 激素类药物可以增加你的食欲。（　　）	A. 是　B. 否　C. 不知道

续表

吸入式激素药物	
63. 如果开始服用口服激素药物，应停用吸入激素药物。（ ）	A. 是　B. 否　C. 不知道
64. 吸入性激素类药物可用于快速缓解呼吸困难。（ ）	A. 是　B. 否　C. 不知道
65. 使用吸入器储雾罐可降低口腔鹅口疮的风险。（ ）	A. 是　B. 否　C. 不知道
66. 应在支气管扩张剂之前使用激素类吸入剂。（ ）	A. 是　B. 否　C. 不知道
67. 吸入性激素可改善慢阻肺患者的肺功能。（ ）	A. 是　B. 否　C. 不知道

附录 1-9　中医体质分类的评估

（一）评估方法及标准

1. 评估方法

回答《中医体质分类与判定表》中的全部问题，每一问题按 5 级评分，计算原始分及转化分，依据标准判定体质类型。原始分＝各个条目分值相加；转化分数＝（原始分－条目数）÷（条目数×4）×100。

2. 评估标准

平和质为正常体质，其他 8 种体质为偏颇体质（表 1）。

表 1　平和质与偏颇体质评估标准表

体质类型	条件	判定结果
平和质	转化分≥60 分，且其他 8 种体质转化分均<30 分	是平和质
平和质	转化分≥60 分，且其他 8 种体质转化分均<40 分	基本是平和质
平和质	不满足上述条件者	否
偏颇体质	转化分≥40 分	是偏颇体质
偏颇体质	转化分 30～39 分	倾向是偏颇体质
偏颇体质	转化分<30 分	否

（二）中医体质分类与评估表（表 2～表 10）

表 2　平和质评估标准表

请根据近 1 年的体验和感觉，回答以下问题	没有	很少	有时	经常	总是
（1）您精力充沛吗？	1	2	3	4	5
（2）您容易疲乏吗？*	1	2	3	4	5
（3）您说话声音低弱无力吗？*	1	2	3	4	5
（4）您感到闷闷不乐、情绪低沉吗？*	1	2	3	4	5
（5）您比一般人耐受不了寒冷（冬天的寒冷，夏天的冷空调、电扇等）吗？*	1	2	3	4	5
（6）您能适应外界自然和社会环境的变化吗？	1	2	3	4	5
（7）您容易失眠吗？*	1	2	3	4	5
（8）您容易忘事（健忘）吗？*	1	2	3	4	5

判断结果：是□　倾向是□　否□

注：标有*的条目需先逆向计分，即 1→5，2→4，3→3，4→2，5→1，再用公式转化分

表 3　气虚质评估标准表

请根据近 1 年的体验和感觉，回答以下问题	没有	很少	有时	经常	总是
（1）您容易疲乏吗？	1	2	3	4	5
（2）您容易气短（呼吸短促，接不上气）吗？	1	2	3	4	5
（3）您容易心慌吗？	1	2	3	4	5
（4）您容易头晕或站起时晕眩吗？	1	2	3	4	5
（5）您比别人容易患感冒吗？	1	2	3	4	5
（6）您喜欢安静、懒得说话吗？	1	2	3	4	5
（7）您说话声音低弱无力吗？	1	2	3	4	5
（8）您活动量稍大就容易出虚汗吗？	1	2	3	4	5

判断结果：是□　倾向是□　否□

表 4　阳虚质评估标准表

请根据近 1 年的体验和感觉，回答以下问题	没有	很少	有时	经常	总是
（1）您手脚发凉吗？	1	2	3	4	5
（2）您胃脘部、背部或腰膝部怕冷吗？	1	2	3	4	5
（3）您感到怕冷、衣服比别人穿得多吗？	1	2	3	4	5
（4）您比一般人耐受不了寒冷（冬天的寒冷，夏天的冷空调、电扇等）吗？	1	2	3	4	5
（5）您比别人容易患感冒吗？	1	2	3	4	5
（6）您吃（喝）凉的东西会感到不舒服或者怕吃（喝）凉东西吗？	1	2	3	4	5
（7）您受凉或吃（喝）凉东西后，容易腹泻（拉肚子）吗？	1	2	3	4	5

判断结果：是□　倾向是□　否□

表 5　阴虚质评估标准表

请根据近 1 年的体验和感觉，回答以下问题	没有	很少	有时	经常	总是
（1）您感到手脚心发热吗？	1	2	3	4	5
（2）您感觉身体、脸上发热吗？	1	2	3	4	5
（3）您皮肤或口唇干吗？	1	2	3	4	5
（4）您口唇的颜色比一般人红吗？	1	2	3	4	5
（5）您容易便秘或大便干燥吗？	1	2	3	4	5
（6）您面部两颧潮红或偏红吗？	1	2	3	4	5
（7）您感到眼睛干涩吗？	1	2	3	4	5
（8）您感到口干咽燥、总想喝水吗？	1	2	3	4	5

判断结果：是□　倾向是□　否□

表 6　痰湿质评估标准表

请根据近 1 年的体验和感觉，回答以下问题	没有	很少	有时	经常	总是
（1）您感到胸闷或腹部胀满吗？	1	2	3	4	5
（2）您感到身体沉重不轻松或不爽快吗？	1	2	3	4	5
（3）您腹部肥满松软吗？	1	2	3	4	5

续表

请根据近1年的体验和感觉，回答以下问题	没有	很少	有时	经常	总是
（4）您有额部油脂分泌多的现象吗？	1	2	3	4	5
（5）您上眼睑比别人肿（上眼睑有轻微隆起的现象）吗？	1	2	3	4	5
（6）您嘴里有黏黏的感觉吗？	1	2	3	4	5
（7）您平时痰多，特别是咽喉部总感到有痰堵吗？	1	2	3	4	5
（8）您舌苔厚腻或有舌苔厚厚的感觉吗？	1	2	3	4	5

表7　湿热质评估标准表

请根据近1年的体验和感觉，回答以下问题	没有	很少	有时	经常	总是
（1）您面部或鼻部有油腻感或者油亮发光吗？	1	2	3	4	5
（2）您容易生痤疮或疮疖吗？	1	2	3	4	5
（3）您感到口苦或嘴里有异味吗？	1	2	3	4	5
（4）您大便黏滞不爽、有解不尽的感觉吗？	1	2	3	4	5
（5）您小便时尿道有发热感、尿色浓（深）吗？	1	2	3	4	5
（6）您带下色黄（白带颜色发黄）吗？（限女性回答）	1	2	3	4	5
（7）您的阴囊部位潮湿吗？（限男性回答）	1	2	3	4	5

判断结果：是□　倾向是□　否□

表8　血瘀质评估标准表

请根据近1年的体验和感觉，回答以下问题	没有	很少	有时	经常	总是
（1）您的皮肤会出现青紫瘀斑（皮下出血）吗？	1	2	3	4	5
（2）您两颧部有细微红丝吗？	1	2	3	4	5
（3）您身体上有哪里疼痛吗？	1	2	3	4	5
（4）您面色晦暗或容易出现褐斑吗？	1	2	3	4	5
（5）您容易有黑眼圈吗？	1	2	3	4	5
（6）您容易忘事（健忘）吗？	1	2	3	4	5
（7）您口唇颜色偏暗吗？	1	2	3	4	5

判断结果：是□　倾向是□　否□

表9　气郁质评估标准表

请根据近1年的体验和感觉，回答以下问题	没有	很少	有时	经常	总是
（1）您感到闷闷不乐、情绪低沉吗？	1	2	3	4	5
（2）您容易精神紧张、焦虑不安吗？	1	2	3	4	5
（3）您多愁善感、感情脆弱吗？	1	2	3	4	5
（4）您容易感到害怕或受到惊吓吗？	1	2	3	4	5
（5）您胁肋部或乳房胀痛吗？	1	2	3	4	5
（6）您无缘无故叹气吗？	1	2	3	4	5
（7）您咽喉部有异物感，且吐之不出、咽之不下吗？	1	2	3	4	5

判断结果：是□　倾向是□　否□

表 10 特禀质评估标准表

请根据近 1 年的体验和感觉，回答以下问题	没有	很少	有时	经常	总是
（1）您没有感冒时也会打喷嚏吗？	1	2	3	4	5
（2）您没有感冒时也会鼻塞、流鼻涕吗？	1	2	3	4	5
（3）您有因季节变化、温度变化或异味等原因而咳喘的现象吗？	1	2	3	4	5
（4）您容易过敏（对药物、食物、气味、花粉或在季节交替、气候变化时）吗？	1	2	3	4	5
（5）您的皮肤容易起荨麻疹（风团、风疹块、风疙瘩）吗？	1	2	3	4	5
（6）您的皮肤因过敏出现过紫癜（紫红色瘀点、瘀斑）吗？	1	2	3	4	5
（7）您的皮肤一抓就红，并出现抓痕吗？	1	2	3	4	5

判断结果：是□　倾向是□　否□

（三）示例

1. 气虚质举例

某人各体质类型转化分如下：平和质 75 分，气虚质 56 分，阳虚质 27 分，阴虚质 25 分，痰湿质 12 分，湿热质 15 分，血瘀质 20 分，气郁质 18 分，特禀质 10 分。根据评估标准，虽然平和质转化分≥60 分，但其他 8 种体质转化分并未全部<40 分，其中气虚质转化分≥40 分，故此人不能判定为平和质，应判定为气虚质。

2. 平和质，有痰湿质倾向举例

某人 9 种体质类型转化分如下：平和质 75 分，气虚质 16 分，阳虚质 27 分，阴虚质 25 分，痰湿质 32 分，湿热质 25 分，血瘀质 10 分，气郁质 18 分，特禀质 10 分。根据判定标准，平和质转化分≥60 分，且其他 8 种体质转化分均<40 分，可判定为基本是平和质，同时，痰湿质转化分在 30～39 分之间，可判定为痰湿质倾向，故此人最终体质判定结果基本是平和质，有痰湿质倾向。

附录2 呼吸康复相关循证医学证据

2007 年 ACCP/AACVPR 指南

1. 步行所需肌肉的运动训练应作为 COPD 患者呼吸康复的必要组成部分来推荐。推荐等级：1A

2. 呼吸康复可改善 COPD 患者呼吸困难症状。推荐等级：1A

3. 呼吸康复可改善 COPD 患者的健康相关生活质量。推荐等级：1A

4. 呼吸康复可减少 COPD 患者住院天数和其他保健利用措施。推荐等级：2B

5. 呼吸康复在 COPD 患者中具有成本效益。推荐等级：2C

6. 没有足够的证据来证实呼吸康复是否能提高 COPD 患者的生存率。没有提出任何建议。

7. COPD 患者的综合呼吸康复计划有社会心理获益。推荐等级：2B

8. 6～12 周的呼吸康复可产生多种益处，但这些益处会在 12～18 个月内逐渐下降。推荐等级：1A。一些益处，如与健康有关的生活质量，在 12～18 个月仍然高于对照组。推荐等级：1C

9. 较长的呼吸康复计划（12 周）比较短的计划产生更大的持续效益。推荐等级：2C

10. 呼吸康复后的维持策略对长期预后的影响不大。推荐等级：2C

11. 较高运动强度下的下肢运动训练比低强度训练对 COPD 患者产生更大的生理益处。推荐等级：1B

12. 低强度和高强度的运动训练对 COPD 患者都可产生临床获益。推荐等级：1A

13. 在呼吸康复计划中加入力量训练成分可以增加肌肉力量和肌肉质量。证据强度：1A

14. 目前的科学证据不支持 COPD 患者在呼吸康复中常规使用合成药物。推荐等级：2C

15. 无支撑上肢耐力训练对 COPD 患者是有益的，可将其纳入呼吸康复计划。推荐等级：1A

16. 科学证据不支持常规使用吸气肌训练作为呼吸康复的必要组成部分。推荐等级：1B

17. 教育应该是呼吸康复的组成部分。教育应包括关于合作自我管理以及急性加重的预防和治疗的信息。推荐等级：1B

18. 几乎没有证据支持心理干预作为单一的治疗方式的益处。推荐等级：2C

19. 虽然因为缺乏科学证据，但目前的实践和专家意见支持将心理社会干预作为 COPD 患者综合呼吸康复方案的组成部分。没有推荐提供。

20. 重度运动性低氧血症患者在康复性运动训练中应使用辅助氧。推荐等级：1C

21. 在没有运动性低氧血症的患者中，在高强度运动项目中使用辅助氧可以提高运动耐力。推荐等级：2C

22. 无创通气作为重度 COPD 患者运动训练的辅助手段，在运动性能方面产生了适度的额外改善。推荐等级：2B

23. 没有足够的证据支持在 COPD 患者呼吸康复中常规使用营养补充剂。没有提出任何建议。

24. 呼吸康复对 COPD 以外的一些慢性呼吸道疾病患者是有益的。推荐等级：1B

25. 虽然缺乏科学证据，但实践和专家意见推荐，除 COPD 患者和非 COPD 患者采取普遍治疗策略之外，还应对非 COPD 慢性呼吸系统疾病患者的呼吸康复项目进行调整，以包括针对特定疾病和患者的治疗策略。没有推荐提供。

2010 年加拿大胸科学会推荐指南

1. 在非医院（社区或家庭）或在医院，与患者相关的呼吸康复治疗结局方面没有差异。强烈推荐所有 COPD 患者无论采用何种方案均应参加呼吸康复项目。推荐等级：1A。

2. 有氧运动和抗阻训练联合，在改善耐力和功能能力上优于单独有氧训练。尽管有氧运动是呼吸康复的基础，但推荐对 COPD 患者同时进行有氧运动和抗阻训练。推荐等级：2B。

3. 推荐为 COPD 患者提供更长的呼吸康复项目，持续时间超过 6～8 周。推荐等级：2B。

4. 强烈推荐患有中度、重度和极重度 COPD 患者参加呼吸康复。推荐等级：1C。

5. 男性和女性均可从呼吸康复获益。因此，强烈推荐男性 COPD 患者和女性 COPD 患者都应接受呼吸康复治疗。推荐等级：1C

续表

6. 强烈推荐 COPD 患者在 AECOPD 后 1 个月内进行呼吸康复治疗，因为有证据表明，与常规治疗相比，呼吸康复治疗后，患者呼吸困难、运动耐力和健康相关的生活质量均得到了改善。推荐等级：1B。

7. 推荐在 AECOPD 后 1 个月内进行呼吸康复治疗，推荐另一原因是，有证据表明与常规治疗相比，康复治疗患者再住院率和死亡率均降低。推荐等级：2C。

2013 年英国胸科学会呼吸康复推荐指南

1. 应向慢性阻塞性肺疾病（COPD）患者提供呼吸康复，以期提高有临床意义的运动能力。（A 级）

2. 应向 COPD 患者提供呼吸康复服务，以期改善有临床意义的呼吸困难和健康状况。（A 级）

3. 应向 COPD 患者提供呼吸康复，以改善心理健康。（A 级）

4. 至少需要常规评估患者在运动能力、呼吸困难和健康状况方面临床意义上的重要改善。（B 级）

5. 不论吸烟状况如何，COPD 患者均应接受呼吸康复治疗。（D 级）

6. 无论是否患有慢性呼吸衰竭，COPD 患者都可以转诊进行呼吸康复。（D 级）

7. 慢性呼吸系统疾病患者，无论是否存在稳定的心血管疾病，都应接受呼吸康复治疗。（D 级）

8. 如果合并腹主动脉瘤＜5.5cm，不应排除转诊到呼吸康复。只要血压得到控制，可进行中强度有氧运动训练。（D 级）

9. COPD 患者存在焦虑和（或）抑郁症状不应排除转诊到呼吸康复。（D 级）

10. MRC 呼吸困难评分 3～5 分的患者，如果功能受到呼吸困难的限制，应转介到门诊呼吸康复。（A 级）。

11. MRC 呼吸困难评分为 2 分的患者因呼吸困难而功能受限，应转介进行呼吸康复治疗。（D 级）

12. 在家中 MRC 呼吸困难评分为 5 分的患者不应常规接受监督下呼吸康复治疗。（B 级）

13. 慢性阻塞性肺病患者在转诊到呼吸康复之前，应根据 NICE COPD 指南采取支气管扩张剂治疗。

14. 呼吸康复项目应接受至少每周 2 次的监督。（D 级）。

15. 推荐进行 6～12 周的呼吸康复项目。（A 级）。

16. 实施呼吸康复方案时，建议至少 12 次监督治疗，尽管个别患者可以从较少的治疗中获得一些好处。（A 级）

17. 队列或滚动呼吸康复方案都是可接受的形式，它取决于当地的考虑。（D 级）

18. 为了确保 COPD 患者的力量和耐力，应在肺部进行渐进性肌肉阻力和有氧训练康复方案。（B 级）

19. 间隔和持续训练可以在呼吸康复的背景下安全有效地应用于 COPD 患者。（A 级）

20. 一般的运动训练，而不是单独的有针对性的运动训练，建议用于呼吸康复。（D 级）

21. 对于 COPD 患者，推荐进行监督下的呼吸康复项目。（A 级）。

22. 如果考虑为 COPD 患者制订结构化的家庭康复计划，需要仔细考虑以下重要因素：提供远程支持和监督的机制，家庭运动训练的设备及患者选择。（B 级）。

23. COPD 急性加重期住院患者应在出院后 1 个月内进行呼吸康复。（A 级）

24. 在出院后 1 个月内提供加重后呼吸康复的临床服务，应仔细记录开启中、坚持和完成率。（D 级）

25. 在出院后 1 个月内开始拒绝呼吸康复的患者，应给予选择性呼吸康复。（D 级）

26. 不推荐将吸气肌训练（IMT）作为呼吸康复的常规辅助手段。（B 级）。

27. 目前不推荐使用任何特定的激素补充剂或营养补充剂作为呼吸康复的常规辅助手段。（B 级）

28. 不应仅为改善肺康复期间的预后而提供长期居家无创通气。（D 级）

29. 在呼吸康复期间，对于已经长期接受无创机械通气（NIV）长期住所治疗的慢性呼吸衰竭患者，应给予 NIV 锻炼的机会患者可以接受和容忍。（D 级）

30. 如果患者可以接受并能忍受，那些已经因慢性呼吸衰竭而接受长期家居 NIV 治疗的患者在呼吸康复期间应该提供机会带着 NIV 一起运动。（D 级）

31. 补充氧不应常规用于所有接受呼吸康复的患者。（B 级）

32. 除非有令人信服的临床理由使用替代标准，否则应向那些符合长期或动态氧评估标准的人提供呼吸康复期间的补充氧。（D 级）

33. 氦氧混合气（Heliox）不应用作呼吸康复的辅助药物，除非有共同的疾病需要给药。（D 级）

34. 如果有神经肌肉电刺激（NMES）的专门知识，则可以选择不能或不愿意参与呼吸康复的患者（低 BMI 与股四头肌无力的证据）。（D 级）

35. 患有呼吸困难而影响其日常生活活动的肺囊性纤维化支气管扩张症患者应可以进入并考虑进行呼吸康复。（D 级）

36. 不推荐将哮喘患者常规转诊进行呼吸康复。（D 级）

37. 完成呼吸康复疗程 1 年以上的患者应考虑重复呼吸康复。应该讨论可能的益处，并推荐愿意接受治疗的患者转诊。（B 级）

38. 对于生理衰退加速的患者，或者如果在更短的时间范围内获得的额外益处在临床上有价值，则应考虑更早进行呼吸康复。（D 级）

39. 应鼓励所有完成呼吸康复的患者在项目之后继续进行运动。（A 级）

2017 年澳大利亚/新西兰呼吸康复指南

1. a COPD 的患者应进行呼吸康复（PR）（强烈推荐，中等质量的证据）。

   b 呼吸康复应该在 COPD 急性加重出院两周内开始进行（推荐强度低，证据质量中等）。

2. 中度至重度的 COPD 患者（稳定或因 COPD 恶化而出院后）应接受 PR，从而减少因急性加重引起的再住院（强烈推荐，中低质量证据）。

3. a 应该向 COPD 患者提供以家庭为基础的呼吸康复，作为常规治疗的替代选择。（弱推荐，中低质量证据）。

   b 应该向 COPD 患者提供以家庭为基础的呼吸康复，作为医院为基础的肺康复治疗的替代选择，定期与患者联系，提高康复活动的参与度和连续性（弱推荐，中低质量证据）。

   c 应该向 COPD 患者提供以社区为基础的呼吸康复，作为常规治疗的替代选择，社区为基础的肺康复应该与医院肺康复项目有相同的频率和强度（推荐性差，质量中等）。

4. 轻度 COPD（基于症状）的患者接受 PR（弱推荐，中低质量证据）。

5. 由于缺乏循证医学证据，与标准 8 周肺康复计划相比，更长时间的肺康复计划是否更有效这一问题，指南制定小组没有能够形成推荐意见。

6. a 一种为了确定维持运动计划的最佳模型，还需要进行更多的研究（"研究中"建议）。

   b 每月一次或更不频繁的监督性维护计划不足以维持 PR 的获益，因此不应提供（推荐性低，证据质量低）。

7. 无论是否有结构化的多学科小组教育计划（弱推荐，中低质量证据），都应向所有 COPD 患者提供呼吸康复。

8. 对于存在锻炼诱发血氧饱和度下降的 COPD 患者，进一步的研究需要明确康复训练中的给氧方式，以减少给氧效果的不确定性（"研究中"建议）。

9. a 支气管扩张患者接受 PR（弱推荐，中等质量证据）。

   b 间质性肺疾病患者接受 PR（推荐率低，证据质量低）。

   c 肺动脉高压患者接受 PR（推荐率低，证据质量低）。